普通高等中医药院校教学参考书

中医基础理论释疑与学习指导

崔姗姗　高小玲　主　编

河南科学技术出版社

· 郑州 ·

图书在版编目（CIP）数据

中医基础理论释疑与学习指导 / 崔姗姗，高小玲主编 . —郑州：河南科学技术出版社，2023.4

ISBN 978-7-5725-1164-6

Ⅰ.①中… Ⅱ.①崔…②高… Ⅲ.①中医医学基础—中医学院—教学参考资料 Ⅳ.① R22

中国国家版本馆 CIP 数据核字（2023）第 050641 号

出版发行：河南科学技术出版社

地址：郑州市郑东新区祥盛街 27 号 邮编：450016

电话：（0371）65788613 65788629

网址：www.hnstp.cn

责任编辑：邓 为

责任校对：丁秀荣

封面设计：中文天地

责任印制：朱 飞

印 刷：河南省环发印务有限公司

经 销：全国新华书店

开 本：720 mm × 1020 mm 1/16 印张：17.25 字数：286 千字

版 次：2023 年 4 月第 1 版 2023 年 4 月第 1 次印刷

定 价：48.00 元

如发现印、装质量问题，影响阅读，请与出版社联系并调换。

本书编写人员名单

主　编　崔姗姗　高小玲

副主编　李艳坤　梁　鹤　包海燕

编　委（以姓氏笔画为序）

　　　　　马锦地　吕翠田　刘　明

　　　　　刘紫阳　李　宁　郑湘瑞

　　　　　侯凌波　娄翔宇

前　言

　　中医基础理论（以下简称中基）课程是阐释中医学的基本概念、基本知识、基本原理和基本规律的课程，是中医药院校最重要的专业基础课，是研究和学习中医学其他各门课程的基础，也是学生入学后初学中医的第一门主干课程。中基是中医许多学科综合提炼出来的最基本的理论，集中体现了中医学的学科属性、基本特点和框架体系。其内容涉及广泛，既有生理，也有病理；既有理论，也涉及临床，其理论主要来自临床治疗效应的反证，同时对临床实践具有非常重要的指导意义。因此，中基是学习中医者必须牢固掌握的一门课程，学好本门课程不仅能更好地掌握中医其他基础课及临床课，而且也为临床、科研工作奠定扎实的基础。

　　《中医基础理论释疑与学习指导》以全国中医药行业高等教育规划教材《中医基础理论》为蓝本，以章为单位，每章下设教学目标、目标导学、知识要览、学习指导、重点难点释疑、测试练习六大部分。全书后附有模拟试题。

　　"教学目标"以《中医基础理论》"十四五"规划教材教学大纲为准则，分为知识目标、能力目标、素质与思政目标。"目标导学"高度概括本章内容的结构框架、特色与思维方式。"知识要览"系统梳理各章节内容的知识要点，纲目清晰、内容简明，便于复习时抓住要点。"学习指导"针对每一章节的内容指出学习方法、常见考点及考试易出现的题型等。"重点难点释疑"以问答的形式展开，对重点、难点内容做较为全面的阐述。"测试练习"基本涵盖中医药院校目前考试的各种题型，以及国家执业中医师资格考试、执业中西医结合医师资格考试题型。"模拟试题"针对目前各层次考试试题形式，精选部分模拟试卷，以供学习者自测练习。

　　本书适用于中医药院校在校生、学历教育、继续教育、住院医师、各级晋职、执业医师和药师资格考试、考研及广大中医爱好者掌握中基要旨之用，也可作为教师教学参考。

本书编写团队为中医基础理论国家级一流本科课程及省级优秀基层教学组织骨干成员，长期从事中医基础理论教学和中医临床诊疗工作，编写教师以认真负责的态度，保障本书的编写质量。若有疏漏之处，敬请广大读者及同道提出宝贵意见，以便再版时补充、修正，使之臻于完善。

编　者

2022 年 10 月

目 录

绪 论

1. 知识目标

（1）掌握中医学理论体系的主要特点。

（2）熟悉中医学理论体系的形成和发展概况。

（3）了解中医学、中医基础理论、中医学理论体系的基本概念。

2. 能力目标

（1）理解中医学理论体系形成的背景及意义。

（2）了解历代医学的发展，逐步培养积极探索、勇于创新的精神。

（3）理解整体观念和辨证论治的重要意义。

3. 素质与思政目标

（1）从名医成才之路，树立学习中医的热情与信心。

（2）学习大医高尚的医德，具备仁爱奉献、精益求精的精神。

目标导学

　　本章从中医学的概念及其学科属性、中医学理论体系的形成和发展、中医学理论体系的基本特点三个方面，介绍中医学作为一门综合性医学科学，所具有的整体宏观的认识方法及辨证论治的诊疗体系等相关理论知识。

知识要览

一、中医学及中医学的学科属性

　　1. 中医学　　中医学是以中医药理论与实践经验为主体，研究人类生命活动中健康与疾病转化规律及其预防、诊断、治疗、康复和保健的医学科学，是包括汉族和少数民族医学在内的我国各民族医学的总称。

　　2. 中医学的学科属性　　以自然科学为主体，注重吸收多学科先进的科技成果，促进学术发展与创新的综合性医学科学知识体系。

二、中医学理论体系的形成与发展

（一）形成

战国至两汉时期；"四大经典"（《黄帝内经》《难经》《伤寒杂病论》《神农本草经》）问世。

（二）发展

1. 魏晋隋唐时期（丰富系统化）

（1）西晋·王叔和著《脉经》，第一部脉学专著。

（2）晋·皇甫谧著《针灸甲乙经》，最早的针灸学专著。

（3）隋·巢元方著《诸病源候论》，第一部病因病机证候学专著。

（4）唐·孙思邈著《千金要方》和《千金翼方》，合称《千金方》，第一部医学百科全书。

2. 宋金元时期（学派涌现，百家争鸣）

（1）南宋·陈言著《三因极一病证方论》，简称《三因方》，提出病因的三因学说。

（2）金元四大家：刘完素以火热立论——寒凉派；张从正力主攻邪——攻邪派；李东垣倡脾胃理论——补土派；朱震亨提出"阳常有余，阴常不足"——滋阴派。

3. 明清时期（深化发展，综合集成）

（1）命门学说的发展：明·张介宾、赵献可强调肾在养生防病中的重要意义。

（2）温病学说的形成：明·吴有性著《温疫论》指出温疫病的病因为"戾气"。清·叶天士著《温热论》，创立卫气营血辨证理论。薛雪著《湿热条辨》，擅长治疗湿热病。吴瑭著《温病条辨》，创立三焦辨证理论。

（3）各类医学书籍的问世：明·李时珍著《本草纲目》，享誉中外的中药学巨著。明·王肯堂著《证治准绳》，中医学临床医学丛书。清·陈梦雷等著《古今图书集成医部全录》，著名中医学类书。清·吴谦等著《医宗金鉴》，综合性中医医书，为太医院的中医学教科书。清·王清任著《医林改错》，发展瘀血理论。

4. 近代与现代（中西汇通，中西结合）

（1）近代：中西汇通学派，以唐宗海、朱沛文、恽铁樵、张锡纯为代表。

张锡纯著《医学衷中参西录》，是中西汇通的代表杰作。

（2）现代（新中国成立后）：坚持中西医并重与互补。大力发展中医药教育。坚持预防为主。中医药走向世界。2016 年 12 月 25 日《中华人民共和国中医药法》问世，自 2017 年 7 月 1 日起施行。

三、中医学理论体系的主要特点

（一）整体观念

1. 人是一个有机整体　生理功能（五脏一体观、形神一体观、精气神一体观）、病机变化、诊断防治、养生康复。

2. 人与自然环境的统一性　生理、疾病、防治（季节气候、昼夜时辰、地域环境）。

3. 人与社会环境的统一性　生理、病变、防治。

（二）辨证论治

1. 病、证、症的基本概念　病，即疾病的简称，指有特定的致病因素、发病规律和病机演变的一个完整的异常生命过程。证，是对疾病过程中一定阶段的病因、病位、病性、病势等病机本质的概括。症，即症状和体征，是机体发病而表现出来的异常表现，包括患者所诉的异常感觉与医生所诊查的各种体征。

2. 辨证论治的基本概念　辨证是以中医学理论对四诊所得的资料进行综合分析，明确病变本质并确立为何种证的思维和实践过程。论治是根据辨证的结果确立相应的治疗原则、方法及处方用药，选择适当的治疗手段和措施来处理疾病的思维和实践过程。

3. 同病异治与异病同治　同病异治，指同一种病，由于发病的时间、地域不同，或所处疾病的阶段或类型不同，或患者的体质有异，故反映出的证不同，因而治疗也有不同。异病同治指几种不同的疾病，在其发展变化过程中出现了大致相同的病机，表现为大致相同的证，因而采用相同的治法和方药来治疗。

4. 辨证与辨病相结合　中医学以辨证论治为诊疗特点，注重辨证与辨病相结合。

四、中医基础理论的主要内容

略。

学习指导

一、本章需要重点掌握的内容：中医学理论体系的主要特点，整体观念和辨证论治

整体观念是中医学理论体系的指导思想，贯穿于中医学的生理、病理、诊疗、养生等多个方面。辨证论治是中医诊治疾病的基本原则，异病同治、同病异治是其具体运用。学习时可以联系生活现象和人体生理病理现象，逐步树立整体观念；结合临床实例，分清病、证、症三者的区别和联系，明确证的四大要素，理解辨证与辨病的关系。

作为初学者，通过理解整体观念和辨证论治的内涵，逐步培养中医思维。对整体观念和辨证论治的深刻理解，需要在后续的学习中逐渐加强。在考试中，常以简答题或论述题等主观题形式出现，属于理解及综合应用内容。

二、本章需要熟悉的内容：中医学理论体系的形成和发展概况

要求以年代为序，熟悉主要医家、著作及贡献，尤其是中医四大经典著作、金元四大家和温病学家的学术思想。在考试中，往往以选择题、判断题或填空题等客观题形式出现，属于识记内容。

重点难点释疑

1.《黄帝内经》的主要内容和主要成就是什么？

答：《黄帝内经》是对先秦至西汉医学成就的整理和总结，书中所论述的内容，如阴阳、五行、藏象、经络、病因、病机、诊断、治疗、养生、针灸等，涵盖中医学的整个理论体系。《内经》构建了天地人三才一体的整体医学模式，提出"治未病"的观点，作为中医学现存最早的经典著作，确立了中医学独特的理论体系，奠定了中医学发展的理论基础。

2.《伤寒杂病论》的主要成就是什么？

答：东汉·张仲景《伤寒杂病论》是我国第一部临床医学专著，经晋·王叔和整理分为《伤寒论》和《金匮要略》两书，以六经辨治外感病、以脏腑辨治内伤杂病。确立了中医临床医学的辨证论治体系和理、法、方、药的运用原则。

3."金元四大家"的学术思想、学术流派及代表著作分别是什么？

答：刘完素，以火热立论，倡"六气皆从火化""五志过极皆能化火"。

用药以寒凉为主，被称为"寒凉派"，代表作有《素问玄机原病式》。

张从正，认为病由邪生，倡"邪去正自安"，治以汗、吐、下三法为主，被称为"攻邪派"，代表作有《儒门事亲》。

李杲，倡"内伤脾胃，百病由生"，治病以补益脾胃为主，被称为"补土派"，代表作有《脾胃论》。

朱震亨，倡"相火论"，强调"阳常有余，阴常不足"，治疗以滋阴降火为主，被称为"滋阴派"，代表作有《格致余论》。

4. 如何理解中医学的整体观念？有何指导意义？

答：整体观念是中医学认识人体自身以及人与环境之间联系性和统一性的学术思想，为中医学的基本特点之一。包括以下两个方面：

（1）人体是有机的整体：结构上密切联系、不可分割，功能上相互协调，体现在五脏一体观，形神一体观，精气神一体观。病机上相互影响，内脏病变可反映于体表组织器官；脏腑之间的病变可相互影响；形与神的病变也可相互影响。诊断上察外知内；治疗上整体调节；形神共养以维护健康，形神共调以治疗、康复疾病。

（2）人与环境密切相关：①人与自然环境的统一性：自然界存在着人类生存的必要条件；季节气候、昼夜时辰、地域环境变化均可对人体的生理、病理造成影响；治病强调因时、因地制宜；养生防病强调顺应自然规律。②人与社会密切相关：人是社会的组成部分，社会地位、经济地位、家庭状况、文化程度、人际关系等，影响着人的健康与疾病。

5. 如何理解形与神的关系？

答：形，指人的形体结构和生命物质；神，指生命活动的主宰和总体现，包括意识、思维等精神活动。形神一体观，是指形体与精神的结合与统一。形与神的关系表现为：形与神相互依附，不可分离。形是神的藏舍之处，神是形的生命体现。形神统一是生命存在的保证。

6. 如何理解人体是一个有机整体？

答：主要从以下四个方面来理解。①生理上的整体性：一是构成人体的各个组成部分在结构与功能上是完整统一的，即五脏一体观；二是人的形体与精神是相互依附、不可分割的，即形神一体观；三是精气神一体观，精、气、神为人之"三宝"，精气互化，精气生神、养神，而神则统驭精与气。②病机变化上的整体性：中医学往往把局部病变与整体失调统一起来。③诊治上的整体性：在诊察疾病时，可通过观察分析形体、官窍、色脉等外在的表现，推测内在脏腑的病变，进而做出诊断。治疗上，立足局部，着眼整体。如目赤肿痛可用清泻肝火的方法治疗等。④形和神是统一的整体，形神之病可相互影响，故中医学强调形神共养以养生防病，形神共调以治疗疾病，促进康复。

7. 自然环境对人体生理的影响如何？

答：自然环境对人体生理的影响主要体现为：①人体的生理活动随季节气候和昼夜晨昏的规律性变化可出现相应的适应性调节；②地域气候的差异，地理环境和生活习惯的不同，在一定程度上也影响着人体的生理活动和脏腑机能，进而影响体质的形成；③人对生存环境的适应是积极的、主动的，人类自身不仅能主动地适应自然，而且能在一定程度上改造自然，使大自然为人类服务。

8. 如何理解人与社会环境的统一性？

答：①社会环境对人体生理的影响：社会环境以及社会地位、经济条件的不同，造就了个体的身心机能与体质的差异。②社会环境对人体病变的影响：社会地位及经济状况的剧烈变化，常可导致人的精神情志的不稳定，易导致某些身心疾病的发生。不利的社会环境，如家庭纠纷、邻里不和、亲人亡故、人际关系紧张等，会诱发病情加重或恶化，甚至死亡。③社会环境与疾病防治的关系：预防和治疗疾病，必须充分考虑社会因素对人体心身功能的影响，并通过精神调摄提高对社会环境的适应能力，以维持心身健康，预防疾病的发生，并促进疾病好转。

9. 如何理解病、症、证三者之间的关系？

答：病、症、证三者之间存在着内在联系：病是一个完整的病变过程，在疾病的过程中又有不同的阶段，而证揭示了某一阶段的病机本质，证又由症组成，症是疾病的现象，是内在脏腑病变表现于外的征象。由于证比症更全面、更深刻，比病更具体，所以中医不仅辨病，更重视辨证论治。

10. 如何理解辨证与辨病的关系？

答：辨证与辨病，都是认识疾病的思维过程。辨病侧重对贯穿疾病全过程的基本矛盾的认识；辨证侧重对疾病当前阶段主要矛盾的把握。中医学以"辨证论治"为诊疗特点，临床实践在强调"辨证论治"的同时，注重辨证与辨病相结合。运用辨病思维来确诊疾病，对某一病的病因、病变规律和转归预后有一个总体的认识；再运用辨证思维，根据该病当时的临床表现和检查结果来辨析其目前处于病变的哪一阶段或是哪一类型，从而确立其当时的"证"，据"证"来论治。对某些难以确诊的病证，可发挥辨证思维的优势，依据患者的临床表现，辨析出证，随证施治。根据具体情况，有时也使用"辨病施治"的方法，如以常山、青蒿治疟，黄连治痢等。发扬中医学辨证论治的诊治优势，注重辨病与辨证相结合，对提高中医的临床诊治水平具有重要意义。

测试练习

一、选择题

（一）A1 型题

1. 中医学的学科属性是：

　　A. 人文社会科学　　B. 以自然科学为主体的综合性医学科学知识体系

　　C. 自然哲学　　　　　　D. 中国古代哲学　　　　　E. 思维科学

2. 中医学是发源于哪个流域的医学科学：

　　A. 黄河　　B. 恒河　　　C. 尼罗河　　　D. 密西西比河　　E. 多瑙河

3. 我国现存医学文献中最早的一部经典著作是：

　　A.《伤寒杂病论》　　　　B.《黄帝内经》　　C.《难经》

　　D.《神农本草经》　　　　E.《温疫论》

4. 以整体观念为指导，建立了以五脏为中心的功能系统，并创立了经络学说的著作是：

　　A.《伤寒论》　　　　　　B.《金匮要略》　　　　　　C.《黄帝内经》

　　D.《神农本草经》　　E.《难经》

5. 中医学第一部辨证论治的专著是：

　　A.《黄帝内经》　　B.《难经》　　　　　　C.《神农本草经》

　　D.《伤寒杂病论》　　E.《小儿药证直诀》

6. 我国现存最早的中药学专著是：

　　A.《本草纲目》　　B.《新修本草》　　　　C.《黄帝内经》

　　D.《千金要方》　　　E.《神农本草经》

7. 药物的"四气五味"是在哪部著作中首次提出的：

　　A.《神农本草经》　　B.《本草纲目》　　　　C.《新修本草》

　　D.《难经》　　　　　E.《医学纲目》

8. 最早提出"七情和合"药物配伍的著作是：

　　A.《神农本草经》　　B.《本草纲目》　　　　　C.《新修本草》

　　D.《难经》　　　　　E.《千金要方》

9. 我国第一部病因病机证候学专著是:

    A.《黄帝内经》   B.《难经》   C.《诸病源候论》

    D.《三因极一病证方论》   E.《温病条辨》

10. 明确病因"三因学说"分类的医家是:

    A. 巢元方   B. 华佗   C. 张机   D. 陈言   E. 扁鹊

11. 金元医家中被称为"寒凉派"的是:

    A. 叶桂   B. 张从正   C. 刘完素   D. 朱震亨   E. 李杲

12. 金元医家中被称为"攻邪派"的是:

    A. 李杲   B. 李中梓   C. 吴有性   D. 张从正   E. 王清任

13. 金元医家中被称为"补土派"的是:

    A. 叶桂   B. 李杲   C. 李中梓   D. 张介宾   E. 朱震亨

14. 金元医家中被称为"养阴派"的是:

    A. 朱震亨   B. 李杲   C. 张从正   D. 刘完素   E. 吴瑭

15. 提出"灵机记性不在心在脑"的医家是:

    A. 王清任   B. 朱震亨   C. 李杲   D. 张介宾   E. 赵献可

16. 主张"阳常有余,阴常不足"理论的医家是:

    A. 刘完素   B. 张从正   C. 李杲   D. 朱震亨   E. 张介宾

17. 提出"大医精诚"医学道德准则和追求的医家是:

    A. 孙思邈   B. 赵献可   C. 张介宾   D. 李杲   E. 朱震亨

18.《温疫论》的作者是:

    A. 叶桂   B. 吴瑭   C. 薛雪   D. 王士雄   E. 吴有性

19. 创"卫气营血"辨证的温病大家是:

    A. 吴瑭   B. 吴有性   C. 王士雄   D. 叶桂   E. 薛雪

20. 创"三焦"辨证的温病大家是:

    A. 叶桂   B. 吴瑭   C. 薛雪   D. 王士雄   E. 张介宾

21. 提倡中西汇通的医家是:

    A. 吴有性   B. 王清任   C. 张锡纯   D. 李中梓   E. 王士雄

22. 重视解剖,发展了瘀血致病理论的医家是:

    A. 王清任   B. 王叔和   C. 张介宾   D. 叶天士   E. 李杲

23. 中医学认为构成人体有机整体的中心是:

    A. 命门   B. 脑   C. 五脏   D. 六腑   E. 经络

24. 生命活动的主宰和总体现是:

    A. 五脏   B. 六腑   C. 经络   D. 神   E. 形体

25. 中医诊治疾病，在辨病、辨证和对症治疗中，主要着眼于：

    A. 病   B. 症   C. 体征   D. 证   E. 病因

26. 《素问·脉要精微论》指出，人体脉象可随气候的变化，而产生春弦、夏洪、秋毛、冬石的规律性变化，主要反映了：

    A. 人体自身的完整性   B. 人与社会环境的统一性   C. 人与自然环境的统一性

    D. 辨证论治   E. 形神一体观

27. 中医学"证"的概念是：

    A. 疾病症状和体征的概括   B. 对疾病症状和体征的调查认识

    C. 对疾病症状和体征的分析了解   D. 疾病全过程的总体属性、特征和规律

    E. 疾病过程中一定阶段的病因、病位、病性、病势等病机本质的概括

28. 下列表述中属于证的是：

    A. 风热犯表   B. 疟疾   C. 感冒   D. 头痛   E. 发热

29. 《素问·疏五过论》所说"尝贵后贱"可致"脱营"病变，体现了：

    A. 人体自身的完整性   B. 自然环境对人体生理的影响

    C. 社会环境对人体生理的影响   D. 自然环境对人体病理的影响

    E. 社会环境对人体病理的影响

30. 同病异治的实质是：

    A. 证同治异   B. 证异治异   C. 病同治异   D. 证异治同   E. 病同治同

31. 《灵枢·五癃津液别》所说"天寒衣薄则为溺与气，天热衣厚则为汗"，说明了：

    A. 人体自身的完整性   B. 自然环境对人体生理的影响

    C. 社会环境对人体生理的影响   D. 自然环境对人体病理的影响

    E. 社会环境对人体病理的影响

32. 因中气下陷所致的胃下垂、肾下垂、脱肛及子宫下垂，都可采用升提中气法治疗，此属于：

    A. 因人制宜   B. 同病异治   C. 异病同治   D. 审因论治   E. 虚则补之

33. 下列除哪项外均为《内经》论病情昼夜变化的原文：

    A. 旦慧   B. 午平   C. 昼安   D. 夕加   E. 夜甚

（二）A2 型题

1. 某男，60岁，患咳喘多年，每逢冬季病情加重，咳嗽，咯白痰，喘促胸闷，畏寒肢冷。其病情说明了：

    A. 人体自身的完整性   B. 人与自然环境的统一性   C. 人与社会环境的统一性

    D. 形神一体观   E. 精气神一体观

2. 某女，25岁，感受风寒后出现恶寒重，发热轻，无汗，痰白稀薄；舌苔薄白，脉浮

紧。诊断为感冒，风寒束表证。某男，20岁，感受风热后出现身热较著，微恶风，鼻流黄稠涕；舌尖红，舌苔薄黄，脉浮数。诊断为感冒，风热犯表证。两位感冒患者治疗方药不同，分别采用辛温解表法、辛凉解表法治疗。体现了：

    A.同病异治   B.同病同治   C.异病同治   D.异病异治   E.同证异治

3. 某女，30岁，长期饮食不规律，近日出现食少纳呆，腹胀便溏，倦怠乏力，舌淡红苔白，脉沉缓。能够反映该患者当前阶段病机本质的是：

    A.饮食不规律   B.食少   C.乏力   D.脉沉缓   E.脾胃虚弱证

（三）B 型题

    A.《黄帝内经》   B.《难经》   C.《伤寒论》   D.《金匮要略》   E.《神农本草经》

1. 以脏腑论内伤杂病的著作是：

2. 提出六经分经辨证治疗原则的著作是：

3. 奠定中药理论体系的著作是：

    A."旦慧、昼安、夕加、夜甚"   B.关节疼痛的病证，常在寒冷或阴雨天气时加重

    C."平旦人气生，日中而阳气隆"   D.东南湿热，西北燥寒

    E."天暑衣厚则腠理开，故汗出"

4. 昼夜晨昏对人体生理的影响可反映为：

5. 昼夜晨昏对人体一般疾病的影响多为：

6. 季节气候对发病的影响可反映为：

    A.人气始生，病气衰   B.人气长，长则胜邪   C.人气始衰，邪气始生

    D.人气入脏，邪气独居于身   E.人气抗邪，卫外为固

7.《灵枢·顺气一日分为四时》说"夫百病者，……多以夕加"，是因为：

8.《灵枢·顺气一日分为四时》说"夫百病者，……多以夜甚"，是因为：

9.《灵枢·顺气一日分为四时》说"夫百病者，……多以旦慧"，是因为：

（四）X 型题

1. 中医学独特理论体系是包括理法方药在内的医学理论体系，该体系：

    A.以象思维、系统思维和变易思维为主要思维模式   B.以整体观念为主导思想

    C.以辨证论治为诊疗特点   D.以气一元论和阴阳五行学说为哲学基础

    E.以藏象、经络和精气血津液神为理论核心

2. 哪些著作的成书是中医学理论体系初步形成的标志：

    A.《诸病源候论》   B.《伤寒杂病论》   C.《黄帝内经》

    D.《难经》   E.《神农本草经》

3. 中医学的奠基之作是《黄帝内经》，关于《黄帝内经》的正确认识有：

    A.分为《灵枢》和《素问》两部   B.以整体观念为指导，建立了以五脏为中心的功能系统

C.创立了经络学说 D.提出了"治未病"的观点 E.为黄帝所作

4.后人尊称为"金元四大家"的医家有：

A.孙思邈 B.刘完素 C.张从正 D.李杲 E.朱震亨

5.人和自然界的统一性包括：

A.社会制度对人体的影响 B.季节气候对人体的影响 C.地区方域对人体的影响

D.昼夜晨昏对人体的影响 E.社会的治和乱对人体的影响

6.人体是一个有机整体体现在：

A.形神一体观 B.五脏一体观 C.病理上相互影响、传变

D.精气神一体观 E."视其外应，以知其内脏，则知所病矣"

7.中医的"证"包括：

A.疾病的全过程 B.病因 C.病位 D.病性 E.病势

二、填空题

1.我国现存最早的医学巨著是＿＿＿＿＿＿＿＿。

2.我国第一部脉学专著是＿＿＿＿＿＿＿＿。

3.《伤寒杂病论》经后世整理分为＿＿＿＿＿＿和＿＿＿＿＿＿。

4.中医学第一部病因病机证候学专著是由＿＿＿＿代医家＿＿＿＿＿编著。

5.人是一个有机整体，人体生理功能的整体性主要体现于三个方面，分别是＿＿＿＿＿、＿＿＿＿＿和精气神一体观。

6.中医学理论体系的主要特点包括＿＿＿＿＿、＿＿＿＿＿。

7.人之"三宝"为＿＿＿＿、＿＿＿＿、＿＿＿＿，其中＿＿＿是人体生命活动的整体表现。

8.中医学理论体系形成的条件有＿＿＿＿＿＿、＿＿＿＿＿＿、＿＿＿＿＿、＿＿＿＿＿＿四大方面。

9.昼夜的变化对疾病的影响，多呈旦＿＿＿＿＿、昼＿＿＿＿＿、夕＿＿＿＿＿、夜＿＿＿＿＿。

10.中医学理论体系以＿＿＿＿＿＿为诊疗特点，也是中医临床诊治的基本原则。

11.中医学把人体看成一个以＿＿＿＿为主宰，以＿＿＿＿为中心的整体，注重人体自身的完整性及人与＿＿＿＿以及＿＿＿＿之间的统一性与联系性。

12.＿＿＿＿是对疾病过程中一定阶段的病因、病位、病性、病势等病机本质的概括。

三、判断题

1.证，是机体在疾病发展过程中的病机概括。（　　）

2.中医认识治疗疾病，着眼于辨证而不辨病。（　　）

3.个人社会地位的改变对健康造成的影响也属于整体观念的范畴。（　　）

4. 中医在认识生命、健康和疾病等问题时，注重着眼于整体。　　　　　　（　　）

5. 吴有性著《温疫论》，创"戾气"说。　　　　　　　　　　　　　　（　　）

6. 《黄帝内经》在疾病防治上提出"治未病"的观点。　　　　　　　　　（　　）

7. 人身之"三宝"即精、气、神。　　　　　　　　　　　　　　　　　（　　）

四、名词术语解释

1. 中医学　　2. 整体观念　　3. 症　　4. 病　　5. 证　　6. 辨证论治　　7. 同病异治

8. 异病同治　9. 五脏一体观　10. 形神一体观　11. 腠理

参考答案

一、选择题

（一）A1 型题

1.B　　2.A　　3.B　　4.C　　5.D　　6.E　　7.A　　8.A　　9.C　　10.D

11.C　12.D　13.B　14.A　15.A　16.D　17.A　18.E　19.D　20.B

21.C　22.A　23.C　24.D　25.D　26.C　27.E　28.A　29.E　30.B

31.B　32.C　33.B

（二）A2 型题

1.B　　2.A　　3.E

（三）B 型题

1.D　　2.C　　3.E　　4.C　　5.A　　6.B　　7.C　　8.D　　9.A

（四）X 型题

1. ABCDE　2. BCDE　3. ABCD　4. BCDE　5. BCD　6. ABCDE　7. BCDE

二、填空题

1.《黄帝内经》　2.《脉经》　3.《伤寒论》《金匮要略》　4. 隋　巢元方

5. 五脏一体观　形神一体观　6. 整体观念　辨证论治　7. 精　气　神　神

8. 社会文化基础　科学技术基础　医药实践基础　古代哲学思想对医学的渗透

9. 慧　安　加　甚　10. 辨证论治　11. 心　五脏　自然环境　社会环境　12. 证

三、判断题

1.×　　2.×　　3.√　　4.√　　5.√　　6.√　　7.√

四、名词术词解释

1. 中医学，是以中医药理论与实践经验为主体，研究人类生命活动中健康与疾病转化规律及其预防、诊断、治疗、康复和保健的医学科学，是包括汉族和少数民族医学在内的我国各民族医学的总称。

2. 整体观念，是中医学认识人体自身以及人与环境之间联系和统一性的学术思想。

3.症，即症状和体征，是机体发病而表现出来的异常表现，包括患者所诉的异常感觉与医生所诊查的各种体征。

4.病，即疾病的简称，指有特定的致病因素、发病规律和病机演变的一个完整的异常生命过程，常常有较固定的临床症状和体征、诊断要点与相似疾病的鉴别点等。

5.证，是对疾病过程中一定阶段的病因、病位、病性、病势等病机本质的概括。

6.辨证论治，是中医学诊治疾病的基本理论与思维方法，即根据中医理论分析四诊获得的临床资料，明确病变的本质，拟定治则治法。

7.同病异治，指同一种病，由于发病的时间、地域不同，或所处疾病的阶段或类型不同，或患者的体质有异，故反映出的证不同，因而治疗也有异。

8.异病同治，指几种不同的疾病，在其发展变化过程中出现了大致相同的病机，表现为大致相同的证，因而采用大致相同的治法和方药来治疗。

9.五脏一体观，即以五脏为中心的结构与功能相统一的观点。

10.形神一体观，是指形体与精神的结合与统一。正常的生命活动，形与神相互依附，不可分离。形是神的藏舍之处，神是形的生命体现。

11.腠理，是指皮肤、肌肉、脏腑的纹理及皮肤、肌肉间隙交接处的组织，功能是渗泄体液，流通气血，抵御外邪。

第一章　中医学的哲学基础

1. 知识目标

（1）掌握气的基本概念和气一元论的基本内容。

（2）掌握阴阳的基本概念和阴阳学说的基本内容。

（3）掌握五行的基本概念和五行学说的基本内容。

（4）熟悉气一元论、阴阳学说和五行学说在中医学中的应用。

2. 能力目标

（1）通过对气学说的学习，建立"同源思维"模式，为构建整体观奠定基础。

（2）通过对阴阳学说的学习，培养辩证思维和恒动观。

（3）能够初步运用阴阳学说、五行学说阐释人体的生理、病理及与外在环境的相互关系，认识到阴阳、五行学说在中医学中的重要地位。

3. 素质与思政目标

（1）通过学习气一元论，建立唯物世界恒动观，促进构建正确的生命观。

（2）通过学习阴阳学说，不仅能够将其运用于医学中，而且能够运用阴阳的辩证思维看待世界、处理好同学间的关系；深刻认识困难和挫折无处不在；福祸相依，居安思危，不断进取。

（3）通过学习五行学说，体会五脏一体、天人合一的思想；促进建立联系和系统的思维方式，加深对中医整体系统观的认识。

目标导学

中医学理论体系的形成具有深刻的哲学渊源。19世纪德国思想家、哲学家恩格斯指出："不管自然科学家采取什么样的态度，他们还得受哲学的支配。"中医学将人放在天地的大环境中进行考察，研究内容广涉自然、社会、人文等诸多学科，且互相交叉、联系紧密。中医学运用气一元论、阴阳学说、五行学说这些关于宇宙物质性和运动变化的古代哲学思想，来认识人的生命、健康与疾病，归纳总结医学知识及临床实践经验，并指导制定养生和诊治原则。这些哲学思想成为构建中医学独特理论体系的基石。

知识要览

气一元论、阴阳学说、五行学说，属于中国古代哲学的范畴，是用以认识和解释物质世界发生、发展和变化规律的宇宙观，是构建中医学理论体系的基石。

第一节 气一元论

一、气的哲学概念与气一元论

1. 气概念的形成

（1）"气"字早在甲骨文中就已出现，最初是表示具体事物的概念。《说文解字》说："气，云气也，象形。""气"指云气，是一种可见的客观实在。

（2）气以不同物质形式存在。按其存在形式可分为"无形"和"有形"，二者之间不断发生转化。

2. 气的哲学概念

（1）气的基本概念：气是一种极其细微的物质，是构成世界的物质本原。

（2）气作为中国古代哲学的最高范畴，其本义是客观的、具有运动性的物质存在。

（3）气的泛义是世界的一切事物或现象，包括精神现象，均可称之为气。

3. 气一元论

（1）气一元论，是研究气的内涵及其运动，并用以阐释宇宙万物的构成本原及其发展变化的古代哲学思想。

（2）精气学说是气一元论的早期概念。

（3）两汉时期，"元气"为万物本原的思想兴起，精气学说逐渐为元气学说所同化。

二、气一元论的基本内容

1. 气是物质 气，最基本的特性就是物质性。充满宇宙间的气，是构成万物的基本物质。

2. 气是万物的本原　气是构成天地万物包括人类的共同原始物质。宇宙中的一切事物和现象，都是由气构成，气的运动推动着宇宙万物的发生发展和变化。

3. 气的运动是万物变化的根源　气的运动是物质世界存在的基本形式。

（1）气的运动：气的运动称为气机，其形式有升、降、出、入、聚、散等。

（2）气化：气的变化，称为气化。气的运动是宇宙产生各种变化的动力。形式有四种：气与形之间的转化；形与形之间的转化；气与气之间的转化；有形之体自身的不断更新变化。

4. 气是天地万物相互联系的中介　气是天地万物的共同本原，天地万物之间又充斥着无形之气，无形之气与有形实体进行着各种形式的交换活动，因而成为天地万物相互联系、相互作用的中介物质。

三、气一元论在中医学中的应用

（1）构建天人合一整体观。

（2）阐释人体生命活动。

（3）解释人体疾病变化。

（4）指导疾病的诊治。

第二节　阴阳学说

一、阴阳的概念

（一）阴阳概念的形成

阴阳的概念起源于人类对自身及自然现象的观察，阴阳的最初含义，即向日为阳，背日为阴。

（二）阴阳的基本概念

阴阳是对相互关联事物或同一事物本身存在的对立双方属性的概括，既可表示相关联又相对应的两种事物或现象的属性划分及运动变化，又可表示同一事物内部相互对应着的两个方面的属性趋向及运动规律。

（三）阴阳的特性与归类

1. 特性　①普遍性：世界上很多事物和现象都存在正反两个方面，皆可用阴阳来标示。②关联性：阴阳所概括的一对事物或现象应是共处于统一体中，或同一事物内部对立的两个方面，如空间的上与下、内与外等。③规定性：阴阳学说对阴阳各自属性有着明确的规定，具有不可变性和不可反称性。④相对性：指事物阴阳属性并不是一成不变的，主要表现在三方面：阴阳属性可以互相转化；阴阳之中复有阴阳，即阴中有阳，阳中有阴；阴阳属性随比较对象而变。

2.事物阴阳属性的归类　凡是运动的、外向的、上升的、温热的、无形的、明亮的、兴奋的都属于阳；相对静止的、内守的、下降的、寒冷的、有形的、晦暗的、抑制的都属于阴（表1-1）。

表1-1　事物阴阳属性归类表

属性	空间	时间	季节	温度	湿度	重量	性状	亮度	事物运动状态	
阳	上　外　左　南　天	昼	春　夏	温热	干燥	轻	清	明亮	上升　运动　兴奋　亢进	
阴	下　内　右　北　地	夜	秋　冬	寒凉	湿润	重	浊	晦暗	下降　静止　抑制　衰退	

二、阴阳学说的基本内容

（一）阴阳交感

阴阳交感指阴阳二气在运动中相互感应而交合，是宇宙万物赖以生成和变化的根源。

（二）阴阳对立

阴阳对立指阴阳双方通过相互斗争和制约，以维持阴阳之间的动态平衡。

（三）阴阳互根

阴阳互根指相互对立的阴阳两个方面，具有相辅相成、相互依存的关系。阴阳互根的形式，通过阴阳互藏、互为根本而发挥作用。

1.阴阳互藏　指相互对立的阴阳双方中的任何一方都包含着另一方，即"阴中有阳，阳中有阴"。

2.阴阳互根　指阴阳互为根本、相互依存的关系，即"阳根于阴，阴根于阳"。

（四）阴阳消长

阴阳消长指阴阳双方不是静止不变的，而是处于不断的消减和增加的运动变化之中。

1.阴阳互为消长　相互对立的阴阳双方，在彼此相互制约的过程中表现出互为消长的变化。表现形式有二：一是此长彼消，指阴或阳某一方增加而另一方随之出现消减的变化，即阳长阴消，阴长阳消。二是此消彼长，是阴或阳某一方消减而另一方随之出现增加的变化，即阳消阴长，阴消阳长。

2.阴阳同消同长　相互依存的阴阳双方，在彼此相互资助和促进的过程中表现出同消同长的变化。表现形式有二：一是此长彼长，是阴阳之间出现某一方增加而另一方亦增加，即阴随阳长或阳随阴长；二是此消彼消，是阴与阳之间出现某一方消减而另一方亦消减，即阴随阳消或阳随阴消。

（五）阴阳转化

阴阳转化指事物的阴阳属性，在一定条件下可以向其相反的方向转化，即属阳的事物可以转化为属阴的事物，属阴的事物可以转化为属阳的事物。

（六）阴阳自和

阴阳自和指阴阳双方自动维持和自动恢复其协调稳定状态的能力和趋势。阴阳自和的机制，在于阴阳双方彼此的交互作用。

三、阴阳学说在中医学中的应用

（一）说明人体组织结构："人生有形，不离阴阳。"

1.形体分阴阳　上下、体表体内、背腹、四肢外侧与四肢内侧的阴阳划分等。

2.脏腑分阴阳　五脏为阴、六腑为阳。心为阳中之阳；肺为阳中之阴；肝为阴中之阳；肾为阴中之阴；脾为阴中之至阴。

3.经络系统分阴阳　肢体外侧面的为手足三阳经，肢体内侧面的为手足三阴经。

（二）概括人体生理功能

如肝、心、脾、肺、肾五脏皆有阴阳之气的不同。五脏之阴具有宁静、滋养、抑制的功能；五脏之阳具有推动、温煦、兴奋的功能。只有脏腑阴阳之气的动静、温润以及兴奋与抑制协调平衡，才能保证人体生理功能的正常。

（三）阐释人体疾病变化

1.分析病因的阴阳属性　如六淫属阳邪，情志失调、饮食居处等属阴邪。

2.分析病机的基本规律

（1）阴阳偏盛：阳胜则热，阳胜则阴病；阴胜则寒，阴胜则阳病。

（2）阴阳偏衰：阴虚则热为虚热证，阳虚则寒为虚寒证。

（3）阴阳互损：阴阳偏衰到一定程度时，出现阴损及阳，阳损及阴的"阴阳互损"的病变。

（四）应用疾病诊断

"善诊者，察色按脉，先别阴阳。"

1. 分析四诊资料　色泽、气息、动静、脉象皆可分阴阳。

2. 辨别疾病证候　阴阳是八纲辨证的总纲。表、热、实证属阳；里、寒、虚证属阴。

（五）指导疾病防治

1. 指导养生保健　"法于阴阳""春夏养阳，秋冬养阴"。

2. 确定治疗原则　"谨察阴阳所在而调之，以平为期。"

（1）阴阳偏盛："实则泻之"（损其有余）。实热证"热者寒之"；实寒证"寒者热之"。

（2）阴阳偏衰："虚则补之"（补其不足）。虚热证，滋阴制阳，"壮水之主，以制阳光"（阳病治阴）。虚寒证，扶阳抑阴，"益火之源，以消阴翳"（阴病治阳）。

3. 归纳药物性能

（1）药性（四气）：温、热为阳，寒、凉为阴。

（2）五味：辛、甘、淡为阳，酸、苦、咸为阴。

（3）作用趋向：升、浮为阳，沉、降为阴。

第三节　五行学说

一、五行的概念与归类

（一）五行概念的形成

五行最初的含义与"五材"有关。五行一词，最早见于春秋时期的《尚书》。

（二）五行的基本概念

五行即木、火、土、金、水五类物质属性及其运动变化。"五"，指由宇宙本原之气分化的构成宇宙万物的木、火、土、金、水五类物质属性；"行"，指运动变化。

（三）五行的特性与归类

1. 五行的特性

（1）"木曰曲直"：曲，屈也，弯曲；直，伸也，伸直。曲直，指树木枝条具有生长、升发、柔和，能屈能伸的特性。引申为凡具有生长、升发、条达、舒畅等类似性质或作用的事物和现象，归属于木。

（2）"火曰炎上"：炎，炎热、光明；上，上升、升腾。炎上，指火具有炎热、上升、光明的特性。引申为凡具有炎热、升腾、光明等类似性质或作用的事物和现象，归属于火。

（3）"土爰稼穑"：爰，通"曰"；稼，种植谷物；穑，收获谷物。稼穑，泛指人类种植和收获谷物的农事活动。引申为凡具有承载、受纳、生化等类似性质或作用的事物和现象，归属于土。

（4）"金曰从革"：从，顺也；革，变革。从革，指金具有顺从变革、刚柔相济之性。引申为凡具有沉降、肃杀、收敛、变革等类似性质或作用的事物和现象，归属于金。

（5）"水曰润下"：润，即滋润、濡润；下即向下、下行。润下，指水具有滋润、下行的特性。引申为凡具有滋润、下行、寒冷、闭藏等类似性质或作用的事物和现象，归属于水。

2.五行的归类　依据五行各自的特性，对自然界的各种事物和现象进行归类，从而构建五行系统。事物和现象五行归类的方法，主要有取象比类法和推演络绎法两种（表1-2）。

表1-2　事物属性的五行归类表

自然界							五行	人体						
五音	五位	五色	五化	五气	五方	五季		五脏	五腑	五官	形体	情志	五声	变动
角	酸	青	生	风	东	春	木	肝	胆	目	筋	怒	呼	握
徵	苦	赤	长	暑	南	夏	火	心	小肠	舌	脉	喜	笑	忧
宫	甘	黄	化	湿	中	长夏	土	脾	胃	口	肉	思	歌	哕
商	辛	白	收	燥	西	秋	金	肺	大肠	鼻	皮	悲	哭	咳
羽	咸	黑	藏	寒	北	冬	水	肾	膀胱	耳	骨	恐	呻	栗

二、五行学说的基本内容

（一）五行的生克制化

1.五行相生　五行之间递相促进的关系，次序：木生火、火生土、土生金、金生水、水生木。

2.五行相克　五行之间间相克制的关系，次序：木克土、土克水、水克火、火克金、金克木。

3.五行制化 制化，五行生克规律的结合。生中有克，克中有生。

（附）五行胜复：五行中某一行亢盛（即胜气），则引起其所不胜（即复气）的报复性制约，从而使五行之间复归于协调和稳定。

（二）五行生克异常

1.五行母子相及 包括母病及子和子病及母。

2.五行相乘相侮

（1）相乘：是指五行中一行对其所胜的过度制约或克制。又称"倍克"。

次序：木——土——水——火——金——木。

（2）相侮：是指五行中一行对其所不胜的反向制约和克制。又称"反克"。

次序：木——金——火——水——土——木。

（三）五行学说在中医学中的应用

（1）构建天人一体的五脏系统。

（2）说明五脏的生理功能及其相互关系。

（3）说明五脏病变的相互影响。

1.相生关系的传变

（1）母病及子：母脏之病传及子脏，如肾病及肝。

（2）子病及母：疾病从子脏传及母脏，如心病及肝。

2.相克关系的传变

（1）相乘：相克太过为病，如"木旺乘土"和"土虚木乘"。

（2）相侮：反向克制致病，如"木火刑金"和"土虚水侮"。

（四）应用疾病诊断

根据事物属性的五行归类及生克乘侮规律，观察分析望、闻、问、切四诊所搜集的外在表现，可辨识五脏病变的部位，推断病情进展和判断疾病的预后。

（五）指导疾病防治

1.指导脏腑用药 根据五行学说，中药以天然色味为基础，分为五色、五味；以其不同性能与归经为根据，进行选用。

2.控制疾病传变 根据五行生克乘侮理论，五脏中一脏有病，可以传及其他四脏，其他脏腑有病亦可传及本脏。

3.确定治则治法

（1）根据五行相生规律确定治则和治法：运用五行相生规律指导治疗

疾病，基本治疗原则是补母和泻子，即"虚则补其母，实则泻其子"（《难经·六十九难》）。

补母，指五脏之虚证，除补益本脏外，还可以补其母脏。适用于五脏病变中母子关系失常的虚证。泻子，指五脏之实证，除泻其本脏外，还可以泻其子脏。适用于五脏病变中母子关系失常的实证。

根据五行相生规律确定的常用治法，包括滋水涵木法、益火补土法、培土生金法、金水相生法、益木生火法。

（2）根据五行相克规律确定治则和治法：运用五行相克规律指导治疗疾病，基本治疗原则是抑强和扶弱。

抑强，适用于相克太过引起的相乘和相侮。抑其强者，则其弱者功能自然易于恢复。扶弱，适用于相克不及引起的相乘和相侮。扶助弱者，加强其力量，可以恢复脏腑的正常功能。

根据五行相克规律确定的常用治法，包括抑木扶土法、泻火润金法、培土制水法、佐金平木法和泻南补北法。

4.指导针灸取穴　根据五行的生克规律进行选穴治疗。

5.指导情志治疗　又称情志相胜法。运用五行学说相克规律，可以通过不同情志变化的相互抑制关系来达到治疗目的。

（附）中土五行：土居中央，木、火、金、水分位东、南、西、北四方的五行模式。

（1）土与其他四行的关系：中央土调控位于东南西北四方的木火金水四行，所谓"土生万物"。

（2）木火金水四行之间的关系：存在着递进发展的关系。

学习指导

一、本章主要包括三大内容

气一元论、阴阳学说和五行学说。

气一元论作为一种自然观，奠定了中医学理论体系的方法论基石；阴阳学说是中国古代朴素的对立统一理论；五行学说是中国古代朴素系统论。气、阴阳、五行学说等古代哲学思想，既是中医学形成的哲学基础，也是中医学的思维方法及说理工具，具有注重宏观观察、注重整体研究、擅长哲学思辨、强调功能联系等四个方面的基本特点。

本章内容是学习中医的基础，既是学习重点，也是学习难点，故应注重基础知识的积累，以及相关内容的课后学习延伸。可从以下方面进行梳理和把握。首先是基本概念学习：如气一元论中的气，阴阳学说中的阴阳；五行学说中的五行等。其次是各个学说中的相关概念，如气机、气化；阴阳对立、阴阳互根、阴阳互藏、阴阳消长等；五行学说中的五行相生、相克、相乘、相侮及其相应次序；在此基础上，注意学说内容的具体临床指导与运用，如补气时加入补血药；以怒胜思等。初学者由于还没有学习藏象、精气血津液等人体正常的生理功能，故理解起来有一定的困难。所以在学习藏象、精气血津液等内容时，可以再联系本章的内容，以加深理解。此外，也可利用网络平台参阅相关书籍进行拓展性学习，如微信读书、超星数字图书馆等。

在学习过程中，应注意对其各自概念的理解，把握其思想的精神实质，且应交互印证，互相联系，才能掌握中医学的科学思维方法，为学习藏象、精气血津液神等内容打下基础，以便更加灵活地指导临床实践。

二、本章的难点

（1）中医哲学体系形成年代久远，增加了学习难度，从而影响学习效果。对此，可结合生活中具体示例进行理解，并将所学知识运用于生活实践之中。

（2）知识点繁多，记忆和把握存在较大困难。对此，一定注意及时整理知识要点，认真记忆和把握。此外，气一元论、阴阳学说、五行学说之间的关系容易使人产生困惑。三大学说既有联系又有区别。气一元论着重探讨了物质世界的本源，它以无形之气的聚（凝聚）与散（弥散）来阐释有形之物与无形之物的内在联系，从而肯定了世界的物质同一性。就本原来说，万物源于气，气可分阴阳；气聚合所成的具体形物，既具有阴阳两个方面，又可根据其性质的不同，划归为木、火、土、金、水五类，如五脏、五官、五体、五志等。

阴阳学说采用"二元"的分析方法，着重用"一分为二"的观点，来说明相关事物或一事物内部阴阳两个方面所存在着的对立制约、互根互用、交感与互藏、消长、转化、自和与平衡等关系。阴阳学说说明人体的组织结构，认为人体是一个有机整体，人体的脏腑经络及形体组织结构的上下、内外、表里、前后各部分之间，无不包含着阴阳的对立；阴阳学说还概括了人体的生理功能与病理变化；同时对疾病的诊断和防治起着重要指导作用。

五行学说采用"多元"的分析方法，以"五"为基数来阐释事物之间生克制化的相互关系，认为宇宙间一切事物都是由木、火、土、金、水五种基本物质所构成的，自然界一切事物或现象的发展变化，都是这五种物质不断运动和相互作用的结果。在解释人的生命活动时，以五行特性归类五脏、五体、五志等，来阐述五行间的相生相克、制化与胜复的关系，从而说明五脏的生理功能、病理变化，并进一步指导疾病的诊断与治疗。三者皆是人类对自然界认识的世界观，是一个由简单到繁杂，由单一到系统的不断进步和延伸的过程。

本章的考点较多，尤其是阴阳学说和五行学说。阴阳、五行的概念以及五行归类表中的五色、五味等为常考的名词解释；阴阳的相对性以及阴阳学说的内容，五行的特性、五行属性归类表、五行生克制化，作为重点复习，各种题型都可以出现。

重点难点释疑

1. 气化与气机之间的关系如何？

答：气的运动称为气机，运动形式主要有升、降、出、入、聚、散等。由气的运动产生宇宙各种变化的过程，称为气化。气化过程分为"化"与"变"两种不同的类型：化是指气的缓和运动所促成的某些改变，类似于"量变"；变是指气的剧烈运动所促成的显著变化，类似于"质变"。化与变，皆取决于气的运动。因此，气的运动是产生气化过程的前提和条件，而在气化过程中又寓有气的各种形式的运动。

2. 何谓阴阳学说？其基本观点是什么？

答：阴阳学说认为阴阳的对立统一是天地万物运动变化的根本规律。阴阳学说是古人用以认识自然和解释自然变化的自然观和方法论。世界是物质的，物质世界本身是阴阳二气对立统一的结果。阴阳二气的相互作用及其运动变化，促成了事物的发生并推动着事物的发展和变化。

3. 如何分析事物或现象的阴阳属性？

答：事物的阴阳属性，是根据事物或现象不同的运动趋势、不同的功能属性、不同的空间和时间等，通过相互比较而归纳出来的。一般地说，凡是运动的、外向的、上升的，温热的、无形的、明亮的、兴奋的都属于阳；相对静止的、内守的、下降的，寒冷的、有形的、晦暗的、抑制的都属于阴。

4. 人体五脏阴阳是怎样划分的?

答：脏腑分阴阳，五脏藏精气而不泻，故为阴；六腑传化物而不藏，故为阳。五脏再分阴阳，则心肺居于上属阳，而心属火，主温通，为阳中之阳；肺属金，主肃降，为阳中之阴。肝、脾、肾居于下属阴，而肝属木，主升发，为阴中之阳；肾属水，主闭藏，为阴中之阴；脾属土，居中焦，为阴中之至阴。

5. 常言道医药不分家，中药学中是否包含阴阳理论?

答：中药的性能，主要依据药物的四气、五味和升降浮沉而定。四气中的寒凉属阴，温热属阳；五味中的辛甘（淡）属阳，酸苦咸属阴；升降浮沉中的升浮属阳，沉降属阴。

6. 阴阳学说在确定治则方面有何意义?

答：由于阴阳失调是疾病的基本病机，而偏盛、偏衰和互损又是基本表现形式，因而在把握阴阳失调状况的基础上，调整阴阳偏盛偏衰和互损，恢复阴阳的协调和平衡，是治疗疾病的基本原则之一。故《素问·阴阳应象大论》说："谨察阴阳所在而调之，以平为期。"阴阳偏盛的治疗原则：阴阳偏盛形成的是实证，故总的治疗原则是："实则泻之"，即"损其有余"。具体而言，阳偏盛的实热证采用"热者寒之"的治疗方法；阴偏盛的实寒证采用"寒者热之"的治疗方法。阴阳偏衰的治疗原则：阴阳偏衰形成的是虚证，故总的治疗原则是"虚则补之"，即"补其不足"。具体而言，阴偏衰的虚热证，当滋阴制阳，用"壮水之主，以制阳光"的治法；阳偏衰的虚寒证，当扶阳抑阴，用"益火之源，以消阴翳"的治法。阴阳互损的治疗原则：阴阳互损导致阴阳两虚，故采用阴阳双补的治疗原则。阴损及阳当补阴为主，兼以补阳；阳损及阴当补阳为主，兼以补阴。

7. "春夏养阳，秋冬养阴"在临床上有何重要意义?

答："春夏养阳，秋冬养阴"是养生防病的重要原则。临床根据这一原则，对"能夏不能冬"的阳虚阴盛体质者，夏用温热之药预培其阳，则冬季不易发病；对"能冬不能夏"的阴虚阳亢体质者，冬用凉润之品预养其阴，则夏季不易发病。此即所谓"冬病夏治""夏病冬养"之法。

8. 何谓"五行制化"? 其规律如何?

答：制，克制；化，生化。是指五行之间既相互资生，又相互制约，二者相辅相成，从而维持其相对平衡和正常的协调关系。五行制化的规律是：木生火，火生土，而木又克土；火生土，土生金，而火又克金；土生金，金生水，土又克水；水生木，木生火，而水又克火。如此循环往复。

9. 依据五行相生规律确定的治则和常用治法有哪些？

答：依据五行相生规律确定的治则是：补母和泻子，即"虚则补其母，实则泻其子"。依据五行相生规律确定的治法主要有：滋水涵木法、益火补土法、培土生金法、金水相生法、益木生火法。

10. 依据五行相克规律确定的治则和常用治法有哪些？

答：依据五行相克规律确定的治则是：抑强和扶弱。抑强，适用于相克太过引起的相乘和相侮；扶弱，适用于相克不及引起的相乘和相侮。依据五行相克规律确定的治法主要有：抑木扶土法、泻火润金法、培土制水法、佐金平木法、泻南补北法。

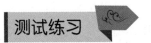

测试练习

一、选择题

（一）A1 型题

1. 中国古代哲学认为，宇宙的构成本原是：

　　A. 水　　　　　B. 天　　　　　C. 地　　　　　D. 风　　　　　E. 气

2. 中医学认为宇宙万物的本体和万物之原是：

　　A. 天　　　　　B. 地　　　　　C. 人　　　　　D. 神　　　　　E. 气

3. 化生自然万物的基本物质是：

　　A. 水　　　　　B. 地　　　　　C. 云　　　　　D. 气　　　　　E. 火

4. 气最基本的特性是：

　　A 本原性　　　B. 物质性　　　C. 运动性　　　D. 中介性　　　E. 包容性

5. 天地万物之间相互作用的中介是：

　　A. 气　　　　　B. 气机　　　　C. 气化　　　　D. 彼此感应　　E. 神

6. "类同则召，气同则合，声比则应"说明气的何种特性：

　　A. 物质特性　　B. 运动特性　　C. 中介特性　　D. 变化特性　　E. 以上均是

7. 气在自然界运动的基本形式有哪些：

　　A. 升　　　　　B. 降　　　　　C. 聚　　　　　D. 散　　　　　E. 以上均是

8. 阴阳属性的征兆是：

　　A. 动静　　　　B. 水火　　　　C. 上下　　　　D. 晦明　　　　E. 寒热

9. 阴阳比较完整而简要的概念是:

    A. 事物的对立　　　　　B. 事物的对立统一　　　C. 事物的一分为二

    D. 事物内部的一分为二　　E. 事物或事物间既对立又关联的两种属性

10. 阴阳交感是指:

    A. 阴阳二气的和谐状况　　B. 阴阳二气是运动的　　C. 阴阳二气的相互运动

    D. 阴阳二气在运动中相互感应而交合的相互作用　　E. 阴阳二气的对峙

11. 天地阴阳二气交感是宇宙万物生成和变化的:

    A. 结果　　　　B. 根源　　　　C. 形式　　　　D. 物质　　　　E. 现象

12. "动极者镇之以静,阴亢者胜之以阳"说明阴阳的:

    A. 交互感应　　B. 对立制约　　C. 互根互用　　D. 消长平衡　　E. 相互转化

13. "无阳则阴无以生,无阴则阳无以化"说明阴阳的:

    A. 交互感应　　B. 对立制约　　C. 互根互用　　D. 消长平衡　　E. 相互转化

14. 根据阴阳属性的可分性,五脏中属于阴中之阳的脏是:

    A. 心　　　　B. 肺　　　　C. 肝　　　　D. 脾　　　　E. 肾

15. 根据阴阳属性的可分性,五脏中属于阳中之阴的脏是:

    A. 心　　　　B. 脾　　　　C. 肝　　　　D. 肺　　　　E. 肾

16. 根据阴阳属性的可分性,五脏中属于阳中之阳的脏是:

    A. 心　　　　B. 肺　　　　C. 肝　　　　D. 脾　　　　E. 肾

17. 根据阴阳属性的可分性,五脏中属于阴中之至阴的脏是:

    A. 心　　B. 肺　　C. 肝　　D. 脾　　E. 肾

18. 根据阴阳属性的可分性,五脏中属于阴中之阴的脏是:

    A. 心　　　　B. 肺　　　　C. 肝　　　　D. 脾　　　　E. 肾

19. 根据阴阳属性的可分性,一日之中属于阴中之阴的是:

    A. 上午　　　　B. 下午　　　　C. 前半夜　　　　D. 后半夜　　　E. 以上均非

20. 根据阴阳属性的可分性,一日之中属于阳中之阴的是:

    A. 上午　　　　B. 下午　　　　C. 前半夜　　　　D. 后半夜　　　E. 以上均非

21. 根据阴阳属性的可分性,一日之中属于阴中之阳的是:

    A. 前半夜　　　　B. 后半夜　　　　C. 上午　　　　D. 下午　　　E. 以上均非

22. "阴在内,阳之守也;阳在外,阴之使也",主要说明阴阳之间所存在的关系是:

    A. 对立制约　　B. 互根互用　　C. 互为消长　　D. 平衡协调　　E. 互相转化

23. "阴中求阳"的理论依据是:

    A. 阴阳互相转化　　　　B. 阴阳互根互用　　　C. 阴阳互相消长

    D. 阴阳对立制约　　　　E. 阴阳动态平衡

24. "重阴必阳"所体现的阴阳关系是：

    A. 阴阳交感   B. 阴阳互根   C. 阴阳对立   D. 阴阳消长   E. 阴阳转化

25. 下列选项可用阴阳对立制约解释的是：

    A. 寒极生热   B. 阴损及阳   C. 寒者热之   D. 重阴必阳   E. 阴中求阳

26. 可用阴阳互根互用来解释的是：

    A. 阳胜则阴病   B. 阳病治阴   C. 阴损及阳   D. 重阴必阳   E. 阴虚则阳亢

27. "阳病治阴"的方法适用于下列何证：

    A. 阳损及阴   B. 阳盛伤阴   C. 阴虚阳亢   D. 阳气暴脱   E. 阳虚阴盛

28. "阴病治阳"的方法适用于下列何证：

    A. 阴胜阳虚   B. 阳胜阴虚   C. 阴虚阳亢   D. 阳虚阴盛   E. 阴阳两虚

29. 以补阴药为主，适当配伍补阳药的治疗方法属于：

    A. 阴中求阳   B. 阳中求阴   C. 阴病治阳   D. 阳病治阴   E. 以上均不是

30. 下列选项中，非阴阳互根关系的是：

    A. 阴在内，阳之守也   B. 孤阴不生，孤阳不长   C. 阳在外，阴之使也

    D. 重阴必阳，重阳必阴   E. 阴损及阳，阳损及阴

31. 导致实热证的阴阳失调是：

    A. 阳偏胜   B. 阳偏衰   C. 阴偏胜   D. 阴偏衰   E. 阴胜则阳病

32. 引起虚热证的阴阳失调是：

    A. 阳偏胜   B. 阳偏衰   C. 阴偏胜   D. 阴偏衰   E. 阴胜则阳病

33. 阴液不足，日久不愈，影响阳气化生，引起阳也不足的病理变化是：

    A. 阴偏衰   B. 阳偏衰   C. 阳损及阴   D. 阴损及阳   E. 阴阳互损

34. 下列症状选项中，属于阴的是：

    A. 面色鲜明   B. 咳声有力   C. 脉象滑数   D. 声低气微   E. 脉象洪大

35. 下列选项中，属于阳的事物和现象是：

    A. 面色晦暗   B. 声低无力   C. 脉象沉细   D. 心烦不宁   E. 精神萎靡

36. "阴中求阳"适用的下述病证是：

    A. 阴虚   B. 阳虚   C. 阴胜   D. 阳胜   E. 阴阳两虚

37. "阳中求阴"适用的下述病证是：

    A. 阴虚   B. 阳虚   C. 阴胜   D. 阳胜   E. 阴阳两虚

38. 补阴时适当配伍补阳药的方法是：

    A. 阴中求阳   B. 阳中求阴   C. 阴病治阳   D. 阳病治阴   E. 阴阳双补

39. 补阳时适当配伍补阴药的方法是：

    A. 阴中求阳   B. 阳中求阴   C. 阴病治阳   D. 阳病治阴   E. 阴阳双补

40. "益火之源，以消阴翳"体现的治则是：

　　A. 阴病治阳　　B. 阳病治阴　　C. 热者寒之　　D. 寒者热之　　E. 阳中求阴

41. "壮水之主，以制阳光"体现的治则是：

　　A. 阴病治阳　　B. 阳病治阴　　C. 热者寒之　　D. 寒者热之　　E. 阳中求阴

42. 五行中具有"稼穑"特性的是：

　　A. 木　　　　　B. 火　　　　　C. 土　　　　　D. 金　　　　　E. 水

43. 五行中，"金"的"所不胜"之行是：

　　A. 火　　　　　B. 水　　　　　C. 土　　　　　D. 木　　　　　E. 金

44. 肺病及肝的五行传变是：

　　A. 母病及子　　B. 相乘　　　　C. 子病犯母　　D. 相侮　　　　E. 相克

45. 肺病及心的五行传变是：

　　A. 母病及子　　B. 相乘　　　　C. 子病犯母　　D. 相侮　　　　E. 相克

46. 五脏变动，下列选项中错误的是：

　　A. 肝之变动为握　　　　　B. 心之变动为笑　　　　　C. 脾之变动为哕

　　D. 肺之变动为咳　　　　　E. 肾之变动为栗

47. 下列不按五行相生顺序排列的是：

　　A. 呼、笑、歌、哭、呻　　B. 筋、脉、肉、皮、骨　　C. 青、赤、黄、白、黑

　　D. 角、徵、商、宫、羽　　E. 酸、苦、甘、辛、咸

48. 下列情志相胜关系中，错误的是：

　　A. 惊胜恐　　　B. 恐胜喜　　　C. 怒胜思　　　D. 喜胜悲　　　E. 悲胜怒

49. 五行胜复调节，若胜气为金，则其复气是：

　　A. 木　　　　　B. 火　　　　　C. 土　　　　　D. 金　　　　　E. 水

50. "亢则害，承乃制"说明五行间的：

　　A. 相生　　　　B. 相克　　　　C. 相乘　　　　D. 相侮　　　　E. 制化

51. "见肝之病，知肝传脾"，从五行之间的相互关系看，其所指内容是：

　　A. 木疏土　　　B. 木克土　　　C. 木乘土　　　D. 木侮土　　　E. 土侮木

52. 脾病传肾属于：

　　A. 相生　　　　B. 相克　　　　C. 相乘　　　　D. 相侮　　　　E. 母病及子

53. 属于"子病犯母"的是：

　　A. 脾病及肺　　B. 脾病及肾　　C. 肝病及肾　　D. 肝病及心　　E. 肺病及肾

54. 据五行相生规律确立的治法是：

　　A. 培土生金　　B. 佐金平木　　C. 泻南补北　　D. 抑木扶土　　E. 培土制水

55. "泻南补北"法适用于：

  A. 肾阴虚而相火妄动 B. 心阴虚而心阳亢 C. 肾阴虚而心火旺

  D. 肾阴虚而肝阳亢 E. 肾阳虚而心火越

（二）A2 型题

1. 一老年患者，大便艰涩，排出困难，四肢不温，腹中冷痛，腰膝酸冷，舌淡苔白，脉沉迟。其病机关键在于：

  A. 气虚 B. 血虚 C. 阳虚 D. 阴虚 E. 精虚

2. 马某，男，53 岁，平素易急躁发怒，不容他人异议，近日头晕胀痛，烦躁失眠，甚则腰痛频作，记忆力下降。脉弦数，苔黄腻。视其发病属于：

  A. 土虚木乘 B. 火旺乘金 C. 土虚水侮 D. 子病及母 E. 母病及子

3. 某男，29 岁，高热，烦躁，面赤，口干唇燥，舌红少津，脉数。此病证变化体现的是：

  A. 阳损及阴 B. 阴损及阳 C. 阳胜则阴病 D. 阴胜则阳病 E. 阳胜则热

4. 张某，54 岁，诉脘腹胀闷不舒服，胸胁胀痛，心烦易怒，善太息，呕恶嗳气，或吐苦水，大便不爽，舌淡苔薄白，脉弦。属于以下何证：

  A. 木旺乘土 B. 火旺乘金 C. 土虚水侮 D. 木旺侮金 E. 金旺乘木

5. 某男，36 岁，因与人吵架出现急躁易怒，面红目赤，继而食少纳呆，腹胀便溏。此病证变化属于：

  A. 木旺乘土 B. 土虚木乘 C. 水火不济 D. 水不涵木 E. 木火刑金

6. 某公务员，因连续熬夜加班，出现心悸，失眠多梦，脱发，继而纳呆腹胀，面色萎黄。此病证体现了：

  A. 阴阳对立 B. 五行相乘 C. 阴阳转化 D. 五行相侮 E. 母病及子

（三）B 型题

  A. 寒者热之 B. 热者寒之 C. 阳病治阴 D. 阴病治阳 E. 滋阴扶阳

1. "益火之源，以消阴翳"指的是：

2. "壮水之主，以制阳光"指的是：

  A. 阴阳的运动 B. 阴阳的交感 C. 阴阳的制约 D. 阴阳的互根 E. 阴阳的平衡

3. 宇宙万物生成和变化的根源是：

4. 实现阴阳交感的基础是：

  A. 阴阳相错，而变由生也 B. 动极者镇之以静 C. 阴在内，阳之守也

  D. 寒极生热，热极生寒 E. 重阴必阳，重阳必阴

5. 上述选项可用阴阳互根说明的是：

6. 上述选项可用对立制约说明的是：

A. 实热证　　　B. 虚热证　　　C. 实寒证　　　D. 虚寒证　　　E. 寒热错杂证

7. 阴偏胜所致的证候是：

8. 阴偏衰所致的证候是：

A. 阳中之阳　　B. 阴中之阴　　C. 阳中之阴　　D. 阴中之阳　　E. 阴中之至阴

9. 以时间划分阴阳，则寅时至卯时属：

10. 以脏腑部位及功能划分阴阳，则肾属：

A. 阳中求阴　　B. 阳病治阴　　C. 阴阳双补　　D. 阴病治阳　　E. 阴病治阴

11. 根据阴阳互根确定的治法是：

12. 适用于阳偏衰的治法是：

A. 阴虚　　　　B. 阳虚　　　　C. 阴胜　　　　D. 阳胜　　　　E. 阴阳两虚

13. "阳中求阴" 治疗方法适用的病证是：

14. "阴中求阳" 治疗方法适用的病证是：

A. 母病及子　　B. 子病犯母　　C. 相乘　　　　D. 相侮　　　　E. 相克

15. 肝火犯肺属于：

16. 肝气犯脾属于：

A. 益火补土　　B. 滋水涵木　　C. 培土生金　　D. 抑木扶土　　E. 金水相生

17. 以泻肝健脾法治疗肝旺脾虚证的治法称为：

18. 以温肾阳的方法而补脾阳的治法是：

19. 滋养肺肾法又称：

（四）X 型题

1. 对中医学理论体系的形成和发展最有影响的古代哲学思想是：

A. 水地说　　　B. 道家思想　　C 气一元论　　　D. 阴阳学说　　E. 五行学说

2. 气一元论早期的概念有：

A. 云气说　　　B. 六气说　　　C. 元气学说　　　D. 原气学说　　E. 精气学说

3. 哲学概念的气具备哪些特性：

A. 物质特性　　B. 本源特性　　C. 运动特性　　　D. 中介特性　　E. 特异性

4. 阴阳消长是：

A. 绝对的　　　B. 相对的　　　C. 稳定的　　　　D. 无条件的　　E. 有条件的

5. 属于阳的属性有：

A. 温煦　　　　B. 兴奋　　　　C. 明亮　　　　　D. 潜藏　　　　E. 滋润

6. 用阴阳互根互用原理来解释的有：

A. 阳中求阴　　B. 阴损及阳　　C. 阳病治阴　　　D. 阳胜则阴病　E. 气虚导致血虚

7. 属阴阳制约原理的治法是：

A.阴阳双补　　B.阳病治阴　　C.阳中求阴　　D.阴中求阳　　E.寒者热之

8.阴阳的相对性表现在：

A.阳制约阴　　　　　B.阴根于阳　　　　　　　　C.阴消则阳长

D.阴阳中复有阴阳　　E.阴阳属性随比较对象而变

9.五行学说的基本内容包括：

A.五行的特性　　　　B.事物按五行属性进行归类　　C.五行的生克制化

D.五行的相乘相侮和母子相及　　E.五行学说在中医学中的应用

10."水曰润下"的比象说明了肾的哪些功能：

A.肾主水　　B.肾开窍于耳　　C.肾主骨生髓　　D.肾藏精　　E.肾在液为唾

11.下列属于土行的是：

A.爪、筋、皮、肉、口　　B.唇、口、黄、化、肉　　　C.皮、鼻、口、胃、长

D.宫、脾、黄、思、甘　　E.长夏、湿、中、歌、哕

12.下列属于金行的是：

A.爪、筋、皮、肉、口　　B.鼻、皮、毛、收、悲　　　C.皮、鼻、口、胃、长

D.商、辛、白、哭、悲　　E.秋、西、咳、燥、收

13.下列属于火行的是：

A.爪、筋、皮、肉、苦　　B.舌、脉、喜、夏、长　　　C.喜、鼻、口、胃、长

D.苦、赤、长、暑、南　　E.夏、小肠、舌、笑、忧

14.下列属于木行的是：

A.爪、筋、皮、肉、口　　B.目、筋、怒、呼、握　　　C.皮、筋、口、胃、长

D.春、东、风、青、生　　E.角、酸、东、胆、目

15.下列属于水行的是：

A.爪、筋、皮、肉、口　　B.冬、膀胱、耳、骨、恐　　C.冬、鼻、口、胃、长

D.恐、呻、栗、耳、冬　　E.北、寒、藏、黑、咸

16.根据"虚则补其母"确立的治法是：

A.培土制水法　　B.益火补土法　　C.滋水涵木法　　D.佐金平木法　　E.培土生金法

17."补母泻子"的治疗原则适用于：

A.子病犯母　　B.母病及子　　C.肺病及肝　　D.肾病及脾　　E.单纯一脏有病

18.下列哪些属五行理论在情志病治疗中的具体应用：

A.思胜恐　　B.惊胜思　　C.悲胜怒　　D.怒胜忧　　E.恐胜喜

19.事物按五行属性归类的方法有：

A.以表知里法　　B.试探法　　C.取象比类法　　D.推演络绎法　　E.比较法

二、填空题

1._____是宇宙本体和万物之原，人们用_____来解释各种现象。

2. 气中的精粹部分称为_____。

3._____特性是气最基本的特性。

4. 气的_____是物质世界存在的基本形式。

5. 气的_____是宇宙产生各种变化的动力。

6. 气是天地万物之间相互感应、传递信息的_____。

7. 气聚则_____，气散则_____。

8._____是中国古代哲学的最高范畴。

9. 阴阳学说的基本内容包括阴阳的_____、_____、_____、_____、_____。

10. 阴阳消长大体可概括为四种类型，即_____、_____、_____、_____。

11._____是万物化生的根本条件。

12. 阴阳偏胜的治疗原则是_____；阴阳偏衰的治疗原则是_____。

13. 阳邪盛而导致的实热证，则用_____的方法；阴邪盛而导致的实寒证，则用_____的方法。

14. "益火之源，以消阴翳"的治法适应于_____证，《内经》称为"_____"。

15. "壮水之主，以制阳光"的治法适应于_____证，《内经》称为"_____"。

16.《尚书·洪范》对五行的特性作了经典性的阐释：木曰_____，火曰_____，土爱_____，金曰_____，水曰_____。

17. 五行相乘的顺序与_____一致；五行相侮的顺序与_____相反。相侮又称_____。

18. 心火之气有余，既可乘袭_____，又可反侮_____；心火之气不足，既可导致_____相乘，又为_____所侮。

19. 用五行学说说明脏腑的病理关系：脾病传肾是_____；影响心是_____；影响肝是_____；影响肺是_____。

20. 抑木扶土法是_____与_____相结合治疗_____一种治法，又称_____法。

21.《类经图翼·运气上》提出："造化之机，不可无_____，亦不可无_____，无生则_____，无制则_____。"

22. 引起乘侮的原因有_____和_____两个方面。

23.《素问·六微旨大论》说："亢则_____，承乃_____，制则_____。"

24.五脏疾病传变的基本规律是"盛则_____，虚则_____"。

25.以五行学说而言，脏腑间的疾病传变可分为_____和_____两个方面。

26.相生关系的传变，包括_____和_____两个方面。

27.相克关系的传变，包括_____和_____两个方面。

28.根据五行生克规律确定的治则是_____和_____。

29.根据相生规律确定的常用治疗方法有_____，_____，_____，_____，_____。

30.根据相克规律确定的常用治疗方法有_____，_____，_____，_____，_____。

31.益火补土是温_____以补_____的一种方法，又称_____法，_____法。

三、判断题

1.中国古代哲学思想，主要包括气一元论、阴阳学说和五行学说。　　　（　　）

2.我国古代哲学家认为，世界上的一切都是气构成的。　　　　　　　（　　）

3.气运动的基本形式只有升、降、聚、散。　　　　　　　　　　　　（　　）

4.气化是气机的前提。　　　　　　　　　　　　　　　　　　　　　（　　）

5.气化是宇宙产生各种变化的动力。　　　　　　　　　　　　　　　（　　）

6.事物的阴阳平衡是相对而并非绝对的。　　　　　　　　　　　　　（　　）

7.阴阳交感是生命产生的基本物质。　　　　　　　　　　　　　　　（　　）

8.阴阳交感是生命产生的基本条件。　　　　　　　　　　　　　　　（　　）

9.阴阳交感是阴阳二气在运动过程中的一种最佳状态。　　　　　　　（　　）

10.一切事物的发展变化都是在阴阳的作用下发生的。　　　　　　　（　　）

11.阴阳的对立是阴阳的基本属性。　　　　　　　　　　　　　　　（　　）

12.阴阳相互制约的过程，即阴阳相互消长的过程。　　　　　　　　（　　）

13."阴平阳秘"是阴阳在对立制约和消长中取得动态平衡。　　　　（　　）

14.阴阳转化是阴阳对立的结果。　　　　　　　　　　　　　　　　（　　）

15.阴阳转化是阴阳消长的结果。　　　　　　　　　　　　　　　　（　　）

16.阴阳之间的转化属于阴阳运动的异常变化。　　　　　　　　　　（　　）

17.阴阳的消长是相对的，阴阳的平衡是绝对的。　　　　　　　　　（　　）

18. 阳胜则热，是指阳气充沛，阴精被抑制的热证。 （　　）

19. 阴胜则阳病，是指阴精充盛，阳气被抑制。 （　　）

20. 阳胜则阴病，是指阳气充沛，阴精被抑制。 （　　）

21. 阴阳失调是疾病发生发展的内在原因。 （　　）

22. 阴阳对立制约和互根互用是阴阳学说中最根本的原理。 （　　）

23. 阴阳互损所致的阴阳两虚，是阴阳双方处于低水平的平衡状态。 （　　）

24. "重阳必阴，重阴必阳"，即是阳损及阴，阴损及阳的一种病理改变。 （　　）

25. 在临床辨证中，首先应分清阴阳。 （　　）

26. 阴偏衰的治疗原则，《内经》称为"阴病治阳"。 （　　）

27. 阳偏衰的治疗原则，《内经》称为"阳病治阴"。 （　　）

28. "壮水之主，以制阳光"属此长彼消之类的治疗法则。 （　　）

29. "益火之源，以消阴翳"属此长彼亦长之类的治疗法则。 （　　）

30. 五行，即木、火、土、金、水五种基本物质。 （　　）

31. 五行实际上是指"五材"。 （　　）

32. 五行相生为事物发展变化的正常现象，而相克则为异常变化。 （　　）

33. 五行乘侮可同时并见，均为不正常的相克现象。 （　　）

34. 当土过度虚弱时，则不仅木来乘土，而且水也会因土之衰弱而侮之。 （　　）

35. 五行之中，凡具有生化特性者，大都属于木类。 （　　）

36. 五行之间"所胜"与"所不胜"的关系，即是相乘关系。 （　　）

37. 肾病影响到肝脏，即是"母病及子"。 （　　）

38. 五行中，土为木之所不胜，金为木之所胜。 （　　）

39. 心火之气有余，既可乘肺金，又可反侮脾土。 （　　）

40. 心火之气不足，势必导致肝木乘心火，肾水反侮心火。 （　　）

41. 中医学以五行生克制化规律说明人体病理情况下的相互影响。 （　　）

42. 中医学以五行的乘侮关系阐释脏腑间病理情况下的相互影响。 （　　）

43. "泻南补北法"是根据五行的相生规律而确立的治疗方法。 （　　）

44. 心火旺盛，累及肝脏，引动肝火，致心肝火旺，属于母病及子。 （　　）

45. 肺金的肃降，以制约肝气、肝火的上升，称为金克木。 （　　）

46. "益火补土法"，目前临床上多指温心阳以暖脾土。 （　　）

47. 悲为肺志，属金；怒为肝志，属木，所以怒胜悲。 （　　）

48. "木火刑金"，为火乘金。 （　　）

49. 事物和现象的五行归类主要有"取象比类法"和"推演络绎法"。 （　　）

四、名词术语解释

1. 气（哲学）	2. 气机	3. 气化	4. 先天之气	5. 气一元论
6. 阴阳	7. 阴阳学说	8. 阳化气	9. 阴成形	10. 阴阳交感
11. 阴阳互根	12. 阴阳互藏	13. 阴阳自和	14. 中和	15. 阴阳消长
16. 阴平阳秘	17. 阴阳转化	18. 重阴必阳，重阳必阴		19. 阳胜则阴病
20. 阴胜则阳病	21. 阳病治阴	22. 阴病治阳	23. 阴中求阳	24. 阳中求阴
25. 阴损及阳	26. 阳损及阴	27. 五行	28. 五味	29. 五液
30. 五色	31. 五化	32. 五官	33. 五体	34. 五志
35. 木曰曲直	36. 火曰炎上	37. 土爱稼穑	38. 金曰从革	39. 水曰润下
40. 五行相生	41. 五行相克	42. 五行制化	43. 五行胜复	44. 五行相乘
45. 五行相侮	46. 母病及子	47. 子病犯母	48. 虚则补其母	49. 实则泻其子
50. 滋水涵木	51. 益火补土	52. 培土生金	53. 金水相生	54. 抑强扶弱
55. 抑木扶土	56. 培土制水	57. 佐金平木	58. 泻南补北	

参考答案

一、选择题

（一）A1 型题

1.E　2.E　3.D　4.B　5.A　6.C　7.E　8.B　9.E　10.D
11.B　12.B　13.C　14.C　15.D　16.A　17.D　18.E　19.C　20.B
21.B　22.B　23.B　24.E　25.C　26.C　27.C　28.D　29.B　30.D
31.A　32.D　33.D　34.D　35.D　36.B　37.A　38.B　39.A　40.A
41.B　42.C　43.A　44.B　45.D　46.B　47.D　48.A　49.B　50.E
51.C　52.C　53.C　54.A　55.C

（二）A2 型题

1.C　2.D　3.C　4.A　5. A　6.E

（三）B 型题

1.D　2.C　3.B　4.A　5.C　6.B　7.C　8.B　9.D　10.B
11.A　12.D　13.A　14.B　15.D　16.C　17.D　18.A　19.E

（四）X 型题

1.CDE　2.ABCDE　3.ABCD　4.AD　5.ABC　6.ABE　7.BE　8.DE
9.ABCD　10.AD　11.BDE　12.BDE　13.BDE　14.BDE　15.BDE　16.BCE
17.ABE　18.ACE　19.CD

二、填空题

1.气　气　2.精气　3.物质　4.运动　5.运动　6.中介　7.有形　无形　8.气　9.对立制约　互根互用　交感与互藏　消长平衡　相互转化　阴阳自和　10.此长彼消　此消彼长　此消彼亦消　此长彼亦长　11.阴阳交感　12.损其有余（实者泻之）　补其不足（虚者补之）13.热者寒之　寒者热之　14.虚寒　阴病治阳　15.虚热　阳病治阴　16.曲直　炎上　稼穑　从革　润下　17.相克　相克　反克　18.肺金　肾水　肾水　肺金　19.土乘水　子病及母　土侮木　母病及子　20.疏肝　健脾　肝旺脾虚　疏肝健脾　21.生制　发育无由　亢而为害　22.太过　不及　23.害　制　生化　24.传　受　25.相生关系的传变　相克关系的传变　26.母病及子　子病及母　27.相乘　相侮　28.补母泻子　抑强扶弱　29.滋水涵木法　益火补土法　培土生金法　金水相生法　益木生火法　30.抑木扶土法　泻火润金法　培土制水法　佐金平木法　泻南补北法　31.肾阳　脾阳　温肾健脾　温补脾肾

三、判断题

1.√　2.√　3.×　4.×　5.×　6.√　7.×　8.√　9.√　10.√
11.√　12.√　13.√　14.×　15.√　16.×　17.×　18.√　19.√　20.×
21.√　22.√　23.×　24.×　25.√　26.√　27.√　28.√　29.√　30.√
31.×　32.×　33.√　34.√　35.×　36.×　37.√　38.√　39.√　40.×
41.×　42.√　43.×　44.√　45.√　46.√　47.×　48.√　49.√

四、名词术语解释

1.气是存在于宇宙之中的无形而运动不息的极其细微的物质，是构成世界的物质本原。

2.气的运动称为气机。

3.气的运动产生的变化，称为气化。

4.人的生命来源于父母之精气，称为先天之气。

5.气一元论，简称"气论"，是古人认识和阐释物质世界的构成及其运动变化规律的宇宙观，是对中医学影响较大的古代哲学思想之一。

6.阴阳，指事物或事物之间既相互对立又相互关联的两种基本属性，既可以标示为一事物内部相互对立的两个方面，又可标示相互对立的两种事物或现象。

7.阴阳学说是研究阴阳的内涵及其运动变化规律，并以对立统一理论阐释宇宙万事万物的发生、发展和变化的一种世界观和方法论。

8.阳化气指物质从有形蒸腾气化为无形的过程。

9.阴成形指物质由无形之气凝聚成有形之物的过程。

10.阴阳交感是指阴阳二气在运动中相互感应而交合的过程，是万物化生的根本条件。

11.阴阳互根是指一切事物或现象中相互对立着的阴阳两个方面，具有相互依存，互为根本的关系。

12.阴阳互藏是指相互对立的阴阳双方中的任何一方，都包含着另一方，即阴中有阳，阳中有阴。

13.阴阳自和是指阴阳双方自动维持和自动恢复其协调平衡状态的能力和趋势。

14.中和又称"中庸""中行""中道"，涵有平衡、和谐之意，是中国古代哲学中重要的思维方式。

15.阴阳消长指一事物中所含阴阳的量和阴与阳之间的比例不是一成不变的，而是不断地消长变化着的。

16.阴平阳秘即阴阳平秘。平，饱满之意；秘，即秘密、潜藏之意。阴平阳秘，即阴阳充盛，相互潜藏而不外亢。

17.阴阳转化是指一事物的总体属性在一定条件下，可以向其相反的方向转化，即属阳的事物可以转化为属阴的事物，属阴的事物可以转化为属阳的事物。

18.重阴必阳，重阳必阴：重，有程度深之意，当阴阳消长运动发展到一定阶段，"极则生变"，事物内部阴与阳的比例出现了颠倒，则该事物的属性即发生转化。

19.阳胜则阴病：阳，指阳热；阴，指阴液。阳胜则阴病是指阳热偏盛，必消耗阴液而出现各种伤津、伤阴的病证。

20.阴胜则阳病：阴，指阴寒；阳，指阳气。阴胜则阳病是指阴寒偏盛，必伤阳气而出现各种阳气不足的病证。

21.阳病治阴是指阴偏衰产生的"阴虚则热"的虚热证（阳病），治疗当滋其阴（治阴），从而使阴阳恢复平衡，此即阳病治阴。

22.阴病治阳是指阳偏衰产生的"阳虚则寒"的虚寒证（阴病），治疗当壮其阳（治阳），从而使阴阳恢复平衡，此即阴病治阳。

23.阴中求阳：治疗阳虚时，在补阳药中，适当佐以补阴药，使阳得阴助而生化无穷。

24.阳中求阴：治疗阴虚时，在补阴剂中，适当佐以补阳药，使阴得阳升而泉源不竭。

25.阴损及阳：当阴精亏损到一定程度，就会累及阳气，使阳气生化无源，出现阴阳两虚的病变。

26.阳损及阴：当阳气虚损到一定程度，就会累及阴精，使阴精化生不足，出现阴阳两虚的病变。

27.五行，指木、火、土、金、水五类物质属性及其运动变化。

28.五味，指酸、苦、甘、辛、咸五种味道。

29.五液，指汗、涕、泪、涎、唾五种液体。

30.五色，指青、赤、黄、白、黑五种颜色。

31.五化，指五行气化而表现出的植物的生、长、化、收、藏五个生长阶段。

32. 五官，指目、舌、口、鼻、耳五个感觉器官。

33. 五体，指机体的筋、脉、肉、皮毛、骨五种形体组织。

34. 五志，指怒、喜、思、悲、恐五种情志变化。

35. 木曰曲直：曲，屈也；直，伸也。"曲直"，是指树木树干能屈能伸、向上向外舒展的状态。引申为凡具有生长、升发、条达舒畅等作用或性质的事物，均归属于木。

36. 火曰炎上：炎，热也；上，向上。"炎上"，是指火具有温热、向上升腾的特点。引申为凡具有温热、向上等作用或性质的事物，均归属于火。

37. 土爱稼穑：春种曰稼，秋收曰穑。"稼穑"，是指土具有播种和收获农作物的作用，引申为凡具有生化、承载、受纳作用或性质的事物，均归属于土。

38. 金曰从革：从，由也；革，变革。"从革"，即说明金是通过变革而产生的（革土生金）。金之质地沉重，且常用于杀戮，因而凡具有沉降、肃杀、收敛等作用或性质的事物，均归属于金。

39. 水曰润下：润，滋润；下，下行；"水曰润下"，是指水具有滋润、向下的特性，引申为具有滋润、向下、寒凉、闭藏作用或性质的事物，均归属于水。

40. 五行相生指木、火、土、金、水之间存在着有序的依次递相资生、助长和促进的关系。

41. 五行相克指木、火、土、金、水之间存在着有序的间相克制、制约的关系。

42. 五行制化：制，克制；化，生化。制化是指五行之间递相生化，又间相制约，生化中有制约，制约中有生化。二者相辅相成，从而维持其相对平衡和正常的协调关系。

43. 五行胜复是指五行中一行亢盛（即胜气），则引起其所不胜一行（即复气）的报复性制约，从而使五行之间复于协调和稳定。

44. 五行相乘指五行中的某一行对其所胜一行的过度克制。

45. 五行相侮指五行中的某一行对其所不胜一行的反向克制，即反克，又称"反侮"。

46. 母病及子是用五行相生的母子关系来说明五脏之间的病变传变。疾病的传变由母脏传及子脏，谓之母病及子。

47. 子病犯母又称"子盗母气"。是用五行相生的母子关系来说明五脏之间的病变传变。疾病的传变由子脏传母脏，称为子病犯母。

48. 虚则补其母是根据五行相生规律确定的治疗原则，用于母子关系的虚证。因补母能令子实（母能生子），故虚则补其母。

49. 实则泻其子是根据五行相生规律确定的治疗原则，用于母子关系的实证。因泻子能令母虚（子盗母气），故实则泻其子。

50. 滋水涵木即滋肾阴以养肝阴的方法，又称滋肾养肝法、滋补肝肾法。适用于肾阴亏损而肝阴不足，甚或肝阳上亢之证。

51.益火补土是温肾阳以补脾阳的一种方法，又称温肾健脾法，温补脾肾法。适用于肾阳式微而致脾阳不振之证。

52.培土生金即用补脾益气以补益肺气的方法，主要用于肺气虚弱或肺脾两虚之证。

53.金水相生亦称滋养肺肾法。肺属金，肾属水，金能生水，故补肺阴即可以滋肾阴。另一方面，肾阴是五脏之阴根本，所以滋肾阴又可以达到补肺阴的目的。因而临床上对于肺肾阴虚者多采用两脏同补，金水互生以治两脏之阴虚。

54.抑强扶弱是根据五行相克规律确定的治则。"抑强"主要用于太过引起的相乘和相侮。抑其强者，则弱者自然易于恢复。"扶弱"主要用于不及引起的相乘和相侮。扶助弱者，加强其力量，可以恢复脏腑的正常功能。

55.抑木扶土是疏肝与健脾相结合治疗肝旺脾虚的一种治法，又称疏肝健脾法，调理肝脾法，平肝和胃法。适用木旺乘土或土虚木乘之证。

56.培土制水是健脾利水以治疗水湿停聚病证的一种治法，又称敦土利水法。适用于脾虚不运，水湿泛滥而致水肿胀满之证。

57.佐金平木是滋肺阴清肝火治疗肝火犯肺病证的治法，又称"滋肺清肝法"。适用于肺阴不足、无力制肝而肝火犯肺者。

58.泻南补北：心属火，位南方；肾属水，位北方。泻南补北即泻心火滋肾水，又称泻火补水法，滋阴降火法。用于肾阴不足，心火偏旺，水火不济，心肾不交之证。

第二章 中医学的思维方式

教学目标

1. 知识目标

（1）掌握象思维、系统思维、变易思维的基本概念。

（2）熟悉形象、意象、应象的思维方法。

（3）熟悉整体宏观、天人合一、形神合一的思维方法。

（4）熟悉恒动变化、动静相召的思维方法。

2. 能力目标

（1）理解象思维、系统思维、变易思维在生活中的应用。

（2）理解象思维、系统思维、变易思维在诊疗中的应用。

3. 素质与思政目标

（1）从中医学独特的思维方式理解中医原创思维，坚定民族自信、文化自信。

（2）从系统思维培养爱国家、爱集体的情怀，增强团队协作能力。

目标导学

思维方式对一门学科理论的构建具有重要意义。思维方式决定了学科的整体形貌和理论特色。所以，掌握思维方式可以起到事半功倍的学习效果。中医学的思维方式根植于中国传统文化，同时也具有其自身的原创性。本章主要阐释象思维、系统思维和变易思维。

知识要览

中医学的主要思维方式，属于原创思维，是植根于中国传统文化、体现中医药本质与特色、相对稳定的思维模式和方法。中医原创思维是中医学发展与进步的灵魂之所在。

一、象思维

（一）含义

象思维，是以直观的形象、物象、现象为基础，以意象、应象为特征和法则来类推事物的发展变化规律，从而认识生命、健康和疾病的思维方式。

（二）内容

象思维，主要包括形象思维、意象思维和应象思维三种思维方式，以形象思维为根本，以意象思维为特征，以应象思维为法则。

1. 形象思维　主要采取观察法，用直观形象和表象分析解决问题的思维方式。通过对客观事物的直接接触而获得的感性认识，常常是人们在实践中对客观事物的直接、生动的直觉反映。

2. 意象思维　是在形象思维的基础上，运用概念、判断、演绎、推理等方法，从具体事物或现象进行抽象的思维方式。"意象思维"的优势在于从"形象思维"的"具象"感性认识，升华为"抽象"特点，即由具体的、可见的"形态之象"，升华为只有在意识中可以感知的抽象、不可见的"意念之象"，从而实现由"形态之象"上升为"功能动态之象"，进而有助于实现理性认识。

3. 应象思维　是以取象比类为基本方法，根据某类事物的特性，将与其相近、相似、相同特性的物象、现象，归纳为同一类别，同气相求，同类相通，以此证彼的思维方式。

二、系统思维

（一）含义

系统思维，是把认识对象作为系统，研究系统和要素（系统的构成部分、因素、单元）、要素和要素、系统和外部环境的相互联系、相互作用，从而综合地考察认识对象的整体性思维方式。

（二）内容

系统思维主要体现为整体宏观、天人合一、形神合一三个方面。

1. 整体宏观　整体宏观思维，指整体是由各个局部按照一定的秩序组织起来，以整体、全面、大局方面认识事物或现象的思维方式。整体宏观思维反映了自然、社会乃至人类的一切事物的本原性、规律性、共同性的"大一统"思想。

2.天人合一　是指天、地、人本原于一气，同构同律，相参相应的思维方式。天人合一属于中国古代哲学的命题之一，天、地、人关系密切，故可从天地（大宇宙）的本质与现象来分析人的生命活动（小宇宙）的规律。

3.形神合一　是指形体为精神活动之载体，精神活动为形体之主宰，形体与精神统一性的思维方式，又称"形神一体"。

三、变易思维

（一）含义

变易思维，是指在观察分析和研究处理问题时，注重事物的运动变化规律，中医学用来研究生命和健康过程以及防治疾病等的思维方式。

（二）内容

变易思维主要体现为恒动变化和动静相召。

1.恒动变化　是指自然界所有的事物或现象都处于永恒地、绝对地、无休止地运动变化之中的思维方式。运动是物质的存在形式及其固有属性，"动而不息"是自然界的根本规律。

2.动静相召　是指运动是永恒的、绝对的，静止是暂时的、相对的；动者为阳，静者为阴；动中有静，静中有动；动极而静，静极复动；一动一静，互为其根的思维方式。

学习指导

一、本章需要重点掌握的内容

主要是象思维和变易思维。

象思维，指运用带有直观、形象、感性的图像、符号等象工具来揭示认知世界的本质规律，从而构建宇宙统一模式的思维方式。象思维以物象为基础，从意象出发类推事物规律，以"象"为思维模型解说、推衍、模拟宇宙万物的存在形式、结构形态、运动变化规律，具有很大的普适性、包容性。

变易思维指的是，在观察分析和研究处理问题时，注重事物的运动变化及其内在规律的思维方法。变易思维是构建中医哲学的重要基础，对中医学理论体系也产生了重要影响。

作为初学者，可以通过简要了解其形成背景，并在深入理解的基础上，掌握和运用这些思维，理解中医思维对于中医学理论体系和临床实践活动，具有重要的指导意义和应用价值，对当代和未来中医学领域的科学研究和创新发展具有极其重要的启示和促进作用。

二、本章需要熟悉的内容

主要是系统思维。

系统思维是原则性与灵活性有机结合的基本思维方式。强调抓住整体，抓住要害，才能不失原则地采取灵活有效的方法处置事务。它是人们运用系统观点，把对象的互相联系的各个方面及其结构和功能进行系统认识的一种思维方法。

系统思维可结合中医整体观念进行学习。变易思维可以结合病因病机、辨证论治、治未病等内容进行理解。象思维可以结合藏象学说、六淫致病特点等具体内容进行理解和把握。在考试中，往往以选择题、判断题或填空题等客观题形式出现。

 重点难点释疑

1. 如何理解象思维？

答：（1）象思维，是以直观的形象、物象、现象为基础，以意象、应象为特征和法则来类推事物的发展变化规律，从而认识生命、健康和疾病的思维方式。

（2）象思维，主要包括形象思维、意象思维和应象思维三种思维方式，以形象思维为根本，以意象思维为特征，以应象思维为法则。如中医学观察五脏，心"状如莲蕊"、肺"虚如蜂巢"、脾"扁似马蹄"等，这些都属于形象思维；意象思维，是在形象思维的基础上，运用概念、判断、演绎、推理等方法，从具体事物或现象进行抽象的思维方式。"意象思维"的优势在于从"形象思维"的"具象"感性认识，升华为"抽象"特点，即由具体的、可见的"形态之象"，升华为只有在意识中可以感知的抽象、不可见的"意念之象"，从而实现由"形态之象"上升为"功能动态之象"，进而有助于实现理性认识。应象思维，是以取象比类为基本方法，根据某类事物的特性，将与其相近、相似、相同特性的物象、现象，归纳为同一类别，同气相求，同类相通，以此证彼的思维方式。

2. 简述形象思维、意象思维、应象思维的含义，并举例说明。

答：（1）形象思维，主要采取观察法，用直观形象和表象分析解决问题的思维方式。通过对客观事物的直接接触而获得的感性认识，常常是人们在实践中对客观事物的直接、生动的直觉反映。如中医学观察五脏，心"状如莲蕊"、肺"虚如蜂巢"、脾"扁似马蹄"等，将藏于体内的脏腑形象和生理功能以及外在表现，称为"藏象"。四诊中望诊观察舌质和舌苔的变化，称为"舌象"；切诊观察脉的形象变化以测知疾病，称为"脉象"，这些都属于形象思维。

（2）意象思维，是在形象思维的基础上，运用概念、判断、演绎、推理等方法，从具体事物或现象进行抽象的思维方式。如自然界春季属木，阳气升发，草木枝叶条畅，而肝的疏泄功能主升散，性喜条达舒畅，与春之木气相像，故将肝归属于木。

（3）应象思维，是以取象比类为基本方法，根据某类事物的特性，将与其相近、相似、相同特性的物象、现象，归纳为同一类别，同气相求，同类相通，以此证彼的思维方式。如以中国地域的东、西、南、北四海，合于人体的气海、血海、髓海、水谷之海。

3. 何谓天人合一？请举例说明。

答：天人合一，是指天、地、人本原于一气，同构同律，相参相应的思维方式。天，即天地、自然。天人合一属于中国古代哲学的命题之一，天、地、人关系密切，故可从天地（大宇宙）的本质与现象来分析人的生命活动（小宇宙）的规律。主要包括天人同气、天人同构、天人同律。比如天地自然的节律主要为年、月、日、时，人亦应之。

4. 何谓形神合一？请举例说明。

答：形神合一，是指形体为精神活动之载体，精神活动为形体之主宰，形体与精神统一性的思维方式，又称"形神一体"。如形体疾病可导致精神活动的异常。如中风、头痛、消渴、积聚等，常伴有健忘、失眠、烦躁、焦虑、抑郁等症状。故善治形体疾病者，应同时调摄精神。

5. 简述恒动变化的思维方式。

答：恒动变化，是指自然界所有的事物或现象都处于永恒地、绝对地、无休止地运动变化之中的思维方式。运动是物质的存在形式及其固有属性，"动而不息"是自然界的根本规律。人的生命活动、健康、疾病等都是物质运动的表现形式。

6. 谈谈你对中和思维的理解。

答：中，即中正，不偏不倚；和，即和谐，调和。"致中和"是中国传统文化的基本精神。中正平和是万物化育的根本、道德修养的境界，也是人体健康、社会稳定的保证。《内经》有二百余处论及"平""和"。例如，将自然界正常气候称为"平气"，健康无病之人称为"平人"，正常脉象称为"平脉"等。人体生理功能失去"平""和"，则是疾病状态。阴阳消长运动变化失于平衡，称为"阴阳失调""血气不和，百病乃变化而生"。预防和治疗的原则是"谨察阴阳所在而调之，以平为期"。由此可知，中和思维是中医学的鲜明特色之一。

测试练习

一、选择题

（一）A1 型题

1. 中医学以十二条主要河流及八个湖泽，对应人体十二经脉和奇经八脉的思维方式属于：

    A. 应象思维   B. 形象思维   C. 意象思维   D. 抽象思维   E. 变易思维

2. 中医学描述心"形如莲蕊"体现的思维方式是：

    A. 形象思维   B. 应象思维   C. 意象思维   D. 抽象思维   E. 变易细微

3. 《素问·天元纪大论》云："太虚寥廓，肇基化元，万物资始，五运终天，布气真灵，揔统坤元……生生化化，品物咸章"，体现的是：

    A. 应象思维   B. 形象思维   C. 意象思维   D. 抽象思维   E. 系统思维

4. 《老子·二十五章》："人法地，地法天，天法道，道法自然。"该论述体现的是系统思维中的：

    A. 天人合一   B. 整体宏观   C. 形神合一   D. 恒动变化   E. 动静相召

5. 把"脾"归属土，主要采用的是何种归类法：

    A. 推演络绎法   B. 取象比类法   C. 以表知里法   D. 试探法   E. 反证法

6. 天人同气属于：

    A. 象思维   B. 系统思维   C. 变异思维   D. 辩证思维   E. 逻辑思维

（二）A2 型题

1. 某患者，女，54 岁。素有高血压病史，突发口眼歪斜，半身不遂，手足抽动。被医生诊为中风病（中经络）。该患者病名确立的思维方式为：

    A. 应象思维   B. 形象思维   C. 意象思维   D. 抽象思维   E. 系统思维

2. 某男，56 岁。体质类型检测为阳虚体质。今逢寒冬，关节疼痛不适，遇寒加重，得温则减。诊为"寒痹"。该患者病名确立的思维方式为：

    A. 天人同气   B. 天人同构   C. 天人同律   D. 形神合一   E. 整体宏观

（三）B 型题

　A.天人合一　　B.象思维　　　C.变易思维　　D.中和思维　　E.象数思维

1.切诊观察脉的形象变化以测知疾病，称为"脉象"，运用的思维方式为：

2.《素问·八正神明论》说："月生无泻，月满无补，月郭空无治，是谓得时而调之。"是哪种思维方式的应用：

3.中医学四时五脏阴阳理论认知是何种思维模式的体现：

4.朱丹溪《格致余论·相火论》说："天之生物，故恒于动，人之有生，亦恒于动。"揭示的是何种思维模式：

（四）X 型题

1.事物按五行属性归类的方法有：

　A.以表知里法　　B.试探法　　　C.取象比类法　　D.推演络绎法　　E.比较法

2.中医学变易思维包括：

　A.形神合一　　　B.动静相召　　C.天人合一　　D.整体宏观　　E.恒动变化

3.中医学的象思维不包括：

　A.形象思维　　　B.天人合一　　C.意象思维　　D.整体宏观　　E.应象思维

4.中医学的系统思维包括：

　A.形象思维　　　B.天人合一　　C.形神合一　　D.整体宏观　　E.应象思维

5.中医学天人合一思维主要包括：

　A.天人同气　　　B.天人同构　　C.天人同律　　D.天人恒动　　E.以人为本

二、填空题

1.中医学系统思维主要包括＿＿＿＿＿＿、＿＿＿＿＿＿和＿＿＿＿＿＿三方面。

2.中医学的象思维主要包括＿＿＿＿＿＿、＿＿＿＿＿＿和＿＿＿＿＿＿三方面。

3.《易传·系辞上》："立象以＿＿＿＿＿＿。"

4.应象思维，是以＿＿＿＿＿＿＿＿为基本方法，根据某类事物的特性，将与其相近、相似、相同特性的物象、现象，归纳为同一类别，同气相求，同类相通，以此证彼的思维方式。

5.中医学的整体思维，源于中国传统文化，认为世界万物由混沌一体的＿＿＿＿＿＿分化演变而来，气分阴阳二气，阴阳二气生五行之气，五行之气生万事万物。

三、判断题

1.中医学的主要思维方式是变易思维。　　　　　　　　　　　　　（　　）

2.中医学的系统思维主要包括恒动变化和动静相召。　　　　　　　（　　）

3.中医学的象思维以意象思维为根本。　　　　　　　　　　　　　（　　）

4.中医学的象思维以形象思维为法则。　　　　　　　　　　　　　（　　）

5.南北朝范缜《神灭论》提出："神即形也，形即神也。是以形存则神存，形谢则神灭也。"此论述是变易思维的体现。 （　　）

6.事物和现象的五行归类主要有"取象比类法"和"推演络绎法"。 （　　）

四、名词术语解释

1.天人合一　　　2.变易思维　　　3.系统思维　　　4.意象思维　　　5.应象思维

6.形象思维

参考答案

一、选择题

（一）A1型题

1.A　2.A　3.E　4.A　5.B　6.B

（二）A2型题

1.B　2.A

（三）B型题

1.B　2.A　3.A　4.C

（四）X型题

1.CD　2.BE　3.BD　4.BCD　5.ABC

二、填空题

1.整体宏观　天人合一　形神合一　2.形象思维　意象思维　应象思维

3.尽意　　　4.取象比类　　　5.元气

三、判断题

1.×　2.×　3.×　4.×　5.×　6.√

四、名词术语解释

1.天人合一是指天、地、人本原于一气，同构同律，相参相应的思维方式。

2.变易思维是指在观察分析和研究处理问题时，注重事物的运动变化规律，中医学用来研究生命和健康过程以及防治疾病等的思维方式。

3.系统思维是把认识对象作为系统，研究系统和要素（系统的构成部分、因素、单元）、要素和要素、系统和外部环境的相互联系、相互作用，从而综合地考察认识对象的整体性思维方式。

4.意象思维是在形象思维的基础上，运用概念、判断、演绎、推理等方法，从具体事物或现象进行抽象的思维方式。

5.应象思维是以取象比类为基本方法，根据某类事物的特性，将与其相近、相似、相同特性的物象、现象，归纳为同一类别，同气相求，同类相通，以此证彼的思维方式。

6.形象思维是主要采取观察法，用直观形象和表象分析解决问题的思维方式。

第三章　藏象

1. 知识目标

（1）掌握藏象的基本概念，脏、腑、奇恒之腑的生理特点。

（2）掌握五脏的生理功能，生理特性，藏神，与志、形、窍、液、时的系统联系。

（3）掌握六腑的生理功能和生理特性。

（4）熟悉脑、髓和女子胞的生理功能。

（5）熟悉脏与脏、脏与腑、腑与腑、脏与奇恒之腑之间的关系。

（6）了解藏象学说的形成和特点。

（7）了解心包和命门学说的梗概。

2. 能力目标

（1）通过对"象"内涵的学习和体悟，明白观象明理、得象悟道是学习中医的基本功。

（2）通过学习，进一步培养中医学整体思维能力、创新思维能力。

（3）通过对生活中"以表知里"的探讨，开拓思路，加深对整体观念的理解。

（4）通过对脏腑功能的学习，能够初步分析疾病的表现和机制，对中医以五脏为中心的功能体系有清晰、明确的认识。

3. 素质与思政目标

（1）通过对藏象学说的学习，加深对天地人三才一体整体观的认识。

（2）通过学习脏腑之间既有分工又有合作的关系，培养协调配合、分工合作的团队意识，以及正确处理个人利益和集体利益、局部利益和整体利益、眼前利益和长远利益关系的大局观。

（3）通过讨论是否所有的疾病都具备"有诸内，必行诸外"的特点，初步培养批判性思维和质疑精神。

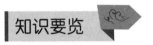

目标导学

中医藏象学以系统整体观为指导，主要采用司外揣内的方法，通过人体外部的生理、病理征象来探索内在脏腑功能活动规律，实现了在认识上从实体结构到综合功能的转变，建立基于"天人合一"的"五脏系统模型"的藏象理论，进而全面阐述了人体的生理和病理现象。

本章从藏象的基本概念、藏象学说的形成和特点、各脏腑的生理功能、特性和生理联系等方面，阐释了中医学特有的以五脏为中心的人体功能系统的基础理论知识。

知识要览

第一节　概述

1.藏象的基本概念　藏象指脏腑生理功能、疾病变化表现于外的征象和以五脏为中心的五个生理功能系统与外界事物或现象相比类所获得的比象。"藏"，指藏于体内的脏腑与脏腑之气及其运动；"象"，指外在的征象和比象。藏与象的关系：以藏定象，以象测藏。

2.藏象学说的形成　古代解剖学的认识、长期生活实践的观察、医疗实践经验的积累、古代哲学思想的渗透，通过整体观察，反复验证而形成。

3.藏象学说的特点　以五脏为中心的整体观（五脏功能系统观），五脏与自然环境的统一性（五脏阴阳时空观）。

4.脏腑的分类及各自的生理特点　依据形态结构与生理功能特点，分为五脏、六腑和奇恒之腑三类。五脏：共同生理功能是化生和贮藏精气，特点是藏精气而不泻，满而不能实。六腑：共同生理功能是受盛和传化水谷，特点是传化物而不藏，实而不能满。奇恒之腑：藏而不泻。

第二节　五脏

一、心

（一）生理特性

1.心主通明　心为阳脏。心脉以通畅为本，心神以清明为要。

2.心火宜降　心位于人体上部，其气升已而降。君火暖煦，下行以温肾阳，使人体上部不热，下部不寒，维持心肾两脏的水火阴阳平衡协调。

（二）生理功能

1. 心主血脉　指心气推动血液运行于脉中，流注全身，循环不休，发挥营养和濡润作用。血液的正常运行必须以心气充沛、血液充盈、脉道通利为基本条件。

2. 心主神明　心具有主宰五脏六腑、形体官窍等生命活动和意识、思维等精神活动的功能。以心主血脉为基础。心为"君主之官""生之本""五脏六腑之大主"。

（三）系统联系

心藏神，在志为喜，在体合脉，其华在面，在窍为舌，在液为汗，与小肠相表里。心在五行属火，为阳中之太阳，通于夏气。

二、肺

（一）生理特性

1. 肺为华盖　肺位于胸腔，覆盖五脏六腑，位置最高，又能宣发卫气于体表，以保护诸脏免受外邪侵袭，为"五脏六腑之盖""脏之长"。

2. 肺为娇脏　肺清虚娇嫩，易受邪袭；肺主呼吸，外合皮毛，在窍为鼻，与外界相通，外感六淫之邪常易犯肺而为病；其他脏腑病变，亦常累及于肺。

3. 肺气宣降　肺气宣降，指肺气向上向外宣发与向下向内肃降的相反相成运动。宣发主要体现在三个方面：呼出体内浊气；将脾转输至肺的水谷精微和津液上输头面诸窍，外达皮毛肌腠；宣发卫气于体表，并将津液化为汗液排出体外。肃降主要体现在三个方面：吸入自然界清气，下纳于肾，以资元气；将脾转输至肺的水谷精微和津液向内向下布散，下输于肾，成为尿液生成之源；肃清肺与呼吸道的异物，保持呼吸道的洁净。

（二）生理功能

1. 肺主气司呼吸

（1）肺主呼吸之气：指肺具有吸入自然界清气，呼出体内浊气的生理功能。肺主呼吸的功能，由肺气的宣发与肃降运动来维系。

（2）主一身之气：指肺主司一身之气的生成和运行的功能。肺司呼吸，吸入自然界的清气，是宗气生成的重要来源；肺为气之主宰，对全身气机具有调节作用。

2. 肺主通调水道　指肺气宣发肃降对体内水液的输布、运行和排泄有疏通和调节作用。又称"肺主行水""肺为水之上源"。

3.肺朝百脉 全身的血液，都要通过经脉而会聚于肺，经肺的呼吸进行气体交换，而后输布于全身，即肺气助心行血的生理功能。肺对全身气、血、津液的治理和调节作用称为"肺主治节"。肺为"相傅之官"。

（三）系统联系

肺藏魄，在志为悲（忧），在体合皮，其华在毛，开窍于鼻，喉为门户，在液为涕，与大肠相表里。肺在五行属金，为阳中之少阴，通于秋气。

三、脾

（一）生理特性

1.脾气宜升 脾气以上升为主，以升为健。

（1）脾主升清：脾将胃肠吸收的水谷精微上输心、肺、头面，通过心、肺的作用化生气血，以营养濡润全身。是脾气运化功能的表现形式。

（2）升举内脏：脾气上升能维持内脏位置的相对恒定，是防止内脏下垂的重要保证。

2.脾喜燥恶湿 指脾喜燥洁而恶湿浊的生理特性。与脾运化水液的生理功能密切相关。脾易生湿，湿易困脾。

（二）生理功能

1.脾主运化 脾具有把饮食水谷化为精微，将精微物质吸收并转输到全身的生理功能。是整个饮食物代谢的中心环节。包括两个方面：

（1）运化谷食：脾能够将食物化为精微物质，并将其吸收、转输到全身。脾胃为后天之本，气血生化之源。

（2）运化水液：脾能够将水饮化为津液，并将其吸收、转输到全身脏腑、四肢百骸。脾为水液运化调节的枢纽。

2.脾主统血 脾气有统摄控制血液在脉内运行，不使其逸出脉外的作用。与脾为气血生化之源密切相关。是气固摄作用的体现。

（三）系统联系

脾藏意，在志为思，在体合肉，主四肢，开窍于口，其华为唇，在液为涎，与胃相表里。脾在五行属土，为阴中之至阴，与长夏之气相通，主四时。

四、肝

（一）生理特性

1.肝主升发 指肝气向上升动、向外发散，生机不息之性。肝气升发，有启迪诸脏生长化育、调畅气机的作用。"人之生机系于肝"。

2.肝喜条达而恶抑郁 肝气以疏通、畅达为顺，不宜抑制、郁结。

3.肝为刚脏 肝具有刚强、躁急的生理特性。肝体阴而用阳。为"将军之官"。

（二）生理功能

1.主疏泄 肝具有维持全身气机疏通畅达，通而不滞，散而不郁的生理功能。肝主疏泄的中心环节是调畅气机。肝失疏泄，其病机主要有肝气郁结、肝气亢逆、肝气虚弱三方面。

肝主疏泄、调畅气机的生理作用，派生的功能活动如下：

（1）调畅精神情志：适度的情志活动以气机调畅、气血调和为重要条件。肝气疏泄，气机调畅，气血调和，则心情开朗，心境平和，情志活动适度。

（2）协调脾升胃降：肝气疏泄，畅达气机，促进和协调脾胃之气的升降运动，为脾胃正常纳运创造条件，促进饮食物的消化、水谷精微的吸收和糟粕的排泄。

（3）促进胆汁泌泄：胆汁由肝之精气化生汇聚而成。胆汁的分泌、排泄在肝气的疏泄作用下完成。

（4）维持血液运行：血液的正常循行，有赖于气的推动和调控。肝气疏泄，畅达气机，气行则血行，调畅了血液的运行。

（5）维持津液输布：气能行津，气行则津布。肝气疏泄，畅达气机，气行则津液布散。

（6）调节排精及行经：男子精液的贮藏与施泄，女子按时排卵和月经定期来潮皆是肝肾二脏疏泄与闭藏作用相互协调的结果。

2.主藏血 指肝具有贮藏血液，调节血量及防止出血的功能。肝为"血海"。

（1）贮藏血液：濡养肝及形体官窍；为经血生成之源；化生与涵养肝气。

（2）调节血量：人体各部分血量可随机体活动量、情绪、外界气候等因素变化。与肝的疏泄协同调节。肝调节血量的功能，以贮藏血液为前提。

（3）防止出血：肝气充足而收摄血液；肝气疏泄，畅达气机，维持血液运行通畅而不出血；肝之阴气主凝敛，肝阴充足，涵养肝阳，发挥凝血作用。

（三）系统联系

肝藏魂，在志为怒，在体合筋，其华在爪，在窍为目，在液为泪，与胆相表里。肝在五行属木，为阴中之少阳，主升发，通于春气。

五、肾

（一）生理特性

1.肾主蛰藏　肾有潜藏、封藏、闭藏精气之生理特性。体现在人体的藏精、纳气、固摄冲任、固摄二便等方面。"肾为封藏之本"。

2.肾水宜升　肾阳鼓动肾阴，与位于人体上部的心之阴阳交感互济，维持人体阴阳水火的协调。

3.肾恶燥　肾为水脏，主藏精，主津液，喜润不喜燥。

（二）生理功能

1.主藏精　指肾具有贮存、封藏精气以主司人体的生长发育、生殖的生理功能。肾中精气的构成，以先天之精为基础，以后天之精为充养。先天生后天，后天养先天，先、后天之精结合为肾中精气，发挥其生理效应而不无故流失，以完成肾本脏及调节各脏功能的作用。

（1）主生长发育和生殖：肾精、肾气具有促进机体生长发育的作用。机体生、长、壮、老、已的生命过程，均取决于肾中精气的盛衰，并从"齿、骨、发"的变化中体现出来。机体生殖器官的发育、性功能的成熟与维持以及生殖能力等，同样取决于肾中精气的盛衰。

（2）为脏腑之本：肾中精气阴阳对先天脏腑的生成和后天脏腑的功能具有重要的生理作用。肾阳为脏腑阳气之本，推动和激发脏腑的各种功能，温煦全身脏腑形体官窍。肾阴为脏腑阴液之本，宁静和抑制脏腑的各种功能，滋润全身脏腑形体官窍。二者互根互制，协调共济。

（3）主生髓化血：肾藏精，精能生髓，髓充骨中，精髓化生血液。

（4）主抵御外邪：肾精具有保卫机体、抵御外邪，而使人免于疾病的作用。

2.主水　指肾气具有主司和调节人体水液代谢的功能。

（1）调节津液代谢相关脏腑功能：肾为脏腑之本，肾气的蒸腾气化、肾阴的滋润宁静、肾阳的温煦推动，对各脏腑参与津液代谢功能的正常发挥具有重要的调控作用。

（2）调节尿液的生成和排泄：输布于全身的津液，通过三焦水道下输于膀胱，在肾气的蒸腾气化作用下，津液之清者，上输于肺，重新参与津液代谢；津液之浊者，生成尿液。

3.主纳气　肾具有摄纳肺吸入的清气而维持正常呼吸的功能。肾气摄纳肺所吸入的自然界清气，保持吸气的深度，防止呼吸表浅。

（三）系统联系

肾藏志，在志为恐，在体合骨、荣齿，其华在发，在窍为耳及二阴，在液为唾，与膀胱相表里。肾在五行属水，为阴中之太阴，通于冬气。"肾者，作强之官，伎巧出焉"。

第三节　六腑

六腑，是胆、胃、小肠、大肠、膀胱、三焦的合称。六腑的生理功能是受盛和传化水谷。饮食物的消化吸收和排泄，须通过消化道的七道门户，称为"七冲门"。唇为飞（扉）门，齿为户门，会厌为吸门，胃为贲门，太仓下口为幽门，大肠小肠会为阑门，下极为魄门。

一、胆

胆的形态中空、排泄胆汁参与消化，类似六腑，但其内盛"精汁"则又与五脏"藏精"的生理特点相似。似脏非脏、似腑非腑，故又为奇恒之腑。

胆的主要生理功能：

1. 贮藏和排泄胆汁　胆汁由肝之精气化生汇聚而成，贮存于胆囊，排泄进入小肠，参与饮食物的消化、吸收。其功能依赖于肝之疏泄。胆有"中精之府""清净之府"或"中清之府"之称。

2. 主决断　胆具有对事物进行判断、做出决定的功能。胆气强者勇敢果断，胆气弱者则数谋虑而不决。肝主谋虑，胆主决断，二者相成互济，谋虑定而后决断出。胆为"中正之官，决断出焉"。

二、胃

1. 主要生理功能

（1）主受纳水谷：胃具有接受和容纳饮食水谷的功能。胃为"太仓""水谷之海""水谷气血之海"。

（2）主腐熟水谷：胃气将饮食物初步消化，并形成食糜。容纳于胃的饮食物，经胃气磨化和腐熟作用后，精微物质被吸收，并由脾气转输至全身；而食糜则下传于小肠做进一步消化。

2. 生理特性

（1）胃主通降：胃气具有向下运动以维持胃肠道通畅的生理特性，具体体现于饮食物的消化和糟粕的排泄过程中。①饮食物入胃，胃容纳水谷；

②经胃气消化腐熟作用而形成的食糜，下传小肠进一步消化；③食物残渣下移大肠，形成粪便，有节制地排出。胃气通降是胃主受纳的前提条件。

（2）喜润恶燥：胃为阳明燥土之腑，有赖阴液滋润以维持其正常的生理功能。胃中津液充足，则能维持其受纳腐熟功能和通降下行的特性。

三、小肠

主要生理功能：

1. 主受盛化物　小肠具有接受容纳胃腐熟之食糜，并作进一步消化的功能。"小肠者，受盛之官，化物出焉"。

2. 主泌别清浊　指小肠对食糜做进一步消化，并将其分为清浊两部分的生理功能。清者包括谷精和津液，由小肠吸收，经脾气转输至全身，灌溉四傍；浊者即食物残渣和水液，食物残渣经阑门传送到大肠而形成粪便，水液经三焦下渗膀胱而形成尿液。"利小便所以实大便"的方法治疗泄泻，是"小肠主泌别清浊"理论的具体应用。

3. 小肠主液　指小肠吸收谷精的同时，吸收大量津液的生理功能。故称"小肠主液"。

四、大肠

主要生理功能：

1. 主传导糟粕　指大肠接受小肠下移的食物残渣，吸收水分，形成糟粕，经肛门排泄粪便的功能。"大肠者，传导之官，变化出焉"。

2. 大肠主津　指大肠接受食物残渣，吸收水分的功能。

五、膀胱

主要生理功能：

1. 贮藏尿液　尿液的贮藏，有赖于肾气与膀胱之气的固摄。

2. 排泄尿液　由肾气与膀胱之气的气化作用调节。"膀胱者，州都之官，津液藏焉，气化则能出矣"。

六、三焦

（一）六腑之三焦

脏腑之外，躯体之内，包罗诸脏，一腔之大腑。

主要生理功能：

1. 运行津液　是全身津液上下输布运行的通道。三焦具有疏通水道、运行津液的作用，以调节津液代谢平衡，称作"三焦气化"。《素问·灵兰秘典论》说："三焦者，决渎之官，水道出焉。"

2.通行元气　元气通过三焦输布到五脏。诸气的运行输布，以三焦为通道。

（二）部位之三焦

上焦（横膈以上）、中焦（横膈以下、脐以上）、下焦（脐以下）的合称。

三焦各部的生理功能特点：

1.上焦　横膈以上的部位，包括心、肺两脏以及头面部。上焦如雾喻指上焦宣发卫气，敷布水谷精微、血和津液的作用，如雾露之灌溉。

2.中焦　横膈以下、脐以上的部位，包括脾胃、小肠、肝胆等脏腑。中焦如沤主要指脾胃、肝胆等脏腑的消化饮食物的作用。

3.下焦　脐以下的部位为下焦，包括肾、大肠、膀胱、女子胞、精室等脏腑。下焦如渎是对大肠、肾、膀胱等脏腑排泄糟粕和尿液的作用概括。

（三）辨证之三焦

温病的辨证纲领。由部位三焦延伸而来。

第四节　奇恒之腑

一、脑

主要生理功能：

1.主宰生命活动　"脑为元神之府"，是生命的枢机，主宰人体的生命活动。

2.主宰精神活动　意识、思维、情志是精神活动的高级形式，是外界客观事物作用于脑的结果。

3.主感觉运动　脑为髓海，脑髓充盈，感觉运动正常。口、舌、眼、鼻、耳五官诸窍，皆位于头面，与脑相通，故视、听、言、动等功能，皆与脑密切相关。

中医认为五脏藏神，中医学以五脏为中心的整体观，将脑的功能分属于五脏而统归于心。其病变也按照五脏功能进行辨证论治。

二、髓

主要生理功能：

1.充养脑髓　脑为髓之海，髓由肾精所化生。肾中精气，注入脊髓，上行入脑，不断补养脑髓，以维持脑的正常生理功能。

2. 滋养骨骼　骨为髓之府，髓为骨之充。

3. 化生血液　骨髓是化生血液的重要物质基础。

三、女子胞

（一）生理功能

1. 主持月经　月经是女子天癸来至后周期性子宫出血的生理现象。正常月经初潮 14 岁左右，月经周期 28～30 天。49 岁左右月经闭止。月经的产生，是脏腑经脉气血及天癸作用于胞宫的结果。

2. 孕育胎儿　胞宫是女性孕育胎儿的器官。两性交媾，两精相合，构成胎孕。在胞宫内发育成胎儿，直到十月分娩。

（二）与脏腑的关系

女子胞属于奇恒之腑，其功能隶属于五脏。与肾精的充盛，冲、任、督、带及十二经脉的畅通以及心气下通，脾气健运，肝气调达有关。

第五节　脏腑之间的关系

一、脏与脏之间的关系

（一）心与肺

主要体现为气与血的关系。心主血脉，肺朝百脉，助心行血；肺司呼吸功能的正常发挥也有赖于心主血脉。宗气是联系心搏动和肺呼吸的中心环节。

（二）心与脾

主要表现在血液生成与运行方面的相互为用、相互协同。脾主运化，水谷精微经脾转输至心肺，贯注于心脉而化赤为血；心主血脉，生血养脾以维持其运化功能。心主行血，脾主统血，相辅相成、协调平衡，维持着血液的正常运行。

（三）心与肝

主要表现在血液运行和精神情志方面。心主血脉，推动血行，则肝有所藏；肝主藏血，防止出血；肝主疏泄，促进血行，使心主血脉功能正常。心藏神，肝主疏泄，调畅情志，两者协调，维持正常的精神情志活动。

（四）心与肾

主要表现为水火既济、精神互用、君相安位。心与肾的阴阳水火升降互济。

1. 水火既济　心火下降，以资肾阳，温煦肾水（肾阴），使肾水不寒；肾水上济，以滋心阴，制约心阳，使心火不亢；心与肾的阴阳水火升降互济，维持了两脏之间生理功能的协调平衡，称为"心肾相交"，即"水火既济"。

2.精神互用 心藏神，肾藏精，积精可以全神，神全可以统驭精气。

3.君相安位 君火相火，各安其位，则心肾上下交济。

（五）肺与脾

主要表现在气的生成与津液代谢两个方面。后天之气的盛衰，主要取决于宗气的生成。肺气宣降主行水，脾主运化水液，协调配合，相互为用，保证津液正常输布与排泄。

（六）肺与肝

主要体现在调节人体气机升降方面。肝气以升发为宜，肺气以肃降为顺，升降协调，全身气机调畅、气血调和。

（七）肺与肾

主要表现在呼吸运动、津液代谢及阴阳互资三个方面。呼吸出纳配合有序，上下调节水液代谢，金水相生阴液互资。

（八）肝与脾

主要表现在疏泄与运化的相互为用、藏血与统血的相互协调关系。肝主疏泄，促进脾胃受纳运化；脾气健运，气血生化有源，肝得以濡养。肝主疏泄，促进血行，肝主藏血，助脾统血；脾气健运，肝有所藏。

（九）肝与肾

肝与肾之间的关系非常密切，故称"肝肾同源"，即"乙癸同源"。主要表现在精血同源、藏泄互用及阴阳互资互制等方面。肝藏血，肾藏精，精血同源，相互转化资生。肝主疏泄，肾主封藏，调节生殖、排卵排精，相互制约、相互为用。肾阴充盛，水能涵木，肾阳温煦肝脉，可防肝脉寒滞。

（十）脾与肾

主要表现在先天、后天相互资生与津液代谢方面。肾为先天之本，脾为后天之本，先天促后天、后天养先天。肾主水，肾之气化促进脾气运化水液；脾主运化，输布津液，使肾升清降浊得以实现，防止水湿停聚。

二、六腑之间的关系

六腑之间的关系，主要体现于对饮食物的消化、吸收和排泄过程中的相互联系与密切配合。

三、脏与腑之间的关系

脏与腑的关系，是脏腑阴阳表里配合关系。脏腑相合，依据有四：①经脉络属。属脏的经脉络于所合之腑，属腑的经脉络于所合之脏。②生理配合。脏行气于腑，腑输精于脏。③病机相关。脏病可影响到其相合的腑，腑病也可影响其相合的脏。④脏腑兼治。脏病治腑，腑病治脏，脏腑同治。

1.心与小肠　心阳温煦，心血濡养，助小肠化物；小肠泌别清浊，清者经脾上输心肺，化赤为血，以养心脉。

2.肺与大肠　肺气清肃下降，促进大肠的传导；大肠传导正常，糟粕下行，亦有利于肺气的肃降。

3.脾与胃　①水谷纳运协调：胃主受纳腐熟水谷是脾主运化的前提；脾主运化精微并转输，有利于胃的受纳；②气机升降相因：脾气主升而胃气主降，为脏腑气机上下升降的枢纽；③阴阳燥湿相济：脾胃阴阳燥湿相济，是保证两者纳运、升降协调的必要条件。

4.肝与胆　肝主疏泄，分泌胆汁；胆附于肝，藏泄胆汁。肝主谋虑，胆主决断，肝胆相互配合，情志活动正常，处事果断。

5.肾与膀胱　肾与膀胱相互协作，共同完成尿液的生成、贮存与排泄。膀胱的贮尿、排尿功能，取决于肾气的盛衰。

四、五脏与奇恒之腑的关系

略。

学习指导

藏象为《中医基础理论》的核心内容，五脏一节又为藏象一章的重点，其中所含的知识点较多，应作为重点章节学习。

中医藏象学充分体现了中医的整体性、系统性和联系性，它揭示了系统整体的功能活动规律，要学好藏象学说，必须注意以下几点：

1.透过现象，认识本质　脏决定象，脏居于内为本质，象现于外为现象，内脏的变化，可通过其相应的"象"的变化而推知。所以，我们在学习中，要熟记某脏与哪些外象有关，以便更好地掌握各脏的功能作用。

2.突出重点，强调整体　藏象学说的主要特点是以五脏为中心，强调人是一个有机的整体，因此，在学习中，要用系统论的观点把五脏与肢体官窍联系起来，抓住五脏的功能与联系，以此为纲，方能全面掌握。

3.重视功能，不泥解剖　中医藏象学中的五脏系统是综合的功能单位，在学习过程中，不能与现代医学的脏腑划等号。如中医的"肾"并不等同于现代医学的肾脏，它除了在解剖上指肾脏实体和有关泌尿系统方面的功能外，还包括部分神经系统的功能（肾藏志），内分泌、生殖系统的功能（肾藏精），骨骼运动系统的功能（肾主骨），呼吸系统的功能（肾主纳气），以及其他某些器官的功能（如开窍于耳及二阴）等。中医的五脏是指五脏系统，往往一个脏包括现代医学的多系统、多器官的功能，具有解剖实体和集合功能的双重含义。所以，学习藏象学，不能用现代解剖学与生理学知识生搬硬套、对号入座，而应从整体出发，从功能着手，重视功能，不泥解剖。

4.纵横对比，注意联系　在熟练掌握各脏生理功能的基础上，注意把握它们之间的内在联系。①横向联系：主要指本脏各生理功能之间的联系。如脾主运化与脾生血、统血的关系，脾能运化水谷精微，为气血生化之源，故脾方能生血、统血。诸如肝主疏泄、调畅气机与肝其他功能的关系等。②纵向联系：主要指各脏之间生理功能的联系。如脾主运化的功能，除了其本身的功能正常之外，还必须以肝主疏泄为重要条件，以肾阳之温煦为根本保证，才能完成对饮食水谷的消化吸收和转输作用。诸如肺主呼吸与肾主纳气的关系等，应举一反三，注意联系。这样不仅可以加深对教材内容的理解，避免机械地死记硬背，而且还可以培养独立地分析问题、解决问题的能力，从而指导对临床错综复杂病证的治疗。

藏象一章需要掌握的知识点较多，考点也很多。

五脏的生理功能和生理特性应作为重点内容学习掌握。可以结合联系生活中的常见疾病，运用掌握的知识分析其产生的脏腑病证机制，并将其对应的常见的症状进行归纳。建议以"思维导图"的形式对知识点进行疏理与归纳总结。

六腑的共同功能为传化物，生理特性为泻而不藏，具有通降下行的特性。理解六腑协同作用的意义。能够和生活中的常见疾病联系，并可运用所掌握的知识分析疾病的表现和机制。

奇恒之腑中重点掌握脑、髓与女子胞的生理功能。注意脑、女子胞与相关脏腑之间的关系。脑功能的发挥，有赖于五脏精气的充养和脏腑功能的协调，故中医脑的功能统归于心而分属于五脏，突出了中医藏象学以五脏为中心的特点。女子胞是女性生殖器官，具有主持月经和孕育胎儿的功能。其功能的发挥与心、肝、脾、肾和冲任二脉休戚相关。

　　学习脏腑之间的关系，应在熟练掌握各脏腑生理功能的基础上，从人是一个有机整体的认识出发，抓住以五脏为中心的主导作用，来全面理解各脏腑之间的作用联系，功能之间的密切配合。在学习中，要注意以下几点：①从脏腑实际功能来理解它们的关系，不拘泥于五行的生克制化模式。②将脏腑功能与精气血津液等物质的代谢联系起来，并分清作用的主次：如津液的输布代谢关系到肺、脾、肾三脏，脾主运化水湿，肺主行水而通调水道，肾主水而升清降浊，其中肾起主导作用，而脾肺居次。在呼吸方面，肺为主气之脏，肾为纳气之脏，病理上，肺不伤不咳，肺久咳必及肾，故咳喘初期治肺，久病治肾等。③注意一脏与多脏的联系，全面深刻地理解人体以五脏为中心的整体观。

　　本章在考试中占的比例较大，涉及多种考试题型，单选题、多选题、填空题、判断题、论述题等皆可出现，也有前后知识联系的综合题以及案例分析题，以全面考查对知识的理解、辨析及综合应用能力。

重点难点释疑

　　1."藏象"概念的具体内涵是什么？

　　答：藏，同脏，指藏于体内的脏腑与脏腑之气及其运动变化，包括五脏（肝、心、脾、肺、肾）、六腑（胆、胃、大肠、小肠、膀胱、三焦）、奇恒之腑（脑、髓、骨、脉、胆、女子胞）。象，一指表现于外的生理及病理现象，二指以五脏为中心的五个生理功能系统与外界事物或现象相比类所获得的比象。藏象指脏腑生理功能、疾病变化表现于外的征象。

　　2. 中医藏象学说的研究内容及其主要特点有哪些？

　　答：（1）藏象学说主要研究人体脏腑生理功能、疾病变化规律及相互关系。

　　（2）藏象学说的主要特点是五脏功能系统观和五脏阴阳时空观：①五脏功能系统观，是以五脏代表五个生理功能系统，系统内与系统间联系密切，既有功能上的相互促进和制约，又有病理上的相互影响，同时体现了形神一体的生命观。②五脏阴阳时空观，是以五行学说关于事物普遍联系的观点为指导，将自然界的时间（五时）、空间（五方）及其相关的五气、五化、五色、五味等与五脏生理功能系统联系在一起，形成人与自然相参相应的"天地人一体"系统。

3. 结合藏象学说阐释脏与腑之间的关系。

答：（1）脏腑之间既有联系又有区别。联系为：脏属阴主里，腑属阳主表，一脏一腑，一阴一阳，一表一里，相互配合，并通过经络构成表里关系，生理功能上互相协作，病理上相互影响，如心与小肠等。

（2）二者的区别主要有：在解剖形态学方面，脏多为实质性脏器，腑多为空腔性器官；在生理特点方面，脏的特点是化生和贮藏精气，故满而不实，腑的特点是受盛和传化水谷，故实而不能满；在临床上，脏病多虚，腑病多实，所以治疗上脏病宜补，腑病宜泻。

4. 如何理解《素问·五脏别论》中"所谓五脏者，藏精气而不泻也，故满而不能实。六腑者，传化物而不藏，故实而不能满也"的论述？

答："满而不实"是对五脏共同生理特点的概括，五脏共同的生理特点是化生和贮藏精气，所以五脏的精气宜保持充满，但必须要流通布散而不应郁滞。"实而不满"是对六腑共同生理特点的概括，六腑共同的生理特点是受盛和传化水谷，所以六腑内应有水谷食物，但必须不断传导变化，以保持虚实更替、永不塞满的状态。

5. 如何理解心主血脉？

答：心主血脉包括主血、主脉两大方面。指心气推动和调控血液在脉管中运行，流注全身，循环不休，发挥营养和滋润作用。心、血、脉三者构成一个相对完整的系统。心气充沛、血液充盈、脉道通利为心主血脉的基本条件。其中心气充沛、心阴与心阳协调，使心脏搏动正常，对心主血脉功能发挥起着主导作用。

6. 心的系统联系有哪些？

答：心藏神、在志为喜、在体合脉、其华在面、在窍为舌、在液为汗，心应夏。

7. 心的生理特性有哪些？

答：①心为阳脏而主通明。心位于胸中，在五行属火，为阳中之阳，故称为阳脏。心主通明，指心脉以通畅为本，心神以清明为要。②心火宜降。心位于上部，其气宜下降以助肾阳，使上部不热，下部不寒。

8. 如何理解心为"五脏六腑之大主"？

答：心具有主宰五脏六腑、形体官窍等生命活动和意识、思维等精神活动的功能。人体的脏腑、经络、形体、官窍各有不同的生理功能，但都必须在心神的主宰和调节下分工合作，共同完成整体生命活动。因心神通过协调各脏腑之精气以达到调控各脏腑功能之目的，故被称为"五脏六腑之大主"。

9. 何谓肺气宣降？肺的宣发和肃降作用具体体现在哪几个方面？

答：肺气宣降，指肺气向上、向外宣发与向下、向内肃降的相反相成的运动。

（1）肺的宣发体现在：①呼出体内浊气；②将脾转输至肺的水谷精微和津液上输头面诸窍，外达皮毛肌腠；③宣发卫气于皮毛肌腠，并将津液化为汗液排出体外。

（2）肺的肃降体现在：①吸入自然界清气，下纳于肾，以资元气；②将脾转输至肺的水谷精微和津液向下向内布散，下输于肾，成为尿液生成之源泉；③肃清肺和呼吸道内的异物，保持呼吸道的洁净。

10. 如何理解肺通调水道的功能？

答：肺主通调水道，指肺气宣发肃降对体内水液的输布、运行和排泄具有疏通和调节作用。作用机制有二：一是肺气宣发，将脾转输至肺的津液，向上、向外布散，上至头面诸窍，外达皮毛肌腠，并化为汗液排出体外。二是肺气肃降，将脾转输至肺的津液，向下、向内布散，下输于肾，成为尿液生成之源。

11. 何谓肺主治节？其具体表现包括哪些方面？

答：肺对气、血、津液的治理和调节作用，称作"肺主治节"。主要体现为四个方面：①治理调节呼吸运动：肺气的宣发与肃降作用协调，使之保持呼吸节律有条不紊。②治理调理全身气机：通过呼吸运动，调节一身之气的升降出入。③肺朝百脉，治理调节血液的运行。④肺主通调水道，治理调节津液代谢。肺主治节，是对肺的生理功能的高度概括。

12. 肺的生理特性有哪些？

答：①肺为华盖：肺位于胸腔，覆盖五脏六腑之上，位置最高，因而有"华盖"之称。②肺为娇脏：肺脏本体清虚而娇嫩，不耐寒热，不容异物，为脏腑之华盖，百脉之所朝会；病理上，外感六淫之邪从皮毛或口鼻而入，常易犯肺为病；他脏腑病变，亦常累及于肺。③肺气宣降：肺主宣发是指肺气具有向上升宣和向外周布散的作用；肺主肃降是指肺气具有向内、向下清肃通降的作用。④肺喜润恶燥：肺气通于秋，燥为秋令主气，内应于肺。病理上，燥邪最易耗伤肺津，导致咽干鼻燥、干咳少痰等症。治疗多以润肺为主。

13. 试述脾气宜升的生理作用和病理表现。

答：脾气宜升的生理作用表现为两个方面：一是升清，指脾气的升动转输作用将胃肠道吸收的水谷精微和水液上输于心、肺、头面，通过心、肺的作用化生气血，以营养濡润全身。若脾气虚衰或为湿浊所困，而不能升清，浊气亦不得下降，则上不得精微之滋养而见头目眩晕、精神疲惫，中有浊气停滞而见腹脘满闷，下有精微下流而见便溏、泄泻。二是升举内脏，指脾气上升能起到维持内脏位置的相对稳定，防止下垂的作用。若脾气虚弱，无力升举而下陷，则可导致某些内脏下垂，如胃下垂、肾下垂、子宫脱垂、脱肛等病症。

14. 如何理解脾主运化？

答：脾主运化，指脾具有将水谷化为精微，将精微物质吸收并转输全身的生理功能。脾主运化是整个饮食物代谢过程的中心环节。包括运化谷食和运化水饮两个方面，二者是同时进行的，都要依赖脾气的作用：①运化谷食，指脾能够将食物化为精微物质，并将其吸收、转输到全身的生理功能。食物须经脾气的推动、激发作用，才能被消化。其精微部分，经脾气的激发作用由小肠吸收，再由脾气的转输作用输送到其他四脏，分别化为精、气、血、津液，内养五脏六腑，外养四肢百骸、皮毛筋肉。②运化水饮，指脾能够将水饮化为津液，并将其吸收、转输到全身脏腑、四肢百骸的生理功能。水饮的吸收与胃、大肠、小肠的功能均有关，但必须依赖于脾的运化功能才能完成。

15. 如何理解"脾喜燥而恶湿"？

答：脾喜燥而恶湿，指脾喜燥洁而恶湿浊的生理特性。与脾运化水液的作用密切相关。脾气虚弱，运化水液障碍可致水湿痰饮内生。水湿产生后反过来困遏脾气，致脾气不升，脾阳不振。此外，外湿也最易损伤脾阳，影响脾之运化。由于内湿、外湿皆易困遏脾气，致使脾气不升，影响正常机能的发挥，故脾欲求干燥清爽，即所谓"脾喜燥而恶湿"。

16. "娇脏"与"刚脏"分别是指何脏？如何理解二者的相互关系？

答：娇脏指肺，刚脏指肝。肝与肺的关系主要体现在调节人体气机升降方面。肝主疏泄，调畅气机，以升发为主；肺主气，调节气机，以肃降为顺。肝升肺降，一升一降，升降协调，对全身气机调畅起到重要作用。病理上相互影响，如肝郁化火，木火刑金；或者肺阴不足，肃降不及，金虚木侮。

17. 肝主疏泄、调畅气机的生理作用所派生的功能活动有哪些？

答：肝主疏泄，指肝具有维持全身气机疏通畅达，通而不滞，散而不郁的生理功能，其中心环节是调畅气机。肝气疏通、畅达全身气机，使脏腑经络之气的运行通畅无阻，升降出入运动协调平衡，从而维持全身脏腑、经络、形体、官窍等功能活动的有序进行。其派生的功能活动如下：①调畅精神情志：肝主疏泄，畅达气机，和调气血，对情志活动发挥调节作用。②协调脾升胃降：肝气疏泄，畅达气机，促进和协调脾胃之气的升降运动，使脾气升、胃气降的运动稳定有序，为脾胃正常纳运创造条件，促进饮食物的消化、水谷精微的吸收和糟粕的排泄。③促进胆汁泌泄：胆汁的分泌排泄，是在肝气疏泄作用下完成的。④维持血液循行：血液的正常循行，有赖于气的推动和调控。肝气疏泄，畅达气机，气行则血行。⑤维持津液输布：气能行津，气行则津布。肝气疏泄，畅达气机，气行则津布液散。⑥调节排精行经：男子的排精、女子的排卵与月经来潮等，皆有赖于肝气疏泄。

18. 简述肝防止出血的三大机制。

答：肝防止出血的三大机制：一是肝气充足，则能收摄肝血而不致出血。二是肝气疏泄，畅达气机，维持血液运行通畅而不出血。三是肝主凝血，肝之阴气主凝敛，肝阴充足，涵养肝阳，阴阳协调，则能发挥凝血作用而防止出血。

19. 何谓肝主藏血？其中贮藏血液的生理意义如何？

答：肝藏血是指肝具有贮藏血液、调节血量和防止出血的功能。肝贮藏血液的生理意义有以下三个方面：①濡养肝及其形体官窍：肝贮藏充足的血液，可以濡养肝脏及其形体官窍，使其发挥正常的生理功能。②为经血之源：女子以血为本，肝藏血充足，冲脉充盛，肝气畅达，是月经按时来潮的重要保证。③化生和濡养肝气：肝贮藏充足的血液，化生和濡养肝气，使之冲和畅达，发挥其正常的疏泄功能，防止疏泄太过而亢逆。

20. 肝的生理特性有哪些？

答：①肝主升发：是指肝具有升生阳气以启迪诸脏，升发阳气以调畅气机的作用。肝气升发使诸脏之气生升有由，则气血冲和，五脏安定，生机不息。②肝喜条达而恶抑郁：肝属木，肝气以疏通、畅达为顺，不宜抑制、郁结。肝气疏通、畅达，对全身脏腑、经络、形体的功能活动等具有重要的调节作用。③肝为刚脏：是指肝气主升主动，具有刚强躁急的生理特性。肝气升动太过，易于上亢、逆乱。

21. 何谓肾藏精？肾藏精的主要生理效应有哪些？

答：肾主藏精，指肾贮存、封藏精气以主司人体的生长发育、生殖的生理功能。肾藏精的主要生理效应如下：①主生长发育与生殖。肾精肾气具有促进机体生长发育的作用。人体生、长、壮、老、已的生命过程，生殖器官的发育，性功能的成熟与维持，以及生殖能力等均取决于肾中精气的盛衰。②为脏腑之本。肾中精气阴阳对先天脏腑的生成和后天脏腑的功能具有重要的生理作用。肾气由肾精所化，又分为肾阴、肾阳两部分：肾阴为脏腑阴液之本，对全身脏腑形体官窍具有宁静、滋润和濡养作用；肾阳为脏腑阳气之本，对全身脏腑、形体、官窍具有推动、温煦、振奋作用。③主生髓化血。肾藏精，精能生髓，髓充于骨，骨中精髓为化生血液。④主抵御外邪。肾精具有保卫机体、抵御外邪，而使人免于疾病的作用。精充气足则生命力强，卫外固密，适应能力强，邪不易侵。

22. 如何理解肾的生理特性？

答：①肾主蛰藏。喻指肾有潜藏、封藏、闭藏精气的生理特性，是对其藏精功能的高度概括。②肾水宜升。肾位于人体下部，肾气当升。肾阳鼓动肾阴，与上部心之阴阳交感互济，维持人体阴阳水火的协调。③肾恶燥。肾为水脏，主藏精，主津液，故喜润而不喜燥。燥胜则伤津，津液枯涸，则易使肾之阴精亏耗而为病。

23. 试述肾精、肾气、肾阴、肾阳的含义及其相互关系。

答：肾精，即肾藏之精，来源于先天，充养于后天，是肾脏生理活动的物质基础；肾气，即肾精所化之气，是肾脏生理活动的物质基础及其动力来源，具有推动和调控人体的生长发育、生殖及脏腑气化等作用。肾精与肾气，可分不可离。肾中精气的生理效应，可概括为肾阴和肾阳两个方面：肾阳具有温煦、推动、兴奋、宣散等作用，又称为元阳、真阳，为一身阳气之根；肾阴具有凉润、宁静、抑制、凝聚等作用，又称元阴，真阴，为一身阴气之本。肾阴与肾阳相互为用，相互制约，协调共济，则肾气冲和畅达。

24. 肾主水功能的具体作用如何？

答：肾具有主持和调节人体水液代谢的功能。肾主水的作用主要体现在两方面：①调节津液代谢相关脏腑功能：津液生成、输布与排泄，是在肺、脾、肾、肝、胃、大肠、小肠、三焦、膀胱等多个脏腑的共同参与下完成的。肾为脏腑之本，肾气的蒸腾气化，肾阴的滋润宁静、肾阳的温煦推动，对水液代谢过程中各脏腑之气及其阴阳具有资助和促进的作用。②调节尿液的生成和排泄：尿液的生成和排泄是津液代谢的一个重要环节。水液代谢过程中产生的浊液，通过三焦水道下输于肾或膀胱，在肾气的蒸腾气化作用下，分为清浊：津液之清者，上输于肺，重新参与津液代谢；津液之浊者则化为尿液，在肾与膀胱之气的推动作用下排出体外。

25. 胆的主要生理功能有哪些？

答：胆的主要生理功能是：①贮藏和排泄胆汁：胆汁来源于肝，胆汁由肝之精气化生汇聚而成，贮存于胆。在肝气的疏泄作用下排泄而注入肠中，参与饮食的消化和吸收。②主决断：是指胆具有判断事物、作出决定的作用。胆气强者勇敢果断，胆气弱者数谋虑而不决。

26. 胃的主要生理功能有哪些？

答：胃的主要生理功能是：①胃主受纳水谷：受纳，即接受和容纳。指胃有接受和容纳饮食物水谷的功能。②胃主腐熟水谷：即胃气对饮食物初步消化，形成食糜的过程。胃与脾相互配合，纳运协调，才能将水谷化为精微，进而化生精气血津液，供养全身。故脾胃合称为后天之本，气血生化之源。

27. 胃的生理特性如何？

答：胃的生理特性有：①胃主通降。胃气具有向下运动以维持胃肠道通畅的生理特性。由于饮食必先受纳于胃，经胃气的初步消化后，又必须在胃气的通降作用下下传小肠，进而食物残渣下传大肠，形成粪便经魄门排出体外，故说胃主通降，以降为和。②喜润恶燥。胃为阳明燥土，具有喜润恶燥的生理特性。胃主受纳腐熟水谷，不仅依赖于胃气推动，亦需要胃中津液的濡润，才能正常发挥其受纳和腐熟水谷的生理功能，因而说胃喜润恶燥。

28. 如何理解三焦通行诸气的生理功能？

答：三焦是一身之气上下运行的通道。元气由肾精所化，以三焦为通道自下而上布散全身，激发和推动各脏腑组织的功能。宗气由脾胃化生的谷气与肺吸入的自然界清气相融合而成，积聚于胸中气海，以三焦为通道自上而下运行，以资先天元气。诸气的运行输布，皆以三焦为通道，因此说三焦能通行诸气。

29. 人体哪些脏腑、经脉对女子胞生理功能起着主要调控作用？

答：女子胞的生理功能与天癸、经脉以及脏腑有着密切联系。

（1）与天癸及脏腑关系：女子胞的行经及胎孕功能离不开精气血的充盈

与血液的正常运行。肾藏精，为先天之本，先天之精是构成胚胎的原始物质。肾精及肾气充盈到一定程度而产生天癸，具有促进人体生殖器官发育成熟和维持人体生殖功能的作用。心主血脉，肝藏血又疏泄气机助血行，且能调节血量、防止出血。脾为气血生化之源又统血，心肝脾功能正常，则气血化源充足，血行顺畅。肺主气，朝百脉而输精微于全身。诸脏分司气血的生化、统摄与调节等，故脏腑安和，女子胞功能才能正常发挥。

（2）与经脉的关系：与冲、任、督、带及十二经脉均有密切关系，其中，又以与冲、任、督、带脉为最。冲、任、督脉起于女子胞。冲脉为十二经脉之海和血海，胞宫得以溢泄经血，孕育胎儿；任脉为阴脉之海，一身阴经之血经任脉聚于胞宫，妊养胎儿。冲任二脉充盈，脉道通畅是女子胞宫发挥功能的生理基础。督脉为阳脉之海，并与肾气相通，督脉与任脉交会，可沟通阴阳，调摄气血，维持女子胞的生理活动；带脉可以约束冲、任、督三经的气血，又可固摄胞胎。

30. 试述心与肺在生理、病理方面的联系。

答：心与肺的关系主要体现在血液运行与呼吸吐纳之间的协同调节关系。心主一身之血，肺主一身之气。两者相互协调，保持气血的正常运行，维持机体各脏腑组织的生理功能。①肺气助心行血：肺朝百脉，肺气贯注心脉以助心行血，是血液正常运行的必要条件。宗气具有贯心脉行血气、走息道司呼吸的生理功能，是联系心搏动和肺呼吸的中心环节。②心血载运肺气：肺司呼吸功能的正常发挥也有赖于心主血脉。肺吸入的清气必须得到血的运载才能输布全身。

故心与肺的病变相互影响，常表现为气血失和。如心气不足，行血无力，瘀阻心脉，导致肺气壅滞，肺失宣肃，出现咳嗽喘促、胸闷气短等；肺气不足，可影响心血的运行，出现心悸心痛、胸闷气短等。

31. 为什么说"脾为生痰之源，肺为贮痰之器"？

答："脾为生痰之源"，是指痰饮的生成主要因于脾气的运化功能失常。脾主运化水液，上输于肺，或脾气散精，使津液正常生成与输布。脾气健运则津液四布，以濡养全身脏腑组织。若脾失健运，水湿不化，聚湿生痰，影响肺气宣降。"肺为贮痰之器"，主要指肺是痰饮易停滞之所。停聚于肺中的痰饮，其标在肺，其本在脾，究其成因，一是因肺失宣发肃降，津液不得布散，停聚于肺而成痰；二是因脾失健运，津液不得正常输布，停聚于肺中为痰。

32. 心与肾在生理、病理方面的关系如何？

答：肾与心之间的关系体现在：①水火既济：心在五行属火，位居于上而属阳；肾在五行属水，位居于下而属阴。心肾阴阳、水火、上下之间必须相互交通，即心火必须下降于肾，以资肾阳，温煦肾阴，使肾水不寒；肾水上济，以滋心阴，共同涵养心阳，使心火不亢。②精神互用：心藏神，肾藏精。精能化气生神，神能御精气。积精可以全神，神全可以统驭精气。③君相安位：心为君火，肾寓相火。所谓"君火以明，相火以位"，君火在上，心阳充盛，为一身之主宰；相火秘藏在下，禀命守位，为神明之臣辅。二者各安其位，则心肾上下交济。若心肾之间的水火、阴阳、精神生理平衡失调，多见肾阴虚于下而心火亢于上的阴虚火旺，称"水火未济"，即"心肾不交"，可见心烦失眠，眩晕耳鸣，腰膝酸软，梦遗梦交，五心烦热等症状。君相之火不足，导致心肾阳虚之证，可见心悸怔忡，腰膝酸冷，肢体浮肿，小便不利，形寒肢冷等症状。

33. 乙癸同源是指哪两脏的关系？如何理解其相互关系？

答：肝与肾的关系。肝与肾的关系主要体现在三个方面：①精血同源：肝藏血，肾藏精，精血互生。肝血、肾精同源于水谷精微，而肝血的化生有赖于肾精的资助，肾精的充盛亦有赖于血液的滋养。两者相互转化资生。故称"精血同源"。②藏泄互用：肝主疏泄，肾主闭藏，二者之间相互为用、相互制约。肝气之疏泄可使肾气开合有度，生殖之精得以正常的化生与施泄；肾气的封藏可防肝气疏泄太过。肝肾藏泄失调，可致女子月经失调，男子泄精的异常。③阴阳互滋互制：肾阴为一身阴气之源，肾阴滋补肝阴，共同制约肝阳，可使肝阳不致上亢。若肝肾不足，则可致肝肾阴虚，肝阳上亢，甚则化风。肾阳虚衰亦可累及肝阳，导致寒滞肝脉。

34. 脾与肾生理、病理方面的相互联系如何？

答：脾为后天之本，肾为先天之本。两者之间的关系主要表现在先后天互相资生与津液代谢方面。①先天与后天相互资生：脾肾之间存在着先天促后天，后天养先天的关系。肾藏精，元气根于肾，是生命活动的原动力。元气盛则脾气健旺，运化水谷精微。脾运化后天之精，不断充养先天之精使之生化不息。在病理上，则相互影响，互为因果。如肾阳不足，不能温煦脾阳，见腹中冷痛、下利清谷或水肿等症；脾虚则后天之精化生无源，不能充养先天，可见生长发育迟缓、生殖功能异常等。②津液代谢：脾主运化水液，输布津液，使肾升清降浊得以实现。肾主水，主持调节全身津液代谢，肾之气化促进脾气运化水液。二者相互为用，共同完成水液的输布和排泄。脾失健运，水湿内生，可导致肾虚水泛；肾虚气化失司，也可影响脾胃运化，导致尿少水肿、腹胀便溏等症状。

35. 如何理解"太阴湿土，得阳始运，阳明燥土，得阴自安"？

答：此句说明了脾与胃阴阳燥湿相济的关系。脾为阴脏，主运化水饮，喜燥而恶湿；胃为阳腑，主通降下行，喜润而恶燥。脾易生湿，得胃阳以制之，使脾不至于湿；胃易生燥，得脾阴以制之，使胃不至于燥。脾胃阴阳燥湿相济，是保证两者纳运、升降协调的必要条件。若湿困脾运，可导致胃纳不振；胃阴不足，亦可影响脾运功能；脾湿则清气不升，胃燥则浊气不降，可见中满痞胀、排便异常等症。

36. 肾和膀胱在生理、病理方面有何联系？

答：肾与膀胱通过经脉的相互属络构成表里关系。肾与膀胱相互协作，共同完成尿液的生成、贮存与排泄。膀胱的贮尿和排尿功能，依赖于肾之气化，是肾气推动和固摄作用的具体体现。若肾气充盈，推动和固摄有权，则膀胱开合有度，以维持正常的贮尿和排尿功能。否则，肾气不足，推动和固摄无权，影响到膀胱的贮尿和排尿，从而导致尿少、癃闭或者尿失禁等。若膀胱湿热或膀胱失约，也可影响到肾气的蒸化和固摄，出现尿液生成及其排泄异常。

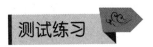

测试练习

一、选择题

（一）A1 型题

1. 藏象的基本含义是：

  A. 五脏六腑的形象   B. 内在组织器官的形象

  C. 五脏六腑和奇恒之腑   D. 脏腑生理功能、疾病变化表现于外的征象

  E. 以五脏为中心的整体观

2. 五脏生理功能的特点是：

  A. 传化物而不藏，实而不能满   B. 藏精气而不泻，实而不能满

  C. 藏精气而不泻，满而不能实   D. 传化物而不藏，满而不能实

  E. 虚实交替，泻而不藏

3. 下列哪项不属于奇恒之腑:

　　A. 脉　　　　B. 女子胞　　　C. 三焦　　　　D. 胆　　　　E. 脑

4. 血行脉中的基本动力,主要是:

　　A. 经气　　　B. 宗气　　　　C. 心气　　　　D. 肺气　　　E. 营气

5. 《灵枢·本神》说:"所以任物者谓之_____。"

　　A. 心　　　　B. 肝　　　　　C. 脾　　　　　D. 脉　　　　E. 冲脉

6. 心对血液的最主要作用是:

　　A. 参与血液生成　　　　B. 推动和调控血液运行　　　C. 固摄血液

　　D. 营养血液　　　　　　E. 以上都不是

7. 心主神明最主要的物质基础是:

　　A. 津液　　　B. 血液　　　　C. 精液　　　　D. 宗气　　　E. 营气

8. 以下哪种说法是错误的:

　　A. 舌为心之苗　　　　B. 血为心之液　　　　C. 脉为血之府

　　D. 任物者谓之心　　　E. 心其华在面

9. 下列哪项不符合心火旺:

　　A. 舌淡白无华　　　　B. 面赤舌红　　　　C. 舌尖深红起刺

　　D. 脉数　　　　　　　E. 心胸烦热

10. 下列哪项不符合心气不足:

　　A. 舌质淡　　B. 脉虚无力　　C. 心悸怔忡　　D. 面白无华　　E. 两颧潮红

11. 肺主气,主要取决于:

　　A. 生成宗气　　　　　B. 宣发卫气　　　　C. 调节全身气机

　　D. 肺的呼吸功能　　　E. 肺主行水

12. 肺朝百脉是指:

　　A. 肺统摄血液　　　　B. 全身血脉统属心

　　C. 全身血液会聚于肺,经肺呼吸进行气体交换,输布全身

　　D. 肺在五脏六腑中位置最高

　　E. 推动和调控血液运行

13. 下列哪项不属于肺的宣发功能:

　　A. 呼出体内浊气　　　　B. 宣发卫气

　　C. 将水谷精微和津液上输头面诸窍,外达皮毛肌腠

　　D. 将代谢后的津液化为汗液排出体外

　　E. 使全身的血液会聚于肺

14. 肺的通调水道功能主要依赖于:

    A.肺主一身之气　　　　　B.肺司呼吸　　　　　C.肺主宣发和肃降

    D.肺朝百脉　　　　　　　E.肺输精于皮毛

15.肺主治节是指：

    A.肺主气的调节作用　　　　B.肺对水液的调节作用

    C.肺对气、血、津液的治理和调节作用

    D.肺的宣发和肃降作用　　　E.肺助心行血的作用

16.下列哪项有误：

    A.心在体合脉　　　　　　B.肺在体合鼻　　　　C.脾在体合肉

    D.肝在体合筋　　　　　　E.肾在体合骨

17.关于肺主一身之气，下列说法不正确的是：

    A.肺主一身之气的生成　　B.肺主一身之气的运行　　　C.保持呼吸的深度

    D.取决于肺的呼吸功能　　E.对全身气机具有调节作用

18.下列宣发卫气的是：

    A.心　　　B.肺　　　C.脾　　　D.肝　　　E.肾

19.将水谷精微布散于皮毛肌腠的脏是：

    A.心　　　B.肺　　　C.脾　　　D.肝　　　E.肾

20.《素问·宣明五气》认为肺藏_____。

    A.神　　　B.魂　　　C.魄　　　D.志　　　E.思

21.脾被称作"气血生化之源"主要在于：

    A.脾升清　　　　　　　　B.脾为孤脏　　　　　C.脾主统血

    D.脾与胃互为表里　　　　E.脾主运化水谷精微

22.具有化湿而恶湿特点的脏是：

    A.肾　　　B.脾　　　C.肺　　　D.肝　　　E.心

23.五脏功能中具有"升举内脏"功能的是：

    A.肾　　　B.脾　　　C.肺　　　D.肝　　　E.心

24.《素问·至真要大论》说："诸湿肿满，皆属于_____。"

    A.肺　　　B.脾　　　C.心　　　D.肾　　　E.肝

25.脾统血主要是指：

    A.控制血液运行的流速　　B.增加内脏血液的容量　　C.控制血液的外周流量

    D.统摄血液在脉道内运行　　E.使血液上输于心肺和头目

26.四肢肌肉的壮实主要取决于：

    A.心主血脉功能　　　　　B.肾主骨的功能　　　　C.脾主运化功能

    D.肺主气的功能　　　　　E.肝主筋的功能

27. 脾主统血的作用机制是：

 A. 气的固摄作用   B. 气的温煦作用   C. 气的推动作用

 D. 气的卫外作用   E. 气的防御作用

28. 脾不主时强调脾何种功能的重要性：

 A. 脾主肌肉   B. 脾主统血   C. 升托脏器

 D. 运化输布水谷精微于全身   E. 脾气主升

29. 脾其华在_____。

 A. 口   B. 唇   C. 发   D. 面   E. 爪

30. 肝主疏泄的中心环节是：

 A. 调畅情志   B. 调畅气机   C. 调节血量   D. 疏通水道   E. 促进脾胃运化功能

31. 肝失疏泄，导致纳呆、脘胀、嗳气、呕吐、便秘，此病机变化称为：

 A. 心肝火旺   B. 肝脾不和   C. 肝胃不和   D. 肝阳上亢   E. 肝气郁结

32. 人的视觉功能，与下列哪项功能关系最为密切：

 A. 心主血脉   B. 肺主气   C. 脾主运化   D. 肝藏血   E. 肾藏精

33. 具有促进和协调脾胃之气升降作用的是：

 A. 心   B. 肺   C. 肝   D. 肾   E. 膀胱

34. 有"血海"之称的是：

 A. 心   B. 肺   C. 肝   D. 肾   E. 女子胞

35. 《灵枢·本神》指出：肝气虚则恐，实则_____。

 A. 喜   B. 怒   C. 思   D. 恐   E. 惊

36. 梅核气的形成是由于：

 A. 肺气上逆   B. 脾虚津液停于咽喉   C. 肿块生于咽喉

 D. 痰气交阻于咽喉   E. 瘀血积于咽喉

37. 两目干涩，视物不清，主要责之于：

 A. 肝经风热   B. 肝火上炎   C. 肝风内动   D. 肝之阴血不足   E. 肝阳上亢

38. 《素问·五藏生成》说："人卧则血归于_____。"

 A. 肾   B. 脑   C. 肺   D. 肝   E. 脾

39. 称为"凝血之本"的是：

 A. 心   B. 脑   C. 肺   D. 肝   E. 脾

40. 机体的生长发育主要取决于：

 A. 血液的营养   B. 津液的滋润   C. 水谷精微的充养

 D. 肾中精气的充盈   E. 心血的充盈

41. 天癸的产生主要取决于：

A.肾中精气的充盈　　　　B.脾气的健运　　　　　C.肾阳的蒸腾气化

D.肝血的充足　　　　　　E.肾阴的濡润滋养

42. 促进生殖器官成熟，维持生殖功能的精微物质是：

A.肾精　　　B.肾气　　　C.血液　　　D.天癸　　　E.元气

43. 成人牙齿松动，过早脱落的根本原因在于：

A.肾阳虚衰　B.肾阴亏乏　C.命门虚寒　D.肾精亏损　E.肾气不固

44. 下列哪项属于肾阳虚的症状：

A.脉无力而迟缓　　　　　B.午后潮热　　　　　C.心烦不安

D.舌干红　　　　　　　　E.阳事易兴

45. 哪项不属"肾气不固"的临床表现：

A.小便失禁　B.早泄　　　C.浮肿　　　D.滑精　　　E.带下清稀而多

46. "水脏"是指：

A.肾　　　　B.脾　　　　C.肺　　　　D.膀胱　　　E.三焦

47. "脏腑之本"指的是：

A.脾　　　　B.肾　　　　C.脾　　　　D.膀胱　　　E.三焦

48. 肾的主要生理功能是：

A.主气　　　B.纳气　　　C.调气　　　D.载气　　　E.行气

49. 肾不纳气主要是由于：

A.肾阳不足　B.肾阴不足　C.心气不足

D.肾的精气不足　　　　　E.膀胱气化不利

50. 脏腑阴液之本是：

A.肝阴　　　B.心阴　　　C.脾阴　　　D.肾阴　　　E.肺阴

51. 毛发的荣枯主要与体内哪两种物质的盛衰有关：

A.精与气　　B.精与液　　C.精与血　　D.津与气　　E.气与血

52. 主司二便的脏是：

A.肾　　　　B.脾　　　　C.小肠　　　D.大肠　　　E.肺

53. 最易导致肾气不固的情志因素是：

A.喜　　　　B.怒　　　　C.忧　　　　D.恐　　　　E.悲

54. "命门之火"实际上是指：

A.心阳　　　B.肝阳　　　C.脾阳　　　D.肾阳　　　E.以上都不是

55. 胆汁的化生和排泄主要依赖于：

A.脾主运化功能　　　　　B.肾主藏精功能　　　　C.肺主宣发功能

D.肝主疏泄功能　　　　　E.心主血脉功能

56. 制定"利小便即所以实大便"治法的依据是：

　　A. 脾运化水液　　　　　　B. 肺通调水道　　　　　　C. 大肠传化糟粕

　　D. 小肠泌别清浊　　　　　E. 膀胱贮尿、排尿

57. 全身"元气"和"水液"运行的通道是：

　　A. 三焦　　　B. 肺、脾、肾　C. 十二经脉　D. 奇经八脉　E. 以上均不是

58. 称为"水谷气血之海"的是：

　　A. 脾　　　　B. 胃　　　　C. 大肠　　　D. 小肠　　　E. 三焦

59. 以下哪种说法不对：

　　A. 脑为元神之府　　　　　B. 灵机记性在于脑　　　　C. 脑为髓之府

　　D. 脑为髓海　　　　　　　E. 脑为奇恒之腑之一

60. 既属"五体"又属"奇恒之腑"的是：

　　A. 脉　　　　B. 脑　　　　C. 髓　　　　D. 女子胞　　E. 胆

61. 提出"脑为元神之府"的医家是：

　　A. 李时珍　　B. 王清任　　C. 汪昂　　　D. 华佗　　　E. 张景岳

62. 下列五脏所藏中错误的是：

　　A. 心藏神　　B. 肝藏魂　　C. 肺藏魄　　D. 肾藏智　　E. 脾藏意

63. 下列除哪项外，均属"五液"内容：

　　A. 血　　　　B. 涎　　　　C. 涕　　　　D. 泪　　　　E. 唾

64. 下列"诸海"中错误的是：

　　A. 脑为髓之海　　　　　　B. 肺为气之海　　　　　　C. 冲脉为血海

　　D. 胃为水谷之海　　　　　E. 冲脉为十二经脉之海

65. "命门"一词始见于：

　　A.《素问》　　B.《灵枢》　　C.《难经》　　D.《中藏经》　　E.《类经》

66. 下列不属于表里关系的脏腑是：

　　A. 心与心包络　　　　　　B. 脾与胃　　　　　　　C. 肝与胆

　　D. 肺与大肠　　　　　　　E. 肾与膀胱

67. "水火既济"是指哪两脏的关系：

　　A. 心肺关系　　B. 心肾关系　　C. 肝肾关系　　D. 肺肾关系　　E. 脾肾关系

68. 具有调节女子行经、男子排精功能的两脏是：

　　A. 心与肾　　B. 肺与肾　　C. 脾与肾　　D. 肝与肾　　E. 肝与脾

69. 调节全身气机的主要是哪两脏：

　　A. 心与肺　　B. 肺与肾　　C. 肺与肝　　D. 肝与肾　　E. 脾与肾

70. "精血同源"是指哪两脏的关系：

A. 心与肾　　　B. 脾与肾　　　C. 肺与肾　　　D. 肝与肾　　　E. 心与肝

71. 联结心主血脉和肺司呼吸的中心环节是：

　　A. 元气　　　B. 宗气　　　C. 心气　　　D. 肺气　　　E. 肝气

72. 六腑中与情志有关的是：

　　A. 大肠　　　B. 小肠　　　C. 胆　　　D. 三焦　　　E. 膀胱

73. 被称为"津液之腑"的是：

　　A. 肾　　　B. 膀胱　　　C. 胆　　　D. 三焦　　　E. 胃

74. "上焦如雾"，实际是指何项作用：

　　A. 心主血脉　　　　　B. 肺主气　　　　　　C. 心肺的输布营养至全身的作用

　　D. 胃的受纳　　　　　E. 肺主治节的作用

75. 中焦的功能实际是指：

　　A. 脾主运化功能　　　B. 胃主受纳功能　　　C. 脾胃、肝胆等脏腑消化饮食物的作用

　　D. 脾气散精作用　　　E. 小肠泌别清浊作用

76. 以下哪种说法有误：

　　A. 肝者，将军之官　　　B. 肝藏血，血舍魂　　　C. 人卧血归于肝

　　D. 肝主身之血脉　　　　E. 诸风掉眩，皆属于肝

77. 以下哪项有误：

　　A. 诸气者，皆属于肺　　　B. 诸血者，皆属于肝　　　C. 心主身之血脉

　　D. 脾主为胃行其津液　　　E. 肾为气之根

78. 在气的生成与津液代谢两个方面密切相关的是：

　　A. 心与肺　　　B. 肺与脾　　　C. 脾与胃　　　D. 肝与肺　　　E. 肺与肾

79. 肢冷畏寒，腹部冷痛，下利清谷，五更泄泻，多属：

　　A. 脾胃虚寒　　　B. 脾肾阳虚　　　C. 肝脾不调　　　D. 脾气虚　　　E. 心肾阳虚

80. 具有喜润，以降为顺生理特性的脏腑是：

　　A. 胃　　　B. 肾　　　C. 胆　　　D. 脾　　　E. 肝

81. 与髓的化生关系最密切的脏为：

　　A. 心　　　B. 肝　　　C. 脾　　　D. 肺　　　E. 肾

82. 维持人体正常呼吸，防止喘息气促、呼吸困难主要在于哪两脏的功能配合：

　　A. 肝与心　　　B. 脾与肺　　　C. 肝与脾　　　D. 肺与肾　　　E. 肝与肾

83. 患者肺气久虚，出现气短喘促、呼吸表浅、呼多吸少的病机变化。诊为：

　　A. 肺气虚弱　　　B. 脾气虚弱　　　C. 肺失宣肃　　　D. 肾不纳气　　　E. 肺脾气虚

84. 区分五脏、六腑和奇恒之腑的最主要依据是：

　　A. 分布部位的不同　　　　　B. 解剖形态的不同　　　　　C. 功能特点的不同

D.阴阳属性的不同　　　　　E.五行属性的不同

85.与精神意识思维活动关系最密切的是：

A.心主血脉的生理功能　　B.肝主疏泄的生理功能　　C.脾主运化的生理功能

D.肺主治节的生理功能　　E.肾主藏精的生理功能

86.心为"君主之官"的理论基础是：

A.心主血脉　　　　　　　B.心主宰人的整个生命活动　C.心在五行属火

D.心开窍于舌　　　　　　E.心生血

87.《素问·调经论》曰："神有余则笑不休，神不足则____。"

A.喜　　　　　B.悲　　　　C.怒　　　　D.恐　　　　E.忧

88.具有"主通明"生理特性的脏是：

A.肝　　　　　B.心　　　　C.脾　　　　D.肺　　　　E.肾

89.被称为人体"火脏"的是：

A.肝　　　　　B.心　　　　C.脾　　　　D.肺　　　　E.肾

90.肺主一身之气体现在：

A.吸入清气　　　　　　　B.宣发卫气　　　　　　　C.生成宗气和调节气机

D.助心行血　　　　　　　E.呼出浊气

91.称为"水之上源"的脏是：

A.肝　　　　　B.心　　　　C.脾　　　　D.肺　　　　E.肾

92.称为"相傅之官"的脏是：

A.肝　　　　　B.心　　　　C.脾　　　　D.肺　　　　E.肾

93.在水液代谢过程中起枢转作用的脏是：

A.肝　　　　　B.心　　　　C.脾　　　　D.肺　　　　E.肾

94.具有"主升"生理特性的脏是：

A.肝　　　　　B.心　　　　C.脾　　　　D.肺　　　　E.肾

95.具有"喜燥恶湿"生理特性的脏是：

A.肝　　　　　B.心　　　　C.脾　　　　D.肺　　　　E.肾

96.具有调节男子排精和女子排卵作用的是：

A.肝的功能　　B.心的功能　　C.脾的功能　　D.肺的功能　　E.肾的功能

97.具有贮藏血液、调节血量和防止出血作用的是：

A.肝的功能　　B.心的功能　　C.脾的功能　　D.肺的功能　　E.肾的功能

98.《临证指南医案》所说具有"体阴而用阳"特点的脏是：

A.肝　　　　　B.心　　　　C.脾　　　　D.肺　　　　E.肾

99.具有刚强躁急、主升主动生理特性的脏是：

        A. 肝   B. 心   C. 脾   D. 肺   E. 肾

100. 具有"喜条达而恶抑郁"特点的脏是：

        A. 肝   B. 心   C. 脾   D. 肺   E. 肾

101. 称为"刚脏"的是：

        A. 肝   B. 心   C. 脾   D. 肺   E. 肾

102. 称为"封藏之本"的是：

        A. 肝   B. 心   C. 脾   D. 肺   E. 肾

103. 主生长发育与生殖的是：

        A. 肝的功能   B. 心的功能   C. 脾的功能   D. 肺的功能   E. 肾的功能

104. 《素问·上古天真论》关于"女子五七"在生理上的表现是：

        A. 阳气衰竭于上，面焦，发鬓颁白   B. 阳明脉衰，面始憔，发始堕

        C. 肝气衰，筋不能动，天癸竭，精少   D. 肾脏衰，形体皆极

        E. 三阳脉衰于上，面皆焦，发始白

105. 《素问·上古天真论》关于"丈夫六八"在生理上的表现是：

        A. 阳气衰竭于上，面焦，发鬓颁白   B. 肾气衰，发堕齿槁

        C. 肝气衰，筋不能动，天癸竭，精少   D. 肾脏衰，形体皆极

        E. 三阳脉衰于上，面皆焦，发始白

106. 《素问·上古天真论》说的"筋骨坚，发长极，身体盛壮"等生理表现，所指女子的年龄段是：

        A."二七"   B."三七"   C."四七"   D."五七"   E."六七"

107. 能够推动和激发脏腑的各种功能的是：

        A. 肝的功能   B. 心的功能   C. 脾的功能   D. 肺的功能   E. 肾的功能

108. 对机体具有宁静、抑制和滋润等作用的是：

        A. 肾精   B. 肾气   C. 肾阴   D. 肾阳   E. 肾血

109. 具有主水功能的脏是：

        A. 肝   B. 心   C. 脾   D. 肺   E. 肾

110. 《素问·宣明五气》曰："五脏化液……肾为_____"。

        A. 泪   B. 汗   C. 涎   D. 涕   E. 唾

111. 肾主纳气的主要生理作用是：

        A. 有助于元气的生成   B. 有助于肺气的宣发   C. 有助于气道的清洁通

        D. 有助于精气的固摄   E. 有助于吸气保持一定深度

112. 《素问·宣明五气》中记载，肾恶_____。

        A. 湿   B. 恐   C. 热   D. 燥   E. 火

113. 与血液生成及运行关系密切的是：

　　　A. 心与肺　　　B. 心与肾　　　C. 心与脾　　　D. 脾与肝　　　E. 肺与肝

114. 血液运行和精神情志方面关系密切的两脏是：

　　　A. 心与肺　　　B. 心与肾　　　C. 心与脾　　　D. 心与肝　　　E. 肺与脾

115. 在气的生成和水液代谢方面密切配合的脏腑是：

　　　A. 心肺肝　　　B. 心脾肾　　　C. 肺脾肾　　　D. 肺脾肝　　　E. 脾肝肾

116. 大肠功能失常，可直接影响到：

　　　A. 肝失疏泄　　B. 脾失运化　　C. 肾失封藏　　D. 肺失肃降　　E. 心失清明

117. 在水液代谢、呼吸运动及阴阳互资等方面密切相关的两脏是：

　　　A. 心与脾　　　B. 脾与肾　　　C. 肾与肝　　　D. 肝与肺　　　E. 肺与肾

118. 肺在体合：

　　　A. 脉　　　　　B. 筋　　　　　C. 骨　　　　　D. 皮　　　　　E. 肉

119. 肝在体合：

　　　A. 脉　　　　　B. 筋　　　　　C. 骨　　　　　D. 皮　　　　　E. 肉

120. 被称作"罢极之本"的脏是：

　　　A. 肝　　　　　B. 心　　　　　C. 脾　　　　　D. 肺　　　　　E. 肾

121. 《灵枢·本神》：盛怒不止则伤____。

　　　A. 肝　　　　　B. 心　　　　　C. 意　　　　　D. 肾　　　　　E. 志

122. 脾开窍于：

　　　A. 目　　　　　B. 舌　　　　　C. 口　　　　　D. 鼻　　　　　E. 耳

123. 呼吸之门户是：

　　　A. 鼻　　　　　B. 口　　　　　C. 喉　　　　　D. 皮毛　　　　E. 玄府

124. 心在液为：

　　　A. 汗　　　　　B. 血　　　　　C. 脉　　　　　D. 泪　　　　　E. 涕

125. "筋之余"是指：

　　　A. 发　　　　　B. 爪　　　　　C. 毛　　　　　D. 唇　　　　　E. 面

126. 肾在志为：

　　　A. 怒　　　　　B. 喜　　　　　C. 思　　　　　D. 悲　　　　　E. 恐

127. 与五更泻关系最密切的两脏是：

　　　A. 心与肺　　　B. 肺与脾　　　C. 脾与肝　　　D. 肝与肾　　　E. 脾与肾

128. 阑门指的是：

　　　A. 唇　　　　　B. 齿　　　　　C. 会厌　　　　D. 太仓下口　　E. 大小肠会处

129. "中精之府"指的是：

    A.胆　　　　　B.胃　　　　　C.小肠　　　　D.大肠　　　　E.膀胱

130. 被称为"五脏之贼"的脏是：

    A.肝　　　　　B.心　　　　　C.脾　　　　　D.肺　　　　　E.肾

131. 飞门指的是：

    A.唇　　　　　B.齿　　　　　C.会厌　　　　D.胃　　　　　E.下极

132. 大肠的功能是：

    A.排泄胆汁　　B.受纳通降　　C.受盛化物　　D.传导糟粕　　E.运化水液

133. "受盛之官"指的是：

    A.胆　　　　　B.胃　　　　　C.小肠　　　　D.大肠　　　　E.膀胱

134. "州都之官"指的是：

    A.胆　　　　　B.胃　　　　　C.小肠　　　　D.大肠　　　　E.膀胱

135. 大肠主津的概念是：

    A.吸收水谷精微　　　　　　　B.接受食物残渣，吸收水分的功能

    C.通行宗、营、卫三气　　　　D.受盛和传化水谷的功能

    E.形成糟粕的功能

（二）A2 型题

1. 某女，50 岁，半年来劳累过度，现记忆力减退，心悸频发，失眠多梦，面色淡白无华。此病证变化属于：

    A.心肾不交　　B.心阴虚　　　C.肾阳虚　　　D.心血虚　　　E.肾阴虚

2. 某男，60 岁，患咳喘病多年，每于秋冬寒冷季节则病情加重，咳嗽咯痰，喘促胸闷，脘腹胀满，大便秘结。治疗以温补肺肾，降气平喘，止咳化痰为主，佐以通导大便，这种配伍方法体现的藏象理论是：

    A.肺与大肠表里相合　　　　　B.虚则补母　　C.实则泻子

    D.抑强扶弱　　　　　　　　　E.利小便所以实大便

3. 某女，39 岁，2 年前开始月经量逐渐减少，至今年则完全未行经。伴有腰酸，怕冷，带下少，潮热、盗汗等症状。其病证属于：

    A.肝血虚　　　B.心阴虚　　　C.心脾两虚　　D.肾阴阳两虚　E.心肾不交

4. 某女，39 岁，心悸失眠 2 月余。由于思虑劳神过度而见眩晕、心悸、失眠、多梦、腹胀、食少、体倦乏力、精神萎靡、面色无华。证属：

    A.肝气乘脾　　B.心脾两虚　　C.肝火犯肺　　D.肝气犯胃　　E.心肾不交

5. 某男，51 岁，咳嗽、咯血月余，经常由于急躁易怒而出现咳嗽、胸痛、咯血。证属：

    A.心脾两虚　　B.肝火犯胃　　C.肝火犯肺　　D.肝气乘脾　　E.心肾不交

6.刘某，男，65岁，脘腹重坠，便意频数，食后腹胀，声低懒言。其病证属于：

    A.脾胃虚弱   B.脾阳虚   C.脾胃不和   D.脾阴虚   E.脾虚气陷

7.某女，46岁，眩晕耳鸣，夜寐不安，五心烦热，两目干涩，舌红，少苔，脉弦细。此病机变化属：

    A.脾不统血   B.心血亏虚   C.肝阴不足   D.心肝血虚   E.肾精不足

8.刘先生，38岁，面容苍老，记忆力减退，反应迟钝，耳鸣间断性发作，常自觉神疲乏力。此病证属：

    A.心血虚证   B.肝血虚证   C.肾阴虚证   D.心脾两虚   E.肾精虚证

9.患者咳喘，呼多吸少，动则加重，气不接续，自汗神疲，舌淡苔白，脉细。此病机变化为：

    A.肺卫不固   B.肺气虚   C.肾气虚   D.肾阴亏虚   E.肾不纳气

10.某女，35岁，尿频尿急，尿道灼痛，伴发热，舌红，苔黄，脉滑数。此病机变化为：

    A.小肠实热   B.肝胆湿热   C.脾胃湿热   D.膀胱湿热   E.心脾积热

11.某男，1岁半，出生后体弱多病，6个月不能抬头，1岁不能独坐，形体偏瘦，长牙迟缓，毛发稀疏。其主要病机为：

    A.肾精不足   B.宗气不足   C.营气不足   D.卫气不足   E.脾气不足

12.某男，79岁，形寒肢冷，神疲乏力，精神萎靡，夜尿频繁但尿量不多，下肢轻度水肿，其病证属于：

    A.肾精不足   B.肾阳不足   C.肾气不足   D.肾阴亏虚   E.肾不纳气

13.某女，50岁，近期见心烦失眠，眩晕耳鸣，腰膝酸软，五心烦热，其病机为：

    A.心肝血虚   B.心脾两虚   C.心肾阳虚   D.心肾不交   E.心阴亏虚

14.某男，3岁，父母诉其感受风寒，体温38.6℃，恶风寒，鼻流清涕，咳嗽痰多，痰色清稀，晨起明显，伴有厌食、腹泻。该患儿病位主要是：

    A.心脾   B.肺脾   C.心肾   D.肺肝   E.肺肾

15.某中学教师，31岁，长期用嗓过度、熬夜，近期出现干咳少痰，声音嘶哑，五心烦热，盗汗、腰膝酸软等症状，其病机为：

    A.肺阴亏虚，久虚及肾   B.外感风寒，肺失宣降   C.脾气亏虚，土不生金

    D.肺气不固，津液外泄   E.水火不济，心肾不交

（三）B型题

    A.心   B.肺   C.脾   D.肝   E.肾

1."气之主"是：

2."气之根"是：

A. 心   B. 肺   C. 脾   D. 肝   E. 肾

3. 称"后天之本"的是：

4. 称"封藏之本"的是：

5. 称"罢极之本"的是：

A. 肝   B. 胆   C. 三焦   D. 心   E. 膻中

6. "谋虑出焉"是指：

7. "喜乐出焉"是指：

8. "决断出焉"是指：

A. 肺   B. 脾   C. 三焦   D. 肾   E. 命门

9. 通调水道的是：

10. 主宰水液代谢的是：

11. "生痰之源"指的是：

12. "贮痰之器"指的是：

A. 胆   B. 脑   C. 脉   D. 头   E. 骨

13. "清净之府"指的是：

14. "髓之府"指的是：

15. "元神之府"指的是：

16. "血之府"指的是：

A. 水脏   B. 娇脏   C. 刚脏   D. 孤府   E. 孤脏

17. 肝为：

18. 肺为：

19. 肾为：

20. 脾为：

A. 心   B. 肺   C. 脾   D. 胆   E. 肾

21. 称"胃之关"的是：

22. 称"中正之官"的是：

A. 元神之府   B. 玄府   C. 血之府   D. 孤府   E. 传导之府

23. 脉为：

24. 汗孔又称为：

25. 三焦为：

A. 阑门   B. 贲门   C. 魄门   D. 幽门   E. 吸门

26. 大肠与小肠交接处是：

27. 太仓下口为：

28.会厌是：

　　A.舌　　　　　B.鼻　　　　　C.口　　　　　D.唇　　　　　E.筋

29.心之官是：

30.脾之窍是：

（四）X型题

1.心为：

　　A.神之舍　　　B.生之本　　　C.精之藏　　　D.气之主　　E.五脏六腑之大主

2.心的主要生理功能是：

　　A.宣散卫气　　　B.推动和调控血液运行　　　　C.总司气化

　　D.主神明　　　E.主司汗液生成和排泄

3.心主血脉的功能正常与否可表现于：

　　A.脉象　　　　B.心胸部的感觉　　C.面色

　　D.右肩背的感觉　E.舌色

4.中医学称肺为：

　　A.气之本　　　B.脏之长　　　　C.水之上源　　　D.华盖　　　　E.气之海

5.肺主肃降，能将什么向下布散：

　　A.清气　　　　B.浊气　　　　C.津液　　　　D.卫气　　　　E.水谷精微

6.肺的宣降对体内津液起着疏通和调节作用的有：

　　A.生成　　　　B.输布　　　　C.吸收　　　　D.运行　　　　E.排泄

7.肺的系统联系正确的是：

　　A.肺藏魄　　　B.在志为忧　　C.在体合毛　　　D.在液为泪　　E.在窍为鼻

8.肺主一身之气主要体现于：

　　A.宗气的生成　　B.宣发津液　　C.通调水道　　　D.朝百脉　　　E.调节全身气机

9.下列不属于脾的主要生理功能的是：

　　A.在体合肉　　B.运化水谷　　C.运化水液　　　D.统摄血液　　E.在液为涎

10.脾气主升，主要表现在：

　　A.助胃腐熟水谷　　　B.上输水谷精微于心肺、头面　　　C.在体合肉，主四肢

　　D.升举内脏　　　　E.运化水液

11.脾气不升可表现出：

　　A.头目眩晕　　B.腹胀满闷　　C.便溏泄泻　　　D.精神疲惫　　E.内脏下垂

12.脾运化水液的功能失调可产生的病理产物有：

　　A.痰　　　　　B.饮　　　　　C.湿　　　　　D.毒　　　　　E.水

13.脾为：

A. 后天之本　　　B. 生之本　　　　　C. 气血生化之源

D. 孤脏　　　　　E. 太仓

14. 脾主运化的功能失常，可见：

A. 食欲不振　　B. 便溏　　　　C. 消瘦　　　D. 水肿　　　E. 口干舌燥

15. 肝的主要生理功能是：

A. 主疏泄　　　B. 开窍于目　　C. 主藏血　　　D. 主筋　　　E. 其华在爪

16. 肝主疏泄的功能可体现于下列哪些方面：

A. 协调脾升胃降　　　　B. 调节男子排精　　　C. 促进胆汁泌泄

D. 调畅精神情志　　　　E. 调节女子排卵行经

17. 肝主藏血的生理意义包括：

A. 贮藏血液于肝，濡养肝及其形体官窍　　　　B. 调节人体各部分血量分配

C. 调节水液代谢的平衡　　　D. 防止出血　　　E. 化生和濡养肝气

18. 肝气犯胃的表现有：

A. 嗳气　　　B. 呕吐　　　　C. 泄泻　　　　D. 纳呆　　　E. 脘腹胀满

19. 肾的主要生理功能有：

A. 调节津液代谢相关脏腑功能　　　　B. 主藏精　　　　C. 贮藏尿液

D. 调节尿液生成和排泄　　　　E. 主纳气

20. 肾中精气的生理功能是：

A. 促进机体生长发育与生殖　　　B. 生髓化血　　　C. 促进肌肉的丰满壮实

D. 推动激发脏腑功能　　　　E. 抵御外邪

21. 肾中精气不足可出现：

A. 小儿囟门迟闭　　　B. 小儿骨软无力　　　C. 牙齿松动脱落

D. 老年人骨质脆弱　　　E. 生殖功能低下

22.《内经》是以＿＿＿＿＿的生长状态，作为观察肾中精气盛衰的标志：

A. 齿　　　B. 舌　　　　C. 骨　　　　D. 爪　　　　E. 发

23. 肾的封藏作用主要体现在：

A. 藏精　　　B. 主骨　　　　C. 纳气　　　D. 固摄二便　　E. 固摄冲任

24. 胃又称：

A. 水谷气血之海　B. 太仓　　　C. 水谷之海　　　D. 受盛之官　　E. 胃脘

25. 影响大肠传导变化作用的因素有：

A. 肺气的肃降　B. 胃气的通降　C. 脾气的运化　D. 肾气的推动和固摄

E. 小肠的泌别清浊

26. 胆为六腑的依据是：

A.形态中空　　B.胆藏胆汁　　C.胆汁助消化　　D.适时向下排泄的特性

E.胆不直接传化饮食物

27. 脾胃关系失调可出现：

A.纳呆　　　　B.腹胀　　　　C.便秘　　　　D.泄泻　　　　E.呃逆

28. 下列关于"金实不鸣"说法正确的是：

A.外邪袭肺导致　　　B.治以津气双补　　　C.可见声音嘶哑、重浊或失音

D.治以宣肺祛邪　　　E.病机为肺津、肺气不足

29. 下列属于奇恒之腑的是：

A.三焦　　　　B.女子胞　　　C.命门　　　　D.脉　　　　E.胆

30. 髓海空虚可导致：

A.头晕目眩　　B.记忆力减退　　C.视物昏花　　D.耳鸣　　　E.智力不足

31. 和女子胞功能密切相关的脏有：

A.心　　　　　B.肺　　　　　C.脾　　　　　D.肝　　　　　E.肾

32. 以下哪些说法是对的：

A.发为血之余　　　　B.爪为筋之余　　　　C.齿为骨之余

D.骨为髓之府　　　　E.发的生机根源于肾

33. 下列哪些说法正确：

A.肺为气之主　　　　B.肾为气之根　　　　C.肾为封藏之本

D.肾为水脏　　　　　E.肾者，胃之关

34. 与血的运行有关的脏腑组织有：

A.心　　　　　B.肝　　　　　C.脾　　　　　D.骨　　　　　E.脉

35. 心和脾的关系主要表现在：

A.血液的运行　　B.津液的输布　　C.津液的代谢　　D.气机的调畅　E.血液的生成

36. 肺和脾的关系主要表现在：

A.血的生成　　B.津液的生成　　C.气的生成　　　D.津液的代谢　E.血的贮藏

37. 脏与脏之间在血的关系上密切联系的是：

A.心与脾　　　B.心与肾　　　C.心与肝　　　D.肝与脾　　　E.肺与肾

38. 肾主封藏与肝主疏泄之间的关系主要体现于：

A.人体的生长发育　　　B.女子的月经来潮　　　C.精血相互化生

D.女子的排卵　　　　　E.男子的排精

39. 肝与肾之间的关系为：

A.水能涵木　　B.精血同源　　C.君相安位　　D.藏泄互用　　E.先后天相互资生

40. 以下哪些说法正确：

    A.肾为贮痰之器   B.肾阳为脏腑阳气之本   C.肺为生气之源
    D.精者，身之本也   E.脾为生痰之源

二、填空题

1.藏象学说依据形态结构和生理功能特点，将内脏分为_____，六腑和_____。

2.五脏的共同生理功能是_____和_____。

3.六腑的共同生理特点是_____和_____。

4.藏象学说的主要特点是_____和_____，是中医学整体观念的重要内容。

5.心的生理功能主要有两个方面，一是主_____，二是主_____。

6.《素问·调经论》指出："神有余则_____，神不足则_____。"

7.心的生理特性是：心主_____和_____。

8.《素问·举痛论》指出："喜则_____志达，_____通利。"

9.《素问·痿论》："_____主身之血脉。"

10.《素问·灵兰秘典论》说："心者，_____之官，_____出焉。"

11.心在体合_____，开窍于_____。

12.心在志为_____，在液为_____。

13.肺的主要生理功能是_____、_____、_____。

14.肺的呼吸功能，由肺气的_____和_____运动来维系。

15.《素问·五脏生成》指出："诸气者，皆属于_____。"

16.《灵枢·本神》曰："并精而出入者谓之_____。"

17.肺的生理特性是：肺为_____、_____、_____、_____。

18.肺主一身之气和呼吸之气，实际上都取决于肺的_____。

19.《素问·灵兰秘典论》说："肺者，_____之官，_____出焉。"

20.肺在体合_____，开窍于_____。

21.《素问·六节藏象论》中说："肺者，_____之本。"

22.脾气宜升的生理作用是_____、_____。

23.脾的主要生理功能是_____、_____。

24.脾气统摄血液的功能，实际上是气的_____作用的体现。

25.《灵枢·本神》指出："脾藏营，营舍_____。"

26.《素问·太阴阳明论》说："脾土者，_____，常以_____，各十八日寄治，不得独主于时也。"

27.《素问·至真要大论》指出："诸湿_____满，皆属于_____。"

28.肝藏血，是指肝有_____、_____及_____的功能。

29. 肝的主要生理功能是_____、_____。

30. 肝的生理特性是_____、喜条达而恶抑郁、_____。

31. 肝主疏泄的中心环节是_____。

32. 王冰注释说："肝藏血，_____行之，人动则血运于诸经，人静则血归于_____。"

33. 肝在体合_____，开窍于_____。

34.《素问·至真要大论》指出："诸风_____，皆属于肝。"

35. 肾主水的作用主要体现在_____、_____两方面。

36. 肾的主要生理功能是_____、_____和_____。

37. 肾的生理特性是_____、_____和_____。

38.《素问·六节脏象论》指出："肾者主_____，_____之本，_____之处也。"

39.《素问·脉要精微论》："腰者，_____之府。"

40.《素问·逆调论》指出："肾者，_____脏，主_____。"

41.《素问·水热穴论》指出："肾者，_____之关也，关门_____，故聚水而从其类也。"

42.《类证治裁·喘症》指出："肺为气之_____，肾为气之_____。"

43.《难经·四难》说："呼出心与_____，吸入_____与肝。"

44. 三余是指：爪为筋之余，_____为骨之余，_____为血之余。

45. 六腑皆以_____为用，以_____为顺。

46. 胆的主要生理功能是_____和_____胆汁、主_____。

47. 胃的主要生理功能是主_____、_____水谷，其生理特是_____、_____。

48. 胃的上部称_____，包括_____。

49. 胃的下部称_____，包括_____。

50. 小肠的主要生理功能是主_____，_____，主液。

51.《素问·灵兰秘典论》说："大肠者，_____之官。"

52. 膀胱的主要生理功能是_____和_____尿液。

53.《素问·宣明五气》说："膀胱不利为_____，不约为_____。"

54. 三焦作为六腑之一的主要功能是_____和_____。

55. 三焦各自的生理功能特点分别是：上焦如_____，中焦如_____，下焦如_____。

56.《灵枢·海论》说："_____为髓之海。"

57. 李时珍在《本草纲目》中提出，脑为_____之府。

58. 女子胞有主持_____和_____的作用。

59. 与女子胞生理功能关系最为密切的是_____四脏和_____二脉。

60.《素问·水热穴论》说："其本在_____，其末在_____，皆积水也。"

61. 脾为_____之本，肾为_____之本。

62.《临证指南医案》指出："太阴湿土，得_____始运，阳明燥土，得_____自安。"

63.《素问·阴阳应象大论》指出："清气在下，则生_____；浊气在上，则生_____。"

64.《素问·灵兰秘典论》指出："胆者，_____之官，_____出焉。"

65.《素问·灵兰秘典论》指出："膀胱者，_____之官，_____藏焉。"

66.《素问·上古天真论》说："女子七岁，_____，齿更发长。"

67.《素问·上古天真论》说："丈夫二八，肾气盛，_____，精气溢泻，_____，故能有子。"

68.《素问·五脏生成》说："肝受血而能_____，足受血而能_____。"

69.《灵枢·平人绝谷》说："血脉和利，_____。"

三、判断题

1. 藏象学说是主要研究脏腑的形态结构及生理功能的学说。　　（　　）

2. 五脏的共同生理特点是：化生和贮藏精气，故"实而不能满"。　　（　　）

3. 六腑的共同生理特点是：受盛和传化水谷，故"满而不能实"。　　（　　）

4. 五脏功能系统观是藏象学说的主要特点之一。　　（　　）

5. 心气是血液运行的主要动力。　　（　　）

6. 心气是完成心主血脉功能的唯一条件。　　（　　）

7. 心主血脉的功能与心主神明的功能彼此独立，互不影响。　　（　　）

8. 头在人体位置最高，故有"华盖"之称。　　（　　）

9. 肺的呼吸均匀和调，是气的生成和气机调畅的根本条件。　　（　　）

10. 肺司呼吸的功能取决于肺主气的功能。　　（　　）

11. 肺主呼吸之气，依赖于肺气宣发与肃降的协调运动。　　（　　）

12. 一般而言，外邪袭肺，多导致肺气宣降失常为主的病变。　　（　　）

13. "肺为水之上源"主要指肺为华盖，其位最高，主行水。　　（　　）

14. 气门不仅能排泄汗液，且能随肺之宣肃进行体内外气体交换。　　（　　）

15. 肺气宣发，是卫气得以布散的基本动力。　　（　　）

16. 脾主运化水饮，指脾对水饮的吸收、转输和排泄的作用。　　（　　）

17. 脾气虚统血失职，多见人体上部的急性出血病证。 （　　）

18. 脾之所以能统血，与脾为气血生化之源密切相关。 （　　）

19. 过度思虑既伤脾又伤心。 （　　）

20. 脾在液为涎，故涎液分泌多且口涎自出，表示脾气充盛。 （　　）

21. 情志活动异常，导致气机失调，也常影响肝的疏泄功能。 （　　）

22. 胆系疾病患者的情绪不舒畅，可引起肝失疏泄而加重病情。 （　　）

23. 肝的疏泄功能反映了肝的主升、主动的生理特点。 （　　）

24. 肝主疏泄，调畅气机，故呼吸是否和利与肝的关系最为密切。 （　　）

25. 肝的生理特点是主升主动，故肝气下降，可致不能升清或内脏下垂。 （　　）

26. 肝气郁结则头目胀痛，面红目赤。 （　　）

27. 肝的调节血量功能，依赖肝的藏血与疏泄功能间的协调平衡。 （　　）

28. 精神活动中，神与魂都是以血为其主要物质基础。 （　　）

29. 肾藏精，为脏腑阴阳之本，生命之源，故称肾为"后天之本"。 （　　）

30. 肾主闭藏的主要作用是将精气藏于肾，故"精气溢泻"属于病态。 （　　）

31. 《素问·上古天真论》记载：女子四七，肾气平均，真牙生而长极。 （　　）

32. 人体生长发育主要取决于脏腑之精的充盛与否。 （　　）

33. 脾为后天之本。因此，脾气的盛衰决定着机体的生、长、壮、老、已。 （　　）

34. 肾中精气的蒸腾气化主宰着整个水液代谢，特别是与尿液的生成和排泄相关。 （　　）

35. 人体抗病能力的强弱与肾精充足与否关系密切。 （　　）

36. 肾主纳气的功能，实际上是肾气的封藏作用在呼吸运动中的具体体现。 （　　）

37. 肾不纳气主要表现为呼气困难，呼多吸少。 （　　）

38. "肾者，作强之官，伎巧出焉"主要与肾藏精、主骨、生髓有关。 （　　）

39. 肾阳虚损，气化无权，既可致便秘，又可致泄泻。 （　　）

40. 肾的各种功能中，以肾藏精的功能最为重要。 （　　）

41. 太仓即脾。因脾为气血生化之源，以供机体营养之需，故称。 （　　）

42. "中精之府"即肾。由于肾藏精，为封藏之本，故称。 （　　）

43. "精汁"的化生和排泄，由肝的疏泄功能控制和调节。 （　　）

44. 大肠的传导变化作用，是对小肠泌别清浊功能的承接。 （　　）

45. 小肠受盛化物和泌别清浊的功能，实际上是脾胃升清降浊功能的具体体现。 （　　）

46. "利小便即所以实大便"，其原理在于膀胱能贮尿排尿。 （　　）

47. 小肠主津，而大肠主液。 （　　）

48. "孤脏"即三焦，是分布于胸腹腔中的一个大腑，在人体脏腑中，唯它最大。 （　　）

49. 奇恒之腑中除心包外，余皆无表里配合及五行配属。 （　　）

50. 心主持人的精神意识思维活动，故称其为"元神之府"。 （　　）

51. 冲、任二脉的盛衰，受"天癸"的调节。 （　　）

52. 脏与脏之间的关系，不能超越五行的生克乘侮范畴。 （　　）

53. 肾主纳气，是指肾有主持呼吸运动的作用。 （　　）

54. 心主血，肝藏血，临床上"心肝血虚"常同时并见。 （　　）

55. 心主血，肾藏精，故"心肾相交"又称"精血同源"。 （　　）

56. 肺主气，肝藏血，故二者主要表现于气和血的关系。 （　　）

57. 肝肾同源又称"乙癸同源"。 （　　）

58. 在五脏中，脾肾两脏与阳虚内寒的产生关系最为密切。 （　　）

59. 脾属阴土，故喜润而恶燥；胃属阳土，故喜燥而恶湿。 （　　）

60. 肾为水脏，主藏精，主津液，故喜润而不喜燥。 （　　）

61. 一般而言，病理上"脏病多虚，腑病多实"。 （　　）

62. 心阳必须与心阴相协调，才能使心脉畅通，心神清明。 （　　）

63. 肺喜润恶燥，故燥邪易伤肺津，导致咽干鼻燥、干咳少痰等症。 （　　）

64. 脾喜燥恶湿特性与脾运化水液的生理功能密切相关。 （　　）

65. 肝气升发有启迪诸脏生长化育、调畅气机的作用。 （　　）

四、名词术语解释

1. 藏象　　　2. 藏象学说　　　3. 心主通明　　　4. 心主血脉　　　5. 心主神明

6. 神　　　7. 心在体合脉　　　8. 心其华在面　　　9. 心在液为汗　　　10. 心开窍于舌

11. 心在志为喜　12. 华盖　　　13. 娇脏　　　14. 肺主气　　　15. 肺主呼吸之气

16. 肺主一身之气　17. 肺主通调水道　18. 肺为水之上源　19. 肺朝百脉　　20. 肺主治节

21. 金实不鸣　22. 肺在体合皮　23. 肺其华在毛　24. 气门　　　25. 鬼门

26. 玄府　　27. 肺开窍于鼻　28. 肺在液为涕　29. 肺在志为悲忧　30. 后天之本

31. 脾主运化　32. 运化水饮　33. 脾主升清　34. 脾主统血　35. 四末

36. 五神藏　37. 脾主为胃行其津液　　　38. 奇恒之腑　39. 脾主肌肉

40. 脾主四肢　41. 脾在志为思　42. 仓廪之官　43. 脾开窍于口　44. 脾其华在唇

45. 脾在液为涎　46. 肝藏血　47. 决渎之官　48. 肝为"血海"　49. 肝藏魂

50. 肝体阴而用阳　　　51. 肝主疏泄　52. 肝主升发　53. 肝为刚脏

54. 肝主筋　55. 将军之官　56. 罢极之本　57. 肝其华在爪　58. 肝开窍于目

59. 肝在液为泪　60. 肝在志为怒　61. 肾主藏精　62. 精（医学）　63. 先天之精

64. 后天之精　65. 天癸　66. 先天之本　67. 金破不鸣　68. 三余

69. 肾为胃之关　70. 肾主骨　71. 肾生髓　72. 命门　　73. 肾精

74. 肾气　75. 肾阴　76. 肾阳　77. 肾开窍于耳和二阴

78. 肾在志为恐 　79. 肾在液为唾 　80. 七冲门 　81. 飞门 　82. 户门

83. 吸门 　84. 贲门 　85. 幽门 　86. 阑门 　87. 魄门

88. 六腑以通为用 　89. 中精之府 　90. 腐熟 　91. 太仓

92. 胃气 　93. 小肠主液 　94. 大肠主津 　95. 孤腑 　96. 三焦气化

97. 上焦如雾 　98. 中焦如沤 　99. 下焦如渎 　100. 元神之府 　101. 肝肾同源

102. 心肾相交

参考答案

一、选择题

（一）A1 型题

1.D	2.C	3.C	4.C	5.A	6.B	7.B	8.B	9.A	10.E
11.D	12.C	13.E	14.C	15.C	16.B	17.C	18.B	19.B	20.C
21.E	22.B	23.B	24.B	25.D	26.C	27.A	28.D	29.B	30.B
31.C	32.D	33.C	34.C	35.B	36.D	37.D	38.D	39.D	40.D
41.A	42.D	43.D	44.A	45.C	46.A	47.B	48.B	49.D	50.A
51.C	52.A	53.D	54.D	55.D	56.D	57.A	58.B	59.C	60.A
61.A	62.D	63.A	64.B	65.B	66.A	67.B	68.D	69.C	70.D
71.B	72.C	73.B	74.C	75.C	76.D	77.B	78.B	79.B	80.A
81.E	82.D	83.D	84.C	85.A	86.B	87.B	88.B	89.B	90.C
91.D	92.D	93.C	94.C	95.C	96.A	97.A	98.A	99.A	100.A
101.A	102.E	103.E	104.B	105.A	106.C	107.E	108.C	109.E	110.E
111.E	112.D	113.C	114.D	115.C	116.D	117.E	118.D	119.B	120.A
121.E	122.C	123.C	124.A	125.B	126.E	127.E	128.E	129.A	130.A
131.A	132.D	133.C	134.E	135.B					

（二）A2 型题

1.D	2.A	3.D	4.B	5.C	6.E	7.C	8.E	9.E	10.D
11.A	12.B	13.D	14.B	15.A					

（三）B 型题

1.B	2.E	3.C	4.E	5.D	6.A	7.E	8.B	9.A	10.D
11.B	12.A	13.A	14.E	15.B	16.C	17.C	18.B	19.A	20.E
21.E	22.D	23.C	24.B	25.D	26.A	27.D	28.E	29.A	30.C

（四）X型题

1.ABE	2.BD	3.ABCE	4.ABCD	5.ACE	6.BDE	7.ABE
8.AE	9.AE	10.BD	11.ABCDE	12.ABCE	13.ACD	14.ABCDE
15.AC	16.ABCDE	17.ABDE	18.ABDE	19.ABDE	20.ABDE	21.ABCDE
22.ACE	23.ACDE	24.ABCE	25.ABCDE	26.ACD	27.ABCDE	28.ACD
29.BDE	30.ABCDE	31.ACDE	32.ABCDE	33.ABCDE	34.ABCE	35.AE
36.CD	37.ACD	38.BDE	39.ABD	40.BDE		

二、填空题

1.五脏　奇恒之腑　2.化生　贮藏精气　3.受盛　传化水谷　4.五脏功能系统观　五脏阴阳时空观　5.血脉　神明　6.笑不休　悲　7.通明　心火宜降　8.气和　荣卫　9.心　10.君主　神明　11.脉　舌　12.喜　汗　13.肺主气司呼吸　肺主通调水道　肺朝百脉　14.宣发　肃降　15.肺　16.魄　17.华盖　肺为娇脏　肺气宣降　肺喜润恶燥　18.呼吸功能　19.相傅　治节　20.皮　鼻　21.气　22.脾主升清　升举内脏　23.主运化　主统血　24.固摄　25.意　26.治中央　四时长四脏　27.肿　脾　28.贮藏血液　调节血量　防止出血　29.肝主疏泄　肝主藏血　30.肝主升发　肝为刚脏　31.调畅气机　32.心　肝　33.筋　目　34.掉眩　35.调节津液代谢相关脏腑功能　调节尿液的生成和排泄　36.肾主藏精　肾主水　肾主纳气　37.肾主蛰藏　肾水宜升　肾恶燥　38.蛰　封藏　精　39.肾　40.水　津液　41.胃　不利　42.主　根　43.肺　肾　44.齿　发　45.通　降　46.贮藏　排泄　决断　47.受纳　腐熟　胃主通降　喜润恶燥　48.上脘　贲门　49.下脘　幽门　50.受盛化物　泌别清浊　51.传导　52.贮存　排泄　53.癃　遗溺（尿）　54.运行津液　通行元气　55.雾　沤　渎　56.脑　57.元神　58.月经　孕育胎儿　59.心肝脾肾　冲任　60.肾　肺　61.后天　先天　62.阳　阴　63.飧泄　䐜胀　64.中正　决断　65.州都　津液　66.肾气盛　67.天癸至　阴阳和　68.视　步　69.精神乃居

三、判断题

1.×	2.×	3.×	4.√	5.√	6.×	7.×	8.×	9.√	10.×
11.√	12.√	13.√	14.√	15.√	16.×	17.×	18.√	19.√	20.×
21.√	22.√	23.√	24.×	25.√	26.×	27.√	28.√	29.√	30.×
31.×	32.√	33.√	34.√	35.√	36.√	37.√	38.√	39.√	40.√
41.×	42.×	43.√	44.√	45.√	46.×	47.√	48.√	49.×	50.×
51.√	52.√	53.×	54.√	55.√	56.×	57.√	58.√	59.×	60.√
61.√	62.√	63.√	64.√	65.√					

四、名词术语解释

1. 藏象即脏腑生理功能、疾病变化表现于外的征象及与自然界相通应的事物和现象。

2. 藏象学说是研究人体脏腑生理功能、疾病变化规律及相互关系的学说。

3. 心主通明指心脉以通畅为本，心神以清明为要。

4. 心主血脉指心气推动血液运行于脉中，流注全身，循环不休，发挥营养和濡润作用。

5. 心主神明指心具有主宰五脏六腑、形体官窍等生命活动和意识、思维等精神活动的功能。

6. 人体之神包括广义之神和狭义之神。广义之神，是整个人体生命活动的主宰和总体现；狭义之神，指人的意识、思维、情志等精神活动。

7. 心在体合脉指全身的血脉都属于心，心脏不停地搏动，推动血液在脉中循行，心和脉相互配合以完成血液的正常运行。

8. 心其华在面：华，外荣。全身气血皆上注于面，面部的色泽变化可以反映心血、心气的盛衰及其功能的强弱。

9. 心在液为汗：①心气、心血为汗液化生之源，津血同源，血汗同源。②因心主神志，精神情志引起的出汗与心直接相关，汗液的生成与排泄受到心神的调节。

10. 心开窍于舌又称舌为心之苗。心之经脉上通于舌，舌主味觉和语言的功能赖心主血脉及心藏神的荣养和支配，故称。

11. 喜是心对外界刺激应答而产生的良性情志反应。适度喜乐有益于心主血脉的功能。

12. 肺位于胸腔，覆盖五脏六腑，位置最高，有保护诸脏、抵御外邪的作用，故称肺为华盖。

13. 娇脏指肺。指肺清虚娇嫩，易受邪袭的生理特性。肺通过口鼻和皮毛直接与外界相通，不耐寒热，易被邪侵；且肺朝百脉，他脏之邪可通过经脉传至于肺，故称。

14. 肺主气是指人身之气均由肺所主持，包括主呼吸之气和一身之气。

15. 肺主呼吸之气指肺具有吸入自然界清气，呼出体内浊气的生理功能，为气体交换的场所，通过肺的宣发肃降，吸清排浊，吐故纳新，实现体内外气体交换，以维持人体生命活动。

16. 肺主一身之气指肺有主司一身之气的生成（尤其是宗气）和运行的功能。

17. 肺主通调水道指通过肺气宣发肃降对体内水液的输布、运行和排泄具有疏通和调节作用，又称"肺主行水"。

18. 肺为水之上源：由于肺为华盖，在五脏六腑中位置最高，参与调节全身的津液代谢，故称。

19. 肺朝百脉指全身的血液都通过经脉会聚于肺，经过肺的呼吸进行气体交换，而后输布于全身，即肺气助心行血的生理功能。

20.肺主治节指肺对气、血、津液的治理和调节作用。

21.金实不鸣指外邪袭肺，导致肺气宣降失常，壅滞不畅，影响及喉而声音嘶哑、重浊或失音。

22.肺在体合皮指肺宣散卫气和津液以濡养和滋润皮肤；皮肤汗孔可随肺气宣发肃降进行体内外气体交换，助肺司呼吸之功能。

23.肺其华在毛：肺输布精气，充养于皮肤之毛发，故其精气盛衰、功能强健与否可从毛发之荣枯反映出来。

24.气门即汗孔。汗孔不仅是排泄汗液的门户，又有配合肺气的宣降参与体内外气体交换的作用，故称。

25.鬼门即汗孔。鬼，古通魄，肺藏魄，肺气通于皮毛，汗从皮肤而出，称魄汗。汗孔则称为鬼门。

26.玄府是汗液排泄的孔道，又称气门、汗孔。因其细微幽玄不可见，故称。

27.肺开窍于鼻：肺通过鼻与自然界相贯通，肺之经脉与鼻相连，肺的生理病理状况可由鼻反映出来，而鼻通气与嗅觉必赖肺气的和利，故称。

28.肺在液为涕：涕由肺津所化，并有赖于肺气宣发至鼻窍，肺津肺气充足则鼻涕润泽鼻窍而不外流，故称。

29.肺在志为悲忧：悲忧为肺之精气化生而成，悲忧太过则耗肺气，肺气虚或肺气宣降失调则易产生悲忧情绪变化。

30.后天之本指脾（胃）。人出生之后，生命过程的维持和精气血津液等营养物质的化生均有赖于脾胃运化所化生的水谷精微，所以称脾（胃）为"气血生化之源""后天之本"。

31.脾主运化是指脾具有把水谷化为精微，将精微物质吸收并转输至全身的生理功能。

32.运化水饮指脾能够将水饮化为津液，并将其吸收、转输到全身脏腑、四肢百骸的生理功能。

33.脾主升清指脾具有将胃肠吸收的水谷精微上输于心、肺、头面，通过心肺的作用化生气血，以营养濡润全身的作用。

34.脾主统血指脾气有统摄血液运行于脉中，不使其逸于脉外的作用。

35.四末：四肢与躯干相对而言，是人体之末，故称四肢为四末。

36.五神藏即心、肺、肝、脾、肾。因心藏神，肺藏魄，肝藏魂，脾藏意，肾藏志，故称。

37.脾主为胃行其津液：食物经过胃肠消化吸收后，其水谷精微必经脾的转输和散精作用而上输于肺、心，以输布营养全身，故称。

38.奇恒之腑即脑、髓、骨、脉、胆、女子胞的总称。奇，异也。恒，常也。因其形似腑，为中空管腔或囊状器官；功能似脏，主藏精气而不泄，似脏非脏，似腑非腑，异于常态故名。

39.脾主肌肉指全身肌肉赖脾胃运化水谷精微的营养滋润,才能壮实丰满并发挥运动功能,故称。

40.脾主四肢:人体四肢需要脾胃运化水谷精微的营养滋润,活动才能轻劲有力。故称。

41.脾在志为思:思虑是以脾胃运化的水谷精微为物质基础,故称。

42.仓廪之官:仓廪,指贮藏粮食的仓库。仓廪之官,是言脾胃如同掌管国家粮库的官员,对饮食物有消化、吸收和转输作用。

43.脾开窍于口指脾气运化功能状态,可从食欲和口味的情况反映出来。脾气健运则饮食口味正常。

44.脾其华在唇:脾为气血生化之源,口唇受水谷精微及其化生气血的濡养,其色泽可以反映气血的盈亏、脾胃运化的强弱,故称。

45.脾在液为涎:涎为口津,是唾液中比较清稀的部分。由脾气布散脾精上溢于口而化生,可润口、助吞咽和消化,脾气固摄,使涎不外流,故称。

46.肝藏血是指肝有贮藏血液、调节血量和防止出血的功能。

47.决渎之官即三焦。因三焦有疏通水道、运行水液的功能,故称。

48.肝为"血海":因肝有贮藏血液和调节血量的功能,与女子月经有关,故称。

49.肝藏魂指肝主意识、思维活动以及梦幻活动。

50.肝主疏泄,其用属阳;又主藏血,其体为阴;肝主疏泄和藏血功能相互为用、相辅相成,故有"肝体阴而用阳"之说。

51.肝主疏泄指肝具有维持全身气机疏通畅达,通而不滞,散而不郁的生理功能。

52.肝主升发指肝气向上升动、向外发散,生机不息之性。肝气升发,有启迪诸脏生长化育、调畅气机的作用。

53.肝为刚脏:肝具有刚强、躁急的生理特性。肝内寄相火,主升、主动,阳气用事,故称。

54.肝主筋:筋附着于骨而聚于关节,主司关节运动。其运动强劲有力而灵活,须赖肝血和肝气的濡养,故称。

55.将军之官指肝。肝主疏泄而藏血,调和气血,刚柔相济,如同将军有勇有谋,故称。

56.罢极之本指肝。肝藏血而主筋,筋司运动。肝的疏泄和藏血功能正常,筋膜得肝之气血充养而强劲有力,能够耐受疲劳,故称。(①罢,读作bà,免去、消除之意;极,疲困之意。罢极,即消除疲劳。②罢,音义同疲。)

57.肝其华在爪:爪即爪甲。包括指甲和趾甲。爪甲赖肝气肝血的荣养,爪甲之荣枯可反映肝之精气的盛衰及其作用的强弱，故称。

58.肝开窍于目：肝的经脉上联于目系，目的视觉功能有赖于肝血的濡养和肝气的疏泄，故称。

59.肝在液为泪：泪由肝精、肝血经肝气疏泄至目而化生，有濡润眼球、保护眼睛的功能，故称。

60.肝在志为怒：怒以肝之气血为生理基础，肝之气血失调常可引起怒的情志改变。久怒则伤肝气，故称。

61.肾主藏精指肾具有贮存、封藏精气以主司人体的生长发育、生殖的生理功能。

62.广义之精，是构成人体和维持人体生长发育、生殖及脏腑功能活动的有形精微物质的统称（包括精、气、血、津液等）。狭义之精，是禀受于父母而贮藏于肾的、具有生殖繁衍作用的精微物质，又称生殖之精。

63.先天之精是生命的本原物质，受之父母，先身而生，是构成人体胚胎和繁衍后代的基本物质。

64.后天之精又称脏腑之精。是源于水谷，由脾胃化生的水谷精微及脏腑气化所生成的精微物质。

65.天癸是肾精充盈到一定程度而化生的促进生殖器官成熟，维持生殖功能的精微物质。

66.先天之本指肾。因肾藏先天之精，主生殖，为人体脏腑阴阳之本，生命之源，故称。

67.金破不鸣：各种内伤或过用，耗损肺津、肺气，喉失滋养或推动，发音失常，出现声音嘶哑、低微。

68.三余即爪为筋之余，发为血之余，齿为骨之余。

69.肾为胃之关：关，关卡。胃主饮食水谷的摄入，肾主司调节津液代谢的各个环节。肾如同胃之出口、关卡，故称。

70.肾主骨：因肾藏精，肾精具有生髓而充养骨骼的功能。骨的生理功能与肾精有密切关系，故称。

71.肾生髓：髓分骨髓、脊髓、脑髓，皆由肾中精气化生，故称。

72.命门：①《内经》谓"命门者，目也"。②自《难经》始，命门被赋予"生命之门"，它是先天之气蕴藏之所在，人体生化的来源，生命的根本。强调了肾阴肾阳在生命活动中的重要性。

73.肾精即肾所藏之精，包括先天之精和后天之精。

74.肾气即肾精所化生之气，亦指肾的功能活动。

75.肾阴又称元阴、真阴、真水，为人体阴液的根本，对机体各脏腑组织起着宁静、滋润和濡养作用。

76. 肾阳又称元阳、真阳、真火，为人体阳气的根本，对机体各脏腑组织起着推动、温煦、振奋的作用。

77. 肾开窍于耳和二阴：肾的经脉上络于耳，耳的听觉功能依赖肾中精气的充养，故称。二阴，即前后阴。前阴主生殖和排尿，后阴主排便，均赖肾中精气之气化方可正常进行，故称。

78. 肾在志为恐：恐为肾精、肾气对外在环境的应答而产生的恐惧、害怕的情志活动。肾气虚则易恐，大惊卒恐则伤肾气。

79. 肾在液为唾：唾为肾精所化，经肾之气化而出于舌下的液体，肾气封藏，可使唾不外逸，故称。

80. 七冲门：饮食物的消化吸收和排泄，须通过消化道的七道门户，称为"七冲门"。即唇为飞门，齿为户门，会厌为吸门，胃之上口为贲门，太仓下口为幽门，大小肠会为阑门，下极为魄门。

81. 飞门指口唇。"飞"与"扉"相通，即门扇，由于口唇像门扇一样自由开合，故称。

82. 户门即牙齿。户，即门户，引申为把守。因食物入口，必经齿之咀嚼才能下咽，故称。

83. 吸门即会厌。会厌是食管与气管的相会处，既是食物下达食管的必经之处，又是呼吸气体的门户，故称。

84. 贲门即胃之上口。贲，奔也，食物经食道下行，经贲门直奔胃中，故称。

85. 幽门即胃下口、小肠之上口。幽者，深也。食物入胃，经胃之受纳、腐熟，食糜必在胃中有一定时间的停留以利精微的吸收，然后再经此处下输小肠，故称。

86. 阑门即小肠下口与大肠上口相接处。阑，即遮拦，指饮食物中的精微物质于此得到阻拦，故称。

87. 魄门下极为魄门，即肛门。魄，古通粕。糟粕由此排出体外，故称。

88. 六腑以通为用：由于六腑传化水谷，需要不断地受纳、消化、传导和排泄，虚实更替，以保持六腑通畅，功能协调，故称。

89. 中精之府即胆。由于胆贮藏精汁，即胆汁，故名。

90. 腐熟是饮食物经过胃的初步消化，形成食糜的过程。

91. 太仓即胃。因饮食物入口，由胃接受并容纳于其中，故称。

92. 胃气：①指胃的生理功能。②脾胃功能的总体概括，又可称之为"中气"。③指代一身之正气。④脾胃的功能在脉象上的反映，即脉象和缓有力，谓之"有胃气之脉"。

93. 小肠主液：小肠在吸收水谷精微的同时，吸收大量津液的生理功能。故称。

94. 大肠主津指大肠接受食物残渣，吸收水分的功能。由于大肠参与体内的津液代谢，故称。

95.孤腑即三焦。三焦是分布于胸腹腔的一个大腑，在人体五脏六腑之中，唯其最大，无与匹配，故称。

96.三焦有疏通水道、运行津液的作用，以调节津液代谢平衡，称为"三焦气化"。

97.上焦如雾：雾，雾露。形容水谷精气轻清而弥漫的状态。指上焦心肺宣发卫气，敷布水谷精微，如雾露之灌溉。

98.中焦如沤：沤，沤渍。是对脾胃、肝胆等脏腑的消化饮食物的作用形象化的描写和概括，喻指中焦消化饮食物的作用，如发酵酿造之过程，故称。

99.下焦如渎：渎，沟渠。是对下焦大肠、肾和膀胱排泄糟粕和尿液的作用和形象化的描写和概括，喻指肾、膀胱、大肠等脏腑排泄二便的功能，如沟渠之通导。

100.元神之府即脑。脑为神明所处，人之灵机记性、思维语言、视、听、嗅等均为脑所主，故称。

101.肝藏血，肾藏精，肝肾精血同源、藏泄互用，阴阳互滋互制，故称肝肾同源，又称乙癸同源。

102.心五行属火，肾五行属水。心火下降，以资肾阳，温煦肾水，使肾水不寒；肾水上济，以滋心阴，制约心阳，使心火不亢。这种相互依存、相互制约的关系，维持了两脏之间生理功能的协调平衡，称为心肾相交，又称"水火既济"。

第四章　精气血津液神

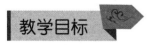

教学目标

1. 知识目标

（1）掌握人体之精的基本概念、代谢、功能。

（2）掌握人体之气的基本概念、生成、运行、功能及分类。

（3）掌握血的基本概念、生成、运行和功能。

（4）掌握津液的基本概念、代谢和功能。

（5）掌握神的基本概念、生成、功能和分类。

（6）熟悉精气血津液神之间的关系。

2. 能力目标

（1）对哲学中的精气与中医学的精气概念的源流关系有清晰认识。

（2）能够将气的作用落实到脏腑功能之中，明确气在中医学中的重要地位。

（3）能够用思维导图阐明精气血津液之间的关系。

（4）能够将本章内容与气、阴阳、藏象等理论相融合，使整体观念落到实处。

3. 素质与思政目标

（1）能够正确理解哲学精气与中医学精气的关系，加深对"天人合一"思维方式的认识。

（2）通过学习精气血津液神之间的关系，能够正确看待和处理人际关系，树立友爱互助的思想。

目标导学

生命活动离不开精、气、血、津液等基本物质。中医学认为，人体各脏腑功能活动需要消耗物质，同时又通过脏腑功能活动不断化生出这些生命所需的基础物质，并在此基础上化生神，从而在"形神合一"的过程中维持着生生不息的生命活动。

本章主要介绍了精、气、血、津液、神的概念、生成、运行、生理功能及其相互关系。学习中应注意以哲学思想为指导，并与脏腑功能活动相联系，从而全面理解与掌握本章的内容。

知识要览

第一节　精

一、人体之精的基本概念

精是构成和维持人体生命活动的最基本物质，是人体生命的本原。

1. 狭义之精　具有繁衍后代作用的生殖之精。

2. 广义之精　气、血、津液等人体一切精微物质。

二、人体之精的生成、贮藏和输泄

（一）精的生成

禀受于父母的先天之精及来源于吸入清气与水谷精微的后天之精相融合而生成。

（二）精的贮藏与输泄

1. 贮藏　先天之精主要藏于肾；后天之精化为各脏腑之精，还可充养先天之精。

2. 输泄　生殖之精有度施泄以繁衍生命；各脏腑之精，濡养脏腑，并化气以推动和调节其功能活动。

三、人体之精的功能

①繁衍生命；②生长发育；③濡养作用；④化生气血；⑤化神作用；⑥抗邪作用。

第二节　气

一、人体之气的基本概念

气是人体内活力很强、运行不息的极细微物质，是构成人体和维持人体生命活动的基本物质。

二、人体之气的生成

先天之气，与后天的水谷精气和自然界清气，通过肾、脾胃和肺等脏腑生理功能的综合作用而生成。

三、人体之气的运动与变化

1. 气的运动　气的运动称为气机。基本形式是升降出入。气的运动是人体生命活动的根本。

2. 气化　气的运动而产生的各种变化。气化是生命的基本特征之一。

四、人体之气的功能

1. 推动作用　体现于激发和促进：①人体的生长发育与生殖功能；②脏腑经络的生理功能；③精、血、津液的生成与运行；④兴奋精神活动。

2. 温煦作用　"气主煦之"。体温的恒定、脏腑经络等正常生理活动及精血津液的运行代谢，都与阳气的温煦作用密切相关。

3. 防御作用　护卫肌表，防御外邪，促进康复。

4. 固摄作用　固摄血液、津液、生殖之精等液态物质，防止无故丢失。

5. 中介作用　感应传导信息以维系机体整体联系。

五、人体之气的分类

（一）人身之气

与脏腑功能相联系，维持正常生命活动。

（二）元气、宗气、营气、卫气

1. 元气　人体生命活动的原动力，是人体最根本、最重要的气。生成于肾，补充于脾胃化生的水谷之精。以三焦为通路，循行全身。

2. 宗气　由谷气与自然界清气在胸中结合而成。宗气积聚之处称"气海"（上气海），又名膻中。功能：走息道推动呼吸，贯注心脉推动血行，下行于脐下丹田以资先天元气。

3. 营气　行于脉中而具有营养作用的气。化生血液，又称"营血""营阴""荣气"。

4. 卫气　行于脉外而具有保护作用的气。防御外邪、温养全身、调控腠理，又称"卫阳"。

（三）脏腑之气、经络之气

一身之气分布到某一脏腑或经络，即成为某一脏腑之气或经络之气。脏腑之气和经络之气推动和激发脏腑或经络的生理活动。

第三节 血

一、血的基本概念

行于脉中，循环流注于全身，具有营养和滋润作用的红色液态物质。

二、血的生成

由水谷之精化生的营气、津液和肾精为物质基础，主要依赖脾胃运化功能，并在肾肝、心肺等脏的配合作用下完成。

三、血的运行

（1）血在脉中循环运行，有赖于气的推动、温煦和固摄作用，脉道完好无损和通畅无阻。此外，还与血液的充盈程度、清浊状态及寒热病邪等影响有关。

（2）心气推动、肺气宣降、肝气疏泄是推动血液运行的重要因素，脾统血、肝藏血是固摄血液运行的重要因素。

四、血的功能

1.濡养　血液充盈，营养和滋润全身的功能正常，则面色红润，肌肉壮实，皮肤和毛发润泽，感觉灵敏，运动自如。

2.化神　血是机体精神活动的主要物质基础。血液充盛，则精神充沛，神志清晰，感觉灵敏，思维敏捷。

第四节 津液

一、津液的基本概念

津液是人体一切正常水液的总称。包括脏腑、形体、官窍的内在液体及其正常的分泌物。津，清稀、流动性大，分布于体表皮肤、肌肉和孔窍，并能渗入血脉，主要起滋润作用；液，稠厚、流动性小，灌注于骨节、脏腑、脑、髓等，主要起濡养作用。

二、津液的生成、输布和排泄

1.津液的生成　津液来源于饮食水谷，胃、小肠、大肠吸收的津液，依赖脾气的运化和转输作用布散到全身。

2.津液的输布　主要依靠脾气升清、散精，肺宣发肃降、通调水道，肾主水、主宰全身水液输布代谢的作用，以及肝调畅气机以行水，三焦决渎、通利水道等功能的协调配合来完成。

3.津液的排泄　主要通过尿液和汗液的排泄，呼气和粪便也可带走部分津液。其中，尿液是津液排泄的最主要途径。

三、津液的功能

1. 滋润濡养　津能滋润皮毛肌肉，和鼻、目、口、耳等官窍；液灌注濡养脏腑，充养骨髓、脊髓、脑髓，流注骨节，使关节滑利，屈伸自如。

2. 充养血脉　津液渗入血脉，化生血液，起濡养和滑利血脉作用。

第五节　神

1. 神的基本概念　广义之神，指人体生命活动的主宰及其外在总体表现表现的统称。狭义之神，指意识、思维、情志等精神活动。

2. 人体之神的生成　①先天之神称为"元神"，是神志活动的原动力，由先天精气所生，为生命之根本；②精、气、血、津液是神产生的物质基础；③五脏内藏精、气、血、津液，故五脏皆藏神。

3. 人体之神的功能　①主宰生命活动；②主宰精神活动；③调节精气血津液；④调节脏腑功能。

4. 人体之神的分类　①五神，即神、魂、魄、意、志，是对感觉、意识、思维等精神活动的概括；②情志，包括七情、五志，亦是精神活动的表现，属于神的范畴；③思维，思维活动，是对客观事物的整个认识过程，《灵枢·本神》概括为意、志、思、虑、智。

第六节　精气血津液神之间的关系

一、气与血的关系

（一）气为血之帅

1. 气能生血　营气直接参与血液的生成；脾胃、肾肝、心肺等脏腑的气化，促进血液化生。

2. 气能行血　气推动血在脉中运行，主要依赖于心气、肺气的推动及肝气的疏泄作用。

3. 气能摄血　脾气健旺，统摄有力，则血行于脉中而不逸出脉外。

（二）血为气之母

1. 血能养气　血对气具有化生作用。血为气的生成和功能活动提供营养。

2. 血能载气　血液是气的载体。气依附于血液而不致散失，赖血之运载而布于周身。

二、气与津液的关系

1. 气能生津　气是津液生成的物质基础和动力。

2. 气能行津　津液的输布和排泄有赖于气的升降出入运动。

3. 气能摄津　气可固摄津液，防止津液无故流失。

4. 津能生气　津液滋润和濡养脏腑，使脏腑功能健全，脏腑之气充足。

5. 津能载气　气的运行依附于津液。

三、精血津液之间的关系

1. 精血同源　精与血都由水谷精微化生和充养，两者互生互化，同主濡养和化神。水谷之精和肾精是血液化生的基础物质。血液充养脏腑可化生脏腑之精；血液滋养于肾，使肾精充实。

2. 津血同源　血和津液均由水谷精微所化生，两者互生互化，同具营养和滋润的功能。脉外之津液进入脉中则化为血，对于津亏者，不宜用伤血、破血等法，即"夺汗者无血"；血中之津液可渗出脉外，对于失血过多者，慎用汗法，即"夺血者无汗"。

四、精气神之间的关系

精气相关、精神互用、神气互生。形与神俱，即精气神合一，是生命活动的根本保证。

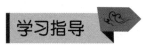
学习指导

一、本章需要掌握的内容

人体之精的基本概念、代谢、功能；人体之气的基本概念、生成、运行、功能及分类；血的基本概念、生成、运行和功能；津液的基本概念、代谢和功能；神的基本概念、生成、功能和分类。

学习中应注意以下几点：

1. 掌握概念　牢固掌握精、气、血、津液、神的基本概念及其生成、代谢、功能等基本内容。注意人体之精、人体之气与哲学中精气概念的区别，以及人体之精和人体之气的区别与联系等。

2. 分类理解　如气的分类，从生成来源上，可分为先天之气和后天之气，与肺、脾胃、肾关系最密切；从气的分布部位及功能特点上又可划分三个层次：第一层次是人的一身之气；第二层次是元气、宗气、营气和卫气；第三层次是脏腑之气和经络之气。学习中既要掌握各种气的共性特点，又要分别掌握它们的个性特点。

3. 注重关系 重视各种气之间的区别与联系，如元气与宗气、营气与卫气。重视精、气、血、津液、神与脏腑功能活动的关系，结合藏象相关内容前后联系，归纳总结，融会贯通。

二、本章需要熟悉的内容

精气血津液神之间的关系。

精、气、血、津液在脏腑功能活动和神的主导下，在生理上相互依存、相互转化；在病理上相互影响，关系密切。在学习中，应从生理、病理两方面去理解精气血津液神之间的相互联系。注意其与藏象、病机等内容之间的内在联系，全面、系统地理解和加深认识。精气血津液神之间的关系较为复杂，且牵涉临床病证，如"气为血之帅""血为气之母""夺汗者无血""夺血者无汗"等，可结合临证验案灵活掌握，并逐步参加临床实践，在实践中加深理解与应用。

本章属于本课程学习和考试的重点内容，尤其要重视对"气"这一节内容的掌握。本章涉及考试题型灵活，可以单选题、多选题、判断题、简答题等形式出现，也有结合相关知识的论述题或案例分析题，以考查识记、理解、辨析及综合应用能力。

重点难点释疑

1. 人体之精是如何贮藏的？

答：人体之精分藏于五脏，但主要藏于肾中。先天之精主要藏于肾，也有部分藏于其他脏腑中。后天之精源于水谷，化为脏腑之精，部分贮藏于肾中，不断充养先天之精。肾藏精，为"先天之本"，主要依赖肾气的封藏作用，使精藏肾中而不妄泄，保证肾精发挥各种生理功能。

2. 如何理解中医学关于气的理论与古代哲学气一元论的关系？

答：中医学关于气的理论，受到古代哲学气一元论的深刻影响，但其所论主要是人体之气，以及与自然界相关联的气，在研究对象和范围上与古代哲学气一元论有着显著的区别。

3. 怎样理解气化?

答:气化,是指通过气的运动而产生的各种变化。在中医学中,气化实际上是指人体之气的运动而引起的精气血津液等物质与能量的代谢过程,是生命最基本的特征之一,气化就是体内物质新陈代谢的过程,是物质转化和能量转化的过程。体内精气血津液各自的代谢及其相互转化,是气化的基本形式。具体地说:精、气、血、津液的生成与相互转化;饮食物转化为水谷精微和糟粕;水谷精微化生为气、血、津液;津液转化为汗液、尿液等,均属于气化的体现。

4. 营气和卫气有何异同?二者在生理上的联系如何?

答:二者均以脾胃化气的水谷精气为来源。营气为水谷精气中的精华部分所化生,其性柔顺,行于脉中,主内守而属阴;功能:营养全身,化生血液。卫气为水谷精气中的慓悍部分所化生,其性慓疾滑利,行于脉外,主卫外而属阳;功能:温养脏腑,护卫肌表。在生理上,二者阴阳相随,内外相资,运行协调,如环无端,维持正常的腠理开合、相对恒定的体温、昼精夜寐及防御外邪的能力。

5. "血气者,人之神"的主要含义是什么?

答:"血气者,人之神"是指血是人体精神情志活动的主要物质基础:血液与神志活动有密切关系,《内经》载:"血者,神气也""血脉和利,精神乃居"。

6. 治疗出血证时,为何应用补气药?

答:因为气能摄血。血液能正常循行于脉中离不开气的固摄作用。脾气充足,发挥统摄作用使血行脉中而不致逸出脉外,从而保证了血液的正常运行及其濡养功能的发挥。如若脾气虚弱,失去统摄,往往导致各种出血病变,因而治疗这些出血病变时,必须用健脾补气方法,益气以摄血。

7. 如何理解"精血同源"和"津血同源"?有何临床意义?

答:精、血、津液同为液态物质,皆由饮食水谷化生,均具有濡养、化气和化神等作用,因此,精、血、津液之间存在着相互资生和相互转化的关系。

例如精能化血,血能养精,精与血之间相互资生、相互转化称为"精血同源";津液与血液之间相互资生,相互转化,称为"津血同源"。病理上三者之间往往互相影响,一荣俱荣,一衰俱衰,临床表现为精血亏损和津枯血燥等病理变化。故治疗上常采取"滋补肝肾精血"治疗肝血不足与肾精亏虚病变;对失血伤津者常采用"补血生津润燥"之法。

基于津血同源和血汗同源，《内经》有"夺汗者无血，夺血者无汗"的告诫。即对于大汗伤津的患者，应慎用破血逐瘀之峻剂或放血疗法；失血或血虚的患者慎用发汗之重剂。

8. 人身之"三宝"对于人体生命活动的重要意义？三者之间的关系如何？

答：（1）人身之"三宝"即精、气、神。精是生命本原，是构成和维持人体生命活动的最基本物质；气是人体生命活动中活力很强的极细微物质；神是人体生命活动的主宰及其外在总体表现的统称。

（2）三者关系密切，主要体现在：①气能生精摄精；②精能化气；③精气化神。

（3）三者之间相互依存、相互为用，共同维持人体正常的生理活动，也是养生防病、延年益寿以及诊断治疗、推测病势的重要理论依据。

9. 水液停聚为患的病证在应用利水法的同时兼以行气，其理论依据是什么？

答：因为气能行津。气是津液在体内正常输布运行的动力，津液的输布、排泄等代谢活动离不开气的推动作用和升降出入的运动。如若气虚推动作用减弱，气化无力进行，或气机郁滞不畅，气化受阻，都可以引起津液的输布、排泄障碍，并形成痰、饮、水、湿等病理产物，病理上称为"气不行水"。因此，治疗水液停聚为患的病证时，常常将利水湿、化痰饮的方法与补气行气法同时并用。

测试练习

一、选择题

（一）A1 型题

1. 人体生命的本原是：

　　A. 先天之精　　B. 气　　　　C. 血　　　　D. 津液　　　　E. 神

2. 狭义的精主要指的是：

　　A. 人体之精　　B. 生殖之精　　C. 后天之精　　D. 水谷之精　　E. 各脏腑之精

3. 禀受于父母的原始生命物质，称为：

　　A. 生殖之精　　B. 先天之精　　C. 后天之精　　D. 脏腑之精　　E. 肾精

4. 与气的生成密切相关的脏是：

　　A. 心肝脾　　　B. 肺肝肾　　　C. 肺脾肾　　　D. 心肺肾　　　E. 肝脾肾

5. 下列哪项不属于气机失调：

    A. 气逆   B. 气陷   C. 气滞   D. 气虚   E. 气脱

6. 下列哪项属于气机失调：

    A. 气逆   B. 气陷   C. 气滞   D. 气结   E. 以上均是

7. 气的运动而产生的各种变化称为：

    A. 气机   B. 气化   C. 气逆   D. 气脱   E. 气闭

8. 人体之精的生理功能不包括：

    A. 繁衍生命   B. 温煦   C. 化血   D. 滋润濡养   E. 化神

9. 气不能外达而郁结闭塞于内，称为：

    A. 气逆   B. 气陷   C. 气闭   D. 气滞   E. 气脱

10. 气的运动受阻而不通畅，称为：

    A. 气机不畅   B. 气脱   C. 气闭   D. 气逆   E. 气虚

11. 生命过程最基本的特征是：

    A. 推动功能   B. 温煦功能   C. 固摄作用   D. 气化   E. 营养作用

12. 机体内物质转化和能量转化过程实际上是指：

    A. 气的推动作用 B. 气机   C. 气的防御作用

    D. 气的固摄作用 E. 气化

13. 一身气机的枢纽为：

    A. 脾胃   B. 心肾   C. 肺肝   D. 脾肾   E. 以上均非

14. 激发整个脏腑经络生理活动主要属于是气的哪种作用：

    A. 温煦作用   B. 推动作用   C. 防御作用   D. 固摄作用   E. 中介作用

15. 易于感冒，是气的什么功能减弱的表现：

    A. 推动作用   B. 温煦作用   C. 防御作用   D. 固摄作用   E. 中介作用

16. 体内液态物质的运行、输布和排泄，主要依赖气的哪些功能的配合：

    A. 推动与温煦 B. 防御与固摄 C. 推动与固摄 D. 中介与推动 E. 温煦与凉润

17. 出现恶寒喜暖，是气的哪一项功能失常：

    A. 推动作用   B. 温煦作用   C. 防御作用

    D. 固摄作用   E. 中介作用

18. 临床出现自汗、多尿、出血、遗精等症，是气的哪一项功能减退：

    A. 推动作用   B. 温煦作用   C. 防御作用

    D. 固摄作用   E. 中介作用

19. "气不足便是寒"是气的哪一项功能失常：

    A. 推动作用   B. 温煦作用   C. 防御作用   D. 固摄作用   E. 中介作用

20. 影响人体的生长发育或出现早衰，是气的哪一项功能减弱：

    A. 推动作用   B. 温煦作用   C. 防御作用   D. 固摄作用   E. 中介作用

21. 形成多种新陈代谢异常的病变，是气的哪一项功能失常：

    A. 推动作用   B. 温煦作用   C. 防御作用   D. 气机   E. 气化

22. 积于胸中、上走息道、下注气街的气是：

    A. 元气   B. 宗气   C. 营气   D. 卫气   E. 肺气

23. 对脏腑之气和经络之气起推动和调节作用的是：

    A. 元气   B. 宗气   C. 营气   D. 卫气   E. 中气

24. 推动人体生长发育及脏腑机能活动的气是：

    A. 元气   B. 宗气   C. 营气   D. 卫气   E. 动气

25. 具有温煦脏腑、润泽皮毛、控制汗孔开合等功能的气是：

    A. 元气   B. 宗气   C. 营气   D. 卫气   E. 肺气

26. 临床上，常从"虚里"处的搏动状况可以察其盛衰的气是：

    A. 中气   B. 营气   C. 卫气   D. 元气   E. 宗气

27. 何气的循行与人的睡眠有密切关系：

    A. 卫气   B. 宗气   C. 中气   D. 元气   E. 营气

28. 构成脏腑经络的最基本物质是：

    A. 中气   B. 营气   C. 卫气   D. 水谷精气   E. 脏腑经络之气

29. 与视、听、言、动的强弱关系最密切的气是：

    A. 元气   B. 卫气   C. 宗气   D. 谷气   E. 营气

30. 元气运行的主要通道是：

    A. 十二经脉   B. 奇经八脉   C. 血脉   D. 三焦   E. 肝

31. 具有司腠理开合功能的气是：

    A. 元气   B. 宗气   C. 营气   D. 卫气   E. 中气

32. 人体生命活动的原动力是：

    A. 营气   B. 卫气   C. 元气   D. 宗气   E. 谷气

33. 与肺主一身之气密切相关的是：

    A. 宗气   B. 谷气   C. 卫气   D. 元气   E. 营气

34. 与气虚关系最密切的两脏是：

    A. 心与肺   B. 心与脾   C. 肺与脾   D. 肺与肝   E. 肝与脾

35. "大气"是指：

    A. 元气   B. 宗气   C. 水谷之气

    D. 自然界的清气   E. 以上皆是

36. "上气海"是指：

    A. 息道   B. 膻中   C. 丹田   D. 心   E. 肺

37. 营气循行分布于何处：

    A. 贯注心肺   B. 行于脉外   C. 行于脉中   D. 下注气街   E. 布于肌肉

38. 昼行于阳，夜行于阴的气是：

    A. 元气   B. 真气   C. 营气   D. 卫气   E. 宗气

39. 《读医随笔》称为"动气"的是：

    A. 肾气   B. 元气   C. 宗气   D. 营气   E. 卫气

40. 先天之精化生的元气根于何处：

    A. 命门   B. 肝   C. 肺   D. 三焦   E. 脾胃

41. 营气与卫气的共同特点：

    A. 来源相同   B. 性质相同   C. 特点相同   D. 分布相同   E. 功能相同

42. 机体精神活动的主要物质基础是：

    A. 精   B. 气   C. 血   D. 津   E. 液

43. 《内经》强调血的生成与下列哪项关系最密切：

    A. 肝   B. 心   C. 脾胃   D. 肺   E. 肾

44. 化生血液的主要物质基础是：

    A. 后天之精   B. 元气   C. 脏腑之精   D. 水谷之精   E. 生殖之精

45. 与血的运行没有直接关系的脏是：

    A. 心   B. 肺   C. 脾   D. 肝   E. 心包

46. 推动血液运行的主要动力是：

    A. 心气   B. 肺气   C. 中气   D. 肝气   E. 脾气

47. 与血液运行关系最为密切的脏是：

    A. 心   B. 肺   C. 脾   D. 肝   E. 肾

48. 下列哪一项不是血液正常运行所必需的条件：

    A. 心气充沛   B. 血液充盈   C. 脉道通畅

    D. 三焦通利   E. 肺肝脾功能正常

49. 在机体内，除_____外，其他所有正常的液体都属于津液的范畴：

    A. 胃液   B. 肠液   C. 血液   D. 泪液   E. 唾液

50. 液的灌注部位，除下列哪一项外均是：

    A. 脏腑   B. 骨节   C. 孔窍   D. 脑   E. 髓

51. 下列不是津所布散的主要部位的是：

    A. 皮肤   B. 孔窍   C. 肌肉   D. 关节   E. 血脉

52. 与人体水液代谢关系最密切的脏腑是：

　　A. 肺　　　　　B. 脾　　　　　C. 肾　　　　　D. 三焦　　　　E. 膀胱

53. 津液输布的主要通道是：

　　A. 脉管　　　　B. 经络　　　　C. 腠理　　　　D. 三焦　　　　E. 分肉

54. 津液排泄途径中，起关键作用的是：

　　A. 汗　　　　　B. 尿　　　　　C. 粪　　　　　D. 呼气　　　　E. 以上均非

55. 下列哪一脏或腑与津液的生成关系不密切：

　　A. 脾　　　　　B. 胃　　　　　C. 肺　　　　　D. 小肠　　　　E. 大肠

56. 津液的输布主要依靠哪些脏腑的综合作用而完成：

　　A. 心肝脾肺三焦　　　　　B. 心肝脾肾三焦　　　　　C. 肺脾肾肝三焦

　　D. 心肝肺肾三焦　　　　　E. 肺脾肾心三焦

57. 与津液输布关系不甚密切的脏腑是：

　　A. 肝　　　　　B. 胃　　　　　C. 脾　　　　　D. 肺　　　　　E. 肾

58. 下列不属于津液排泄途径的是：

　　A. 汗　　　　　B. 尿　　　　　C. 粪　　　　　D. 呼气　　　　E. 呕吐物

59. 治疗大出血时，用益气固脱之法，其机制在于：

　　A. 气能生血　　B. 气能行血　　C. 气能摄血　　D. 血能载气　　E. 血能生气

60. 治疗血虚证时，常在补血药中配用益气之品的机制是：

　　A. 气能生血　　B. 气能行血　　C. 气能摄血　　D. 血能载气　　E. 血能生气

61. 治疗血瘀证时，常酌配补气、行气药物的依据是：

　　A. 气能生血　　B. 气能行血　　C. 气能摄血　　D. 血能载气　　E. 血能养气

62. 治疗出血证时用补气药物的机制是：

　　A. 气能生血　　B. 气能行血　　C. 气能摄血　　D. 血能载气　　E. 血能养气

63. 气逆导致吐血的生理学基础是：

　　A. 气能生血　　B. 气能行血　　C. 气能摄血　　D. 血能载气　　E. 血能养气

64. 大出血时往往导致气脱，其生理学基础是：

　　A. 气能生血　　B. 气能行血　　C. 气能摄血　　D. 血能载气　　E. 血能养气

65. 下列哪一项所论不妥：

　　A. 气虚则血少　　　　　B. 气旺则血充　　　　　C. 血虚则气少

　　D. 血足则气旺　　　　　E. 气不运则血不存

66. 与气能摄血最相关的脏是：

　　A. 心　　　　　B. 肝　　　　　C. 脾　　　　　D. 肺　　　　　E. 肾

67. 气与血的关系主要表现在：

A.先天与后天方面　　　　B.性状与分布方面　　　　C.生化与运行方面

D.功能与结构方面　　　　E.以上均非

68.临床上气的异常导致血的失常时,下述哪一项不妥?

A.血虚　　　B.血脱　　　C.血燥　　　D.血瘀　　　E.出血

69."吐下之余,定无完气"的理论根据是:

A.气能生津　　B.气能行津　　C.气能摄津　　D.津能载气　　E.以上均不是

70.临床上利水法常常与行气并用的理论依据是:

A.气能生津　　B.气能行津　　C.气能摄津　　D.津能载气　　E.以上均非

71.临床上治疗多汗、漏汗时,可采用补气之法,其机制在于:

A.气能行津　　B.气能摄津　　C.气能生津　　D.津能载气　　E.津能生气

72.下列哪一项不属于气不摄津的范畴:

A.多汗　　　B.多尿　　　C.漏汗　　　D.遗尿　　　E.遗精

73."见痰休治痰而治气"的理论基础是:

A.气能生津　　B.气能行津　　C.气能摄津　　D.津能载气　　E.津能生气

74.血和津液的共同功能是:

A.滋润和濡养作用　　　B.作为神志活动的物质基础　　　C.调节机体的阴阳平衡

D.排泄代谢产物　　　E.以上均非

75."夺血者无汗"的生理基础是:

A.肝肾同源　　B.乙癸同源　　C.津血同源　　D.精血同源　　E.以上均非

76.津液与血液之间互相资生、相互转化称为:

A.津血同源　　B.精血同源　　C.气血同源　　D.血汗同源　　E.肝肾同源

77.下面哪一项指的是"神之宅":

A.形体　　　B.脏腑　　　C.肾精　　　D.血脉　　　E.宗气

78."形之主"指的是:

A.脏腑　　　B.神　　　C.肾精　　　D.气　　　E.津液

79.了解脏腑精气充实与否的重要标志是:

A.气　　　B.血　　　C.神　　　D.津液　　　E.形体

80.下列何项为人体内物质新陈代谢的调控与主宰:

A.心　　　B.肾　　　C.神　　　D.血　　　E.气

81.生气之源指的是:

A.肝　　　B.心　　　C.脾胃　　　D.肺　　　E.肾

82.激发和促进脏腑经络生理机能的是:

A.气的推动作用　　　B.气的温煦作用　　　C.气的防御作用

D.气的固摄作用　　　　E.气的中介作用

83.清气与水谷之气结合关系到：

    A.元气的生成　　　　B.宗气的生成　　　　C.营气的生成

    D.卫气的生成　　　　E.中气的生成

84.连接"肺主呼吸"和"心主血脉"的中心环节是：

    A.经脉的相互连接　　B.气血的相互关系　　C.心主营，肺主卫的相互作用

    D.宗气的贯通和运行　E.津液的环流通畅

85.营气的分布特点是：

    A.上出息道，下走气街　B.熏于肓膜，散于胸腹　C.通过三焦，流行全身

    D.上荣头目，达于周身　E.与血同行，环周不休

86.与津液代谢关系最密切的是：

    A.肝脾肾的功能　　　　B.脾肺肾的功能　　　　C.心肝脾的功能

    D.脾肺心的功能　　　　E.肝肾脾的功能

87.五脏藏神，则肾藏：

    A.魂　　　　B.神　　　　C.意　　　　D.魄　　　　E.志

88.气随血脱的生理基础是：

    A.气能生血　B.气能行血　C.气能摄血　D.血能载气　E.血能养气

89.气虚引起血虚的理论基础是：

    A.气能生血　B.气能行血　C.气能摄血　D.血能载气　E.血能养气

90.广义之精包括：

    A.气　　　　B.血　　　　C.津液

    D.精、气、血、津液等　　E.精

91.构成胚胎的原始物质是：

    A.水谷精气　B.后天之精　C.先天之精　D.自然清气　E.脏腑之精

92.构成和维持人体生命活动的精微物质和生命繁衍的根源是：

    A.人体之精　B.津液　　　C.血　　　D.气、血、津液E.气

93.人体之精的生成与下列哪项关系密切：

    A.先天之精与水谷精微　B.吸入清气与水谷精微　C.水谷精微与五脏六腑之精

    D.先天之精、吸入清气和水谷精微　　　　E.先天之精与五脏六腑之精

94.后天之精是指：

    A.吸入清气与五脏六腑之精　B.吸入清气与水谷精微　　C.水谷精微与五脏六腑之精

    D.水谷精微与生殖之精　　　E.生殖之精与五脏六腑之精

95.由肾所藏先天之精化生的是：

    A. 营气   B.元气   C.宗气   D.中气   E.卫气

96.生殖之精的主体是：

    A. 先天之精   B.后天之精   C.水谷之精   D.脏腑之精   E.营养之精

97.具有遗传功能的是：

    A. 后天之精   B.先天之精   C.水谷之精   D.脏腑之精   E.营养之精

98.生命的原始物质是：

    A. 血   B.津液   C.精   D.气、血和津液E.气

99.先天之精源于：

    A. 后天之精   B.营养之精   C.水谷之精   D.脏腑之精   E.生殖之精

100.后天之精源于：

    A.先天之精   B.营养之精   C.水谷之精和清气

    D.脏腑之精   E.生殖之精

101.人体之精按其部位分，可分为：

    A.先天之精   B.后天之精   C.生殖之精   D.脏腑之精   E.营养之精

102.生殖之精化生与施泄主要依赖的是：

    A.肾精与天癸 B.肾阳推动   C.脾胃纳运   D.肝血充盈   E.肺气宣肃

103.维持人体相对恒定的体温，主要体现气的功能是：

    A.推动作用   B.温煦作用   C.防御作用   D.固摄作用   E.中介作用

104.防止体内液态物质无故丢失，主要体现气的功能是：

    A.推动作用   B.温煦作用   C.防御作用   D.固摄作用   E.中介作用

105.具有"贯心脉""行呼吸"作用的气是：

    A.心气   B.中气   C.宗气   D.营气   E.卫气

106.《素问·痹论》所谓"水谷之悍气"是：

    A.谷气   B.清气   C.宗气   D.营气   E.卫气

107.《素问·痹论》所谓"水谷之精气"是：

    A.谷气   B.清气   C.宗气   D.营气   E.卫气

108.生命活动的原动力是：

    A.元气   B.中气   C.宗气   D.营气   E.卫气

109.以先天精气为基础，根源于肾的气是：

    A.元气   B.中气   C.宗气   D.营气   E.卫气

110.具有固摄血液作用的是：

    A.元气   B.脾气   C.宗气   D.营气   E.卫气

111.在脉中运行迟缓涩滞，停积不行的血是：

A.血府   B.瘀血   C.离经之血   D.鲜血   E.以上都不是

112. 治疗自汗时，常配合补气药的理论依据是：

     A.气能生津   B.气能行津   C.气能摄津   D.津能载气   E.津能养气

113. "中焦受气取汁，变化而赤，是谓血"，强调血液生成的物质基础是：

     A.水谷之精   B.卫气   C.营气   D.肾精   E.自然界清气

114. 通过骨髓和肝脏作用而化生血液的物质基础是：

     A.水谷之精   B.津液   C.营气   D.肾精   E.自然界清气

115. 与血液生成关系最为密切的是：

     A.心   B.肺   C.脾   D.肝   E.胆

116. 与血液运行关系最为密切的是：

     A.心气   B.肺气   C.脾气   D.肝气   E.肾气

117. 与血的运行关系最不密切的是：

     A.心   B.肺   C.脾   D.肝   E.肾

118. 属于血的功能是：

     A.濡养化神   B.繁衍生命   C.固摄津液   D.防御外邪   E.维持体温

119. "肝受血而能视，足受血而能步，掌受血而能握，指受血而能摄"，说明血具有的功能是：

     A.濡养作用   B.化神作用   C.温煦作用   D.推动作用   E.固摄作用

120. 失眠健忘、多梦惊悸，是由于血的何种功能失常：

     A.濡养作用   B.化神作用   C.温煦作用   D.推动作用   E.固摄作用

121. 布散体表，渗入血脉，发挥滋润作用的是：

     A.气   B.水   C.精   D.津   E.液

122. 与津液生成最为密切相关的脏腑是：

     A.脾肺   B.脾胃   C.脾肾   D.肠胃   E.肺肾

123. 散精以输布津液的是：

     A.心气   B.肺气   C.脾气   D.肝气   E.肾气

124. 全身津液上下输布运行的通道是：

     A.胃   B.小肠   C.膀胱   D.大肠   E.三焦

125. "元神之府"指的是：

     A.脑   B.心   C.肾   D.肝   E.胆

126. 人体生理活动和心理活动的主宰是：

     A.精   B.气   C.血   D.津液   E.神

127. 在五神脏中，肝所藏的神是：

    A. 神   B. 魂   C. 魄   D. 意   E. 志

128. 在五神脏中，肺所藏的神是：

    A. 神   B. 魂   C. 魄   D. 意   E. 志

129. 在五神脏中，脾所藏的神是：

    A. 神   B. 魂   C. 魄   D. 意   E. 志

130. 气虚患者有时可见口鼻、唇舌、咽喉干燥等症状，其机制是：

    A. 津不养气   B. 津不载气   C. 气不生津   D. 气不行津   E. 气不摄津

131. 血虚者出现少气懒言、体倦乏力、头晕自汗等症状的原因是：

    A. 血不养气   B. 血不化神   C. 血不濡筋   D. 血不荣面   E. 血不化津

132. 精亏者出现失眠多梦、健忘等症状的原因是：

    A. 气不摄精   B. 血不生神   C. 精不养神   D. 津不载气   E. 气不化神

133. 脑力劳动过度后出现失眠多梦、健忘等症状的原因是：

    A. 血不养气   B. 血不养神   C. 津不养神   D. 气不化神   E. 气虚神少

（二）A2 型题

1. 某男，60 岁。因意外导致大出血，出现呼吸微弱，汗出不止，神识朦胧，面色苍白，脉微欲绝，考虑是：

    A. 气血两虚   B. 气虚血瘀   C. 血不养神   D. 气随血脱   E. 血不养气

2. 某女，50 岁。平素易感冒，活动则汗出过多，伴有神疲，乏力，主要是由于：

    A. 卫气虚弱   B. 营气虚弱   C. 宗气虚弱   D. 营卫不和   E. 肾气不足

3. 某男，75 岁。平素体弱，少气乏力，自汗出，伴有小便次数多，夜尿 3～5 次，主要是由于：

    A. 气失推动   B. 气失防御   C. 气失固摄   D. 气失温煦   E. 气失营养

4. 某女，65 岁。平素体弱，神疲乏力，畏寒肢冷，喜热饮，小便清长，大便稀薄，主要是由于：

    A. 气失推动   B. 气失防御   C. 气失固摄   D. 气失温煦   E. 气失营养

5. 某女，47 岁。平素体弱，一年前开始出现头晕眼花，面色萎黄，眼睑、口唇、指甲淡白，肌肉瘦削，皮肤干涩，肢体麻木，运动无力，主要是由于：

    A. 气虚   B. 血瘀   C. 血虚   D. 津亏   E. 精虚

（三）B 型题

    A. 脾胃   B. 肺   C. 心   D. 肝   E. 肾

1. 一身气机的枢纽是指：

2. 可以直接调节和影响全身气机的升降出入的是：

3. 可以疏通和调畅气机的是：

A.气机不畅 B.气滞 C.气逆 D.气陷 E.气脱

4.气的运动受阻,运动不利时,称为:

5.气的运动受阻较甚,在某些局部发生郁滞不通时,称为:

6.气的外出太过不能内守,称为:

A.气滞 B.气逆 C.气陷 D.气闭 E.气脱

7.气的由下向上运动太过,称为:

8.气的上升不及或下降太过,称为:

9.气的由内向外运动太过,称为:

A.推动作用 B.温煦作用 C.防御作用 D.固摄作用 E.气化

10.人的生长发育靠气的:

11.使津液变成汗、尿是气的:

12.多尿是与气的哪项功能失常有关:

A.推动作用 B.温煦作用 C.防御作用 D.固摄作用 E.调控作用

13.血液循行的动力是指气的:

14.防止津液无故丢失是指气的:

15.津液输布和排泄的动力是指气的:

A.元气 B.宗气 C.营气 D.卫气 E.中气

16.对脏腑的功能活动起激发、推动作用的是:

17.主司腠理开合的是:

18.能营养全身、化生血液的是:

A.元气 B.宗气 C.营气 D.卫气 E.中气

19.人体生命活动的原动力是指:

20.积于胸中之气称为:

21.水谷之悍气是指:

A.心 B.肝 C.脾 D.肺 E.肾

22.血液运行的动力主要在于:

23.能助心行血的是:

24.能固摄血液在脉中运行的是:

A.肝 B.心包 C.脾 D.肺 E.肾

25.津液的生成不足,主要责之于:

26.与尿液的生成和排泄关系最切的是:

27.与汗液的排泄关系最密切的是:

A.润泽肌肤 B.化生血液 C.温煦脏腑 D.充养脑髓 E.化生神志

28. 营气的作用是：

29. 津的生理功能是：

30. 液的生理功能是：

  A. 肺脾肾 B. 心脾肝肾 C. 心肺肝脾 D. 心肝肾 E. 心肺脾肾

31. 与气的生成关系最为密切的是：

32. 与血的运行关系最为密切的是：

33. 与津液的输布关系最为密切的是：

  A. 心 B. 肝 C. 肺 D. 肾 E. 脾胃

34.《内经》认为血液的生成与何项关系最为密切：

35. 津液的生成与何项关系最为密切：

36. 对津液的输布起主宰作用的是：

  A. 气虚血少 B. 气虚血瘀 C. 气虚出血 D. 气随血脱 E. 血虚气亏

37. 气生血功能失常可见：

38. 气行血功能失常可见：

39. 气摄血功能失常可见：

  A. 气虚 B. 气脱 C. 气滞 D. 气闭 E. 气逆

40. 血虚可导致：

41. 大失血时可导致：

42. 水液停滞可导致：

  A. 肝 B. 心 C. 脾 D. 肺 E. 肾

43. 称为生气之根的是：

44. 称为生气之源的是：

  A. 入 B. 降 C. 出 D. 升 E. 聚

45. 五脏中，肝的气机运动形式是：

46. 五脏中，脾的气机运动形式是：

  A. 气能生津 B. 气能行津 C. 气能摄津 D. 津能化气 E. 津能载气

47. 津液不足时，可出现少气懒言等症状，其理论依据是：

48. 剧烈吐泻之后，出现精神萎靡、肌肤湿冷、四肢厥逆、脉微欲绝等症状，其理论依据是：

（四）X 型题

1. 构成人体的基本物质是：

  A. 精 B. 气 C. 血 D. 津 E. 液

2. 精的生理功能：

　A.繁衍生命　　　B.濡养　　　　C.化血　　　　D.化气　　　　E.化神

3.生殖之精的化生与施泄有度，依赖于：

　A.天癸促发　　　B.肾气封藏　　C.肝气疏泄　　D.脾气运化　　E.以上都对

4.人体之精源于：

　A.肾精　　　　　B.先天之精　　C.后天之精　　D.脏腑之精　　E.生殖之精

5.影响血液运行的因素有：

　A.寒邪入侵　　　B.脉道通畅　　C.气的推动　　D.气的温煦　　E.气的固摄

6.与气的来源和生成有关的是：

　A.先天禀赋　　　B.后天饮食营养C.自然环境　　D.肺肾的功能　E.脾胃的功能

7.与气的生成密切相关的脏腑是：

　A.脾　　　　　　B.胃　　　　　C.肺　　　　　D.肾　　　　　E.三焦

8.人体气化失常，可影响到：

　A.精与血同源互化　　　　B.饮食物的消化吸收　　　C.汗液的排泄

　D.津液与血同源互化　　　E.大、小便的排泄

9.气机失调可导致：

　A.血液上逆　　　B.血液外逸　　C.血行迟缓　　D.津液停滞　　E.小便异常

10.气的固摄作用体现在：

　A.固摄血液　　　B.固摄汗液　　C.固摄唾液　　D.固摄二便　　E.固摄精液

11.气的分类依据是：

　A.基本含义　　　B.功能特点　　C.生成来源

　D.分布部位　　　E.历代医家的共识

12.与元气的生成密切相关的脏腑有：

　A.肺　　　　　　B.肾　　　　　C.脾　　　　　D.胃　　　　　E.三焦

13.宗气的盛衰关系到：

　A.呼吸的强弱　　B.血液的运行　C.视听的正常　D.腠理的开合　E.津液的布散

14.卫气的功能有：

　A.温分肉　　　　B.肥腠理　　　C.司开合　　　D.充皮肤　　　E.生津液

15.与血液的生成关系密切的是：

　A.心　　　　　　B.肝　　　　　C.脾　　　　　D.胃　　　　　E.肾

16.血液的化生是在哪几个脏腑的共同作用下完成的：

　A.脾胃　　　　　B.心　　　　　C.肺　　　　　D.肾　　　　　E.三焦

17.参与血液运行的脏腑组织有：

　A.心　　　　　　B.肺　　　　　C.肝　　　　　D.脾　　　　　E.脉

18. 血液运行必备的条件是：

    A. 营气充沛　　B. 津液滑利　　C. 血液充盈　　D. 脉道通畅　　E. 脏腑功能正常

19. 固摄血液的重要因素是：

    A. 心的主血　　B. 脾的统血　　C. 肝的藏血　　D. 肝的疏泄　　E. 肺朝百脉

20. 血的营养滋润的作用体现在：

    A. 面色红润　　B. 肌肉丰满壮实　　　　C. 皮肤润泽

    D. 毛发乌黑光泽　　E. 感觉和运动灵活自如

21. 津主要分布于：

    A. 血脉　　　　B. 肌肉　　　　C. 皮肤　　　　D. 脑髓　　　　E. 孔窍

22. 液主要灌注于：

    A. 骨节　　　　B. 脏腑　　　　C. 脑髓　　　　D. 肌肤　　　　E. 孔窍

23. 津液的生成、输布和排泄，依赖于气的：

    A. 推动作用　　B. 温煦作用　　C. 防御作用　　D. 固摄作用　　E. 气化

24. 与津液的生成有密切关系的是：

    A. 脾　　　　　B. 胃　　　　　C. 小肠　　　　D. 大肠　　　　E. 三焦

25. 参与津液输布的脏腑有：

    A. 肺　　　　　B. 脾　　　　　C. 肾　　　　　D. 肝　　　　　E. 三焦

26. 与津液的排泄有密切关系的是：

    A. 肺　　　　　B. 脾　　　　　C. 肾　　　　　D. 膀胱　　　　E. 三焦

27. 在津液代谢过程中，以哪三脏作用最为重要：

    A. 肺　　　　　B. 脾　　　　　C. 肾　　　　　D. 肝　　　　　E. 心

28. 津液的正常排泄途径是：

    A. 汗　　　　　B. 呼气　　　　C. 尿　　　　　D. 粪　　　　　E. 呕吐物

29. 津液的功能是：

    A. 润泽肌肤　　B. 滑利关节　　C. 充养脑髓　　D. 充养血脉　　E. 寓神养神

30. 神的具体体现有：

    A. 眼神　　　　B. 表情　　　　C. 言语　　　　D. 应答　　　　E. 神志

31. 神产生的物质基础是：

    A. 精　　　　　B. 气　　　　　C. 血　　　　　D. 津液　　　　E. 以上都对

32. "气随津脱"病理变化的形成原因包括：

    A. 剧烈呕吐　　B. 大量泄泻　　C. 大量饮水　　D. 过用发汗方法　　E. 过用下法

33. 人身之三宝是指：

    A. 精　　　　　B. 气　　　　　C. 血　　　　　D. 津液　　　　E. 神

34. 一身之气与邪气相对而言称为正气，具有哪些作用：

    A.防御　　　　B.抗邪　　　　C.调节　　　　D.康复　　　　E.出汗

35. 气化的具体体现有：

    A.精血互化　　B.精化为气　　C.精化为髓　　D.津血互化　　E.津化为汗

二、填空题

1. 精气血津液既是脏腑功能活动的_____，又是脏腑功能活动的_____。

2. 精藏于_____（脏），血藏于_____（脏）。

3. 《灵枢·平人绝谷》曰："血脉和利，_____乃居。"

4. 精是人体生命的_____，是_____的最基本物质。

5. 精能化神，精是神化生的_____。

6. 人体之精分藏于五脏中，但主要藏于_____中。

7. 人体之精除了具有繁衍生命的重要作用，还具有_____、_____、_____、_____、_____等功能。

8. 与气的生成关系密切的脏腑有_____、_____、_____、_____。

9. 人体之气生成的基本条件是_____和_____两个方面。

10. 气机升降之枢纽为_____。

11. "气机失调"中，气的上升太过或下降不及，称为_____；气不外达而结聚于内，称为_____或_____，甚则_____。

12. 气化的过程，实际上就是体内物质_____的过程。

13. 气的运动形式可以归纳为_____四种基本运动形式。

14. 气的运动称作_____。

15. 气的推动作用，指气具有_____、兴奋和_____的作用。

16. 气的防御作用，一方面可以_____，另一方面还可以_____。

17. 元气由_____化生，赖_____循行全身。

18. 宗气的主要功能，一是_____，二是_____，三是_____。

19. 宗气的盛衰，临床上常从_____处的搏动状况和_____测之。

20. 上气海是指_____，下气海是指_____。

21. 《素问·痹论》所谓"水谷之精气也"是指_____，"水谷之悍气也"是指_____。

22. 因为卫气的运行是_____、_____，所以和人的睡眠密切相关。

23. 《素问·金匮真言论》说："夫精者，_____也。"

24. 卫气的防御作用主要体现于_____、_____。

25. 宗气积聚之处，称为_____；测知宗气盛衰的部位，称为_____。

26. 生成血液的主要物质基础是_____和_____。

27. 血的正常运行，主要依赖气的_____、_____、_____作用的协调平衡。

28. 五脏相关功能中保障血液不致外逸的力量，具体体现在_____和_____两个方面。

29.《正体类要·扑伤之症治验寒药之非》："血得_____则行，得_____则凝。"

30.《难经·二十二难》指出："气主_____，血主_____。"

31. 津液之中，主要起滋润作用的为_____，主要起濡养作用的为_____。

32. 在水液代谢过程中，其本为_____，其标为_____。

33. 津液进入血脉之中，可化生血液，还起着_____的作用。

34. 气与血的关系，可概括为_____和_____。

35. 气对血的关系具体体现在_____、_____、_____三个方面。

36. 血对气的关系体现在_____、_____两个方面。

37. 血为气之母，包括_____和_____两个方面。

38. 精与血之间化源相同，又相互资生、相互转化的关系，称为_____。

39. 气为神志活动提供_____，神为气运动和变化的_____。

40. 神以精和气为物质基础，但神又能_____气_____精。

41. 营与血关系极为密切，可分而_____，常常_____并称。

42.《灵枢·本神》说："两精相搏谓之_____，随神往来者谓之_____，并精而出入者谓之_____。"

43.《灵枢·本神》说："所以任物者谓之心，心有所忆谓之_____，意之所存谓之_____，因志而存变谓之_____，因思而远慕谓之_____，因虑而处物谓之_____。"

三、判断题

1. 精气血津液是脏腑生理功能的产物，也是脏腑功能活动的物质基础。（　　）

2. 构成人体的基本物质，仅有气、血、津液三者。（　　）

3. 气的运动产生的变化称为气机。（　　）

4. 天气是指自然界之清气。（　　）

5. 气的固摄作用主要是固护体内的阴液。（　　）

6. 卫气属于先天之精气所化生。（　　）

7. 气化即指气的升降出入运动。（　　）

8. 精、血、津液的化生均离不开气化运动。（　　）

9. 五脏精气是精神情志活动的物质基础。（　　）

10. 后天之精气包括水谷精气和自然界的清气。（　　）

11. 脾胃为气机升降之枢纽。　　　　　　　　　　　　　　（　　）

12. 气的出入运动不及而结聚于内称为气滞。　　　　　　　（　　）

13. 元气根于肾，故元气的盛衰与脾胃无关。　　　　　　　（　　）

14. 元气中既有命门之水，又有命门之火。　　　　　　　　（　　）

15. 元气通过三焦而流布于全身。　　　　　　　　　　　　（　　）

16. 元气由肾中精气化生，靠水谷之精气的培育。　　　　　（　　）

17. 脏腑之气是指维持脏腑功能活动的物质基础。　　　　　（　　）

18. 宗气是由自然界清气和先天之精气结合而成。　　　　　（　　）

19. 具有行气血、行呼吸作用的气是营气。　　　　　　　　（　　）

20. 宗气的生成与心肺脾三脏密切相关。　　　　　　　　　（　　）

21. 脾肺的功能如何，直接关系到宗气的生成。　　　　　　（　　）

22. 营气和卫气的主要区别是营行脉中，卫行脉外。　　　　（　　）

23. 营气昼行于阳，夜行于阴，贯五脏而络六腑。　　　　　（　　）

24. 营气与卫气同源于水谷精气。　　　　　　　　　　　　（　　）

25. 以水谷精微为主要物质来源而生成的气只有营气。　　　（　　）

26. 生命物质中最基本、最重要的气是营气。　　　　　　　（　　）

27. 血是人体精神活动的主要物质基础。　　　　　　　　　（　　）

28. 脾统血和肝藏血是固摄血液的重要因素。　　　　　　　（　　）

29. 血和津液的生成与气的推动作用和气化作用密切相关。　（　　）

30. 血的生成与肺无关。　　　　　　　　　　　　　　　　（　　）

31. 血液归藏于肝，故称肝为血府。　　　　　　　　　　　（　　）

32. 宗气又名大气，积聚于膻中。　　　　　　　　　　　　（　　）

33. 营气和卫气正常协调，才能维持"昼精而夜寐"。　　　（　　）

34. 肾精化血，主要是通过骨髓和肝的作用来实现的。　　　（　　）

35. 仅依赖气的推动作用就能维持血液的正常运行。　　　　（　　）

36. 气的固摄作用关系到血和津液等液态物质的正常运行和排泄。（　　）

37. 因为气能行血，所以临床上治疗出血证时不能用补气药。（　　）

38. 人体内最基本、最重要的气是水谷精气。　　　　　　　（　　）

39. 一般而言，三焦与人体血液的正常运行无直接关系。　　（　　）

40. 气能摄血，就是气有防止出血的作用。　　　　　　　　（　　）

41. 气能摄津，就是气有防止出汗的作用。　　　　　　　　（　　）

42. 元气根源于肾。　　　　　　　　　　　　　　　　　　（　　）

43. 气主煦之，血主濡之。　　　　　　　　　　　　　　　（　　）

44. 津液的生成主要是靠小肠主液和大肠主津来实现的。 （ ）

45. 津液以三焦为通道而输布于全身。 （ ）

46. 气血津液各自的生成，均离不开水谷精气。 （ ）

47. 津与液相比较，稠厚者为津，清稀者为液。 （ ）

48. 血为气之母，就是血能载气。 （ ）

49. 耳之听力与肾精相关，与宗气无关。 （ ）

50. 津液是脾、胃、小肠与大肠的综合作用生成的。 （ ）

51. 津液的正常排泄途径是通过腹泻排出的。 （ ）

52. 心肺不仅参与血的生成，还能推动血的运行。 （ ）

53. 因血能生气，所以大出血时可导致气脱。 （ ）

54. 气不行水，可采用行气或补气法治疗。 （ ）

55. 因"血汗同源"，所以大出血的患者无汗出之表现。 （ ）

56. 脏腑的气机升降运动中，以肝肺肾最为重要。 （ ）

57. 气的防御作用正常，人就不易发病。 （ ）

58. 尿液的排泄虽与多个脏腑相关，但尤以膀胱最为重要。 （ ）

59. 津液含有丰富的营养物质。 （ ）

60. 机体的代谢产物通过汗、尿等方式排出体外。 （ ）

61. 体内的津液在气的固摄作用控制下而能正常地排泄。 （ ）

62. 气的固摄作用太过则月经闭止。 （ ）

63. 广义之精包括气、血、津液等人体一切精微物质。 （ ）

64. 精需贮藏于脏腑、形体、官窍之中，不可流动于脏腑、形体、官窍之间。 （ ）

65. 人体之精，以先天之精为本，赖后天之精的不断充养。 （ ）

66. 人体之精贮藏于脏腑身形中。 （ ）

67. 后天之精经由脾肺等转转输到各脏腑成为生殖之精。 （ ）

68. 后天之精是生命的本原物质。 （ ）

69. 人体之精以后天之精为本，赖先天之精的不断充养。 （ ）

70. 单纯肾精亏虚不会影响全身脏腑的生理功能。 （ ）

71. 人体之精具有抗邪作用。 （ ）

72. 中医学关于气的理论，在研究对象和范围上与古代哲学气一元论完全一致。 （ ）

73. 在中医学术语中，气在不同语境下表达相同的意义。 （ ）

74. 肾为生气之根，脾胃为生气之源，肺为生气之主。 （ ）

75. 五脏六腑、肌肤腠理，全身无处不有元气的分布。 （ ）

76. 某一脏腑的生理功能即某一脏腑之气的运动的具体体现。 （ ）

77. 津液的生成主要与肺脾肾的功能有关。 （　　）

78. 人体之神，仅指精神、意识和思维活动。 （　　）

79. 神依附于形体而存在，又主宰生命活动。 （　　）

80. 形神统一是生命存在的根本保证。 （　　）

81. 气虚可引起血虚或血瘀。 （　　）

82. 气虚患者并见崩漏，当采用补气行血的方法来治疗。 （　　）

83. 气虚日久出现津液不足之证，可采用补气生精的治疗方法。 （　　）

84. 剧烈吐泻者出现血瘀症状，宜用破血逐瘀之峻剂治疗。 （　　）

85. 老年白发或脱发，多通过补益精血的方法来治疗。 （　　）

四、名词术语解释

1. 精	2. 气	3. 气机调畅	4. 气机	5. 气化	6. 气海	7. 血
8. 元气	9. 宗气	10. 营气	11. 卫气	12. 荣气	13. 营血	14. 营阴
15. 卫阳	16. 息道	17. 气街	18. 虚里	19. 膻中	20. 津液	21. 血府
22. 谷气	23. 中气	24. 气逆	25. 气陷	26. 气滞	27. 气机失调
28. 气机不畅	29. 气闭	30. 气脱	31. 脏腑经络之气	32. 水谷悍气
33. 津血同源	34. 血汗同源	35. 气主煦之	36. 血主濡之
37. 气为血之帅	38. 血为气之母	39. 夺血者无汗
40. 夺汗者无血	41. 精血同源	42. 五神

参考答案

一、选择题

（一）A1 型题

1.A	2.B	3.B	4.C	5.D	6.E	7.B	8.B	9.C	10.A
11.D	12.E	13.A	14.B	15.C	16.C	17.B	18.D	19.B	20.A
21.E	22.B	23.A	24.A	25.D	26.E	27.A	28.E	29.C	30.D
31.D	32.C	33.A	34.C	35.B	36.B	37.C	38.D	39.C	40.A
41.A	42.C	43.C	44.D	45.E	46.A	47.A	48.D	49.C	50.C
51.D	52.C	53.D	54.B	55.C	56.C	57.B	58.E	59.C	60.A
61.B	62.C	63.B	64.D	65.E	66.C	67.C	68.C	69.D	70.B
71.B	72.E	73.B	74.A	75.C	76.A	77.A	78.B	79.C	80.C
81.C	82.A	83.B	84.D	85.E	86.B	87.E	88.D	89.A	90.D
91.C	92.A	93.D	94.B	95.B	96.A	97.B	98.C	99.E	100.C

101.D 102.A 103.B 104.D 105.C 106.E 107.D 108.A 109.A 110.B

111.B 112.C 113.A 114.D 115.C 116.A 117.E 118.A 119.A 120.B

121.D 122.B 123.C 124.E 125.A 126.E 127.B 128.C 129.D 130.C

131.A 132.C 133.B

（二）A2型题

1.D 2.A 3.C 4.D 5.C

（三）B型题

1.A 2.B 3.D 4.A 5.B 6.E 7.B 8.C 9.E 10.A

11.E 12.D 13.A 14.D 15.A 16.A 17.D 18.C 19.A 20.B

21.D 22.A 23.D 24.C 25.C 26.E 27.D 28.B 29.A 30.D

31.A 32.C 33.A 34.E 35.E 36.D 37.A 38.B 39.C 40.A

41.B 42.C 43.E 44.C 45.D 46.D 47.D 48.E

（四）X型题

1.ABCDE 2.ABCDE 3.ABCDE 4.BC 5.ABCDE 6.ABCDE 7.ABCD 8.ABCDE

9.ABCDE 10.ABCDE 11.BCD 12.BCD 13.ABC 14.ABCD 15.ABCDE 16.ABCD

17.ABCDE 18.CDE 19.BC 20.ABCDE 21.ABCE 22.ABC 23.ABDE 24.ABCD

25.ABCDE 26.ACD 27.ABC 28.ABCD 29.ABCD 30.ABCDE 31.ABCDE 32.ABDE

33.ABE 34.ABCD 35.ABCDE

二、填空题

1.产物 物质基础 2.肾 肝 3.精神 4.本原 构成人体和维持人体生命活动 5.物质基础 6.肾 7.濡养 生长发育 化生气血 化神 抗邪 8.肾 脾胃 肺 9.物质来源充足 脏腑功能正常 10.脾胃 11.气逆 气郁 气结 气闭 12.代谢 13.升降出入 14.气机 15.激发 促进 16.防邪入侵 驱邪外出 17.肾中精气 三焦 18.走息道以行呼吸 贯心脉以行气血 沿三焦下行资先天元气 19.虚里 脉象 20.膻中 丹田 21.营气 卫气 22.昼行于阳 夜行于阴 23.身之本 24.护卫肌肤体表 防御外邪入侵 25.（上）气海（或膻中） 虚里 26.营气 津液 27.推动 固摄 温煦 28.脾统血 肝藏血 29.温 寒 30.煦之 濡之 31.津 液 32.肾 肺 33.滋润濡养 34.气为血之帅 血为气之母 35.气能生血 气能行血 气能摄血 36.血能载气 血能养气 37.血能养气 血能载气 38.精血同源 39.物质基础 主宰 40.驭 统 41.不可离 营血 42.神 魂 魄 43.意 志 思 虑 智

三、判断题

1.√ 2.× 3.× 4.√ 5.√ 6.× 7.× 8.√ 9.√ 10.√

11.√ 12.× 13.× 14.√ 15.√ 16.√ 17.√ 18.× 19.× 20.×

21. √　22. ×　23. ×　24. √　25. ×　26. ×　27. √　28. √　29. √　30. ×
31. ×　32. √　33. √　34. √　35. ×　36. √　37. ×　38. ×　39. √　40. √
41. ×　42. √　43. √　44. ×　45. √　46. √　47. ×　48. ×　49. ×　50. √
51. ×　52. √　53. ×　54. √　55. √　56. √　57. √　58. ×　59. √　60. √
61. √　62. ×　63. √　64. √　65. √　66. √　67. ×　68. ×　69. ×　70. ×
71. √　72. ×　73. ×　74. √　75. √　76. √　77. √　78. ×　79. √　80. √
81. √　82. ×　83. ×　84. ×　85. √

四、名词术语解释

1. 精是指禀受于父母的生命物质与后天水谷精微及吸入的清气相结合而形成的一种精华物质，是人体生命的本原，是构成和维持人体生命活动的最基本物质。

2. 气是构成人体和维持人体生命活动的、不断运动着的、具有很强活力的极精微物质。

3. 气机调畅是对气的升降出入运动平衡协调的生理状态的描述。

4. 气的升降出入运动称为气机。

5. 气化指通过气的运动而产生各种变化。具体指人体内精气血津液各自的新陈代谢及其相互转化，是生命的基本特征之一。

6. 气海指宗气在胸中积聚之处，又称膻中。

7. 血是行于脉中的具有丰富营养的红色液态样物质，是构成人体和维持人体生命活动的基本物质之一。

8. 元气由肾精化生，是人体生命活动的原动力，是人体最基本、最重要的气，又称原气、真气。

9. 宗气是由水谷精气与自然界清气相结合而积于胸中的气，有推动血行和促进呼吸等作用，又称动气、大气。

10. 营气指由饮食水谷所化生的精气，行于脉内，具有化生血液、营养周身的功能，又称荣气、营阴。

11. 卫气是饮食水谷所化生的悍气，行于脉外，具有温煦、司汗孔开阖、护卫肌表、防御外邪的气，又称卫阳。

12. 荣气即营气，因其富有营养，能使机体荣润、光泽，故称。

13. 因营气与血共行于脉中，可分而不可离，故常营血并称。

14. 营阴即营气，因营气清柔和顺，主内守，与卫气相对而言属阴，故称。

15. 卫阳即卫气，因卫气慓悍滑疾，主卫外，与营气相对而言属阳，故称。

16. 息道指呼吸的通道，是宗气所过之处。

17. 气街：①气冲穴别名；②经络之气通行的径路；③指腹股沟动脉处。

18. 虚里又名胃之大络，位于左乳下心尖搏动处，在此可测知宗气的盛衰。

19. 膻中：①指两乳中间的部位，是宗气所聚之处，又称气海；②指心包；③穴位名，在任脉上，两乳头正中。

20. 津液指机体一切正常水液的总称，是构成人体和维持人体生命活动的基本物质之一，包括津和液两部分。

21. 血府即脉，因脉为血行之道，有防止血液逸出的功能，故称。

22. 谷气指水谷精气，是人赖以生存的基本要素。

23. 中气即中焦之气，因脾胃位居中焦，故中气主要指脾胃之气。

24. 气逆指气的上升运动太过或下降运动不及所引起的病理状态。

25. 气陷指气的下降运动太过或上升运动不及所引起的病理状态。

26. 气滞指气的运动受阻较甚，在某一局部郁滞不通的病理状态。

27. 气机失调指气的运动阻滞，升降出入运动之间平衡失调。

28. 气机不畅指气的运动受阻而不畅通。

29. 气闭指气的外出运动受阻而出现突然闭厥的病理状态。

30. 气脱指气的外出运动太过以致气不内守而外脱，出现机体功能突然衰竭的病理状态。

31. 脏腑经络之气是人身之气在形成了脏腑经络等形体结构之后，便藏于其中，变为各脏腑经络之气。其是构成脏腑经络的基本物质，也是维持脏腑经络生理活动的物质基础。

32. 水谷悍气指卫气，其来源于水谷，因其性慓悍滑疾，故称。

33. 津血同源：津液与血液都来源于水谷精微，而且能相互资生、相互转化，故称。

34. 血汗同源：汗为津液所化，而津液与血同源于水谷精微且相互化生，津血既同源，血汗亦同源。

35. 气主煦之指阳气有温煦人体的作用，故称。

36. 血主濡之：血有滋润和营养全身的作用，故称。

37. 气为血之帅是气对血的关系的概括，主要体现在气能生血、行血、摄血三个方面。

38. 血为气之母是血对气的关系的概括，主要体现在血能载气、养气两个方面。

39. 夺血者无汗指对于失血或血虚的患者，不宜采用汗法治疗。

40. 夺汗者无血指对于汗多津伤的患者，不宜采用放血疗法及破血、逐血之峻剂。

41. 精与血皆由水谷精微化生，来源相同；彼此之间互相资生，相互转化，即藏于脏腑中的精可融入血脉中而为血，血脉中的血液输送到脏腑中也可充养脏腑之精。精与血之间的化源相同而又相互资生的关系，称为"精血同源"。

42. 五神即神、魂、魄、意、志，是对感觉、意识、思维等精神活动的概括。

第五章　经络

教学目标

1. 知识目标

（1）掌握经络的概念、经络系统的组成。

（2）掌握十二经脉的走向交接规律、分布规律、表里关系、流注次序。

（3）掌握奇经八脉的概念、主要生理功能；督脉、任脉、冲脉、带脉的循行和基本功能。

（4）掌握经络的生理功能。

（5）了解经别、别络、经筋、皮部的基本概念。

（6）了解阴跷脉、阳跷脉、阴维脉、阳维脉的循行路线和基本功能。

（7）了解经络学说的临床应用。

2. 能力目标

（1）掌握十二经脉的循行规律，理解十二经脉与十二脏腑、十二时辰的对应关系，进一步认识中医学天人合一观念。

（2）能够将经络理论与藏象学说结合起来，深刻理解经络在构建人体有机整体中的重要作用。

（3）能够比较区分正经与奇经，同时把握其生理联系。

3. 素质与思政目标

（1）讲解经络学说的发现与起源，感悟中医整体思维方式和先贤的智慧。

（2）介绍中国针灸走向世界的过程与现状，增强文化自信与民族自豪感。

（3）介绍杨继洲等针灸医家的医德思想，培养学生的医德修养。

目标导学

　　经络学说是中医学理论体系中的重要内容，是古代医家在医疗实践中对人体生命活动规律的一个重要发现。经络将人体内外上下连成统一的有机整体，通过信息传递、整体调节使机体保持协调平衡。

本章从经络的概念、经络系统的组成、经络的循行以及经络的生理功能等方面，介绍了中医学有关经络的基本理论知识。

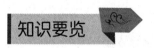
知识要览

第一节 经络学说概述

一、经络的基本概念

（一）经络概念

经络，是经脉和络脉的总称，是运行全身气血，联络脏腑形体官窍，沟通上下内外，感应传导信息的径路，是人体结构的重要组成部分。

（二）经脉与络脉

1. 经脉 经，路径。经脉是主干，以纵行为主，有一定的循形路径，多循行于深部。

2. 络脉 络，网络。络脉是分支，纵横交错，网络全身，深浅部皆有。

二、经络学说的形成

将解剖、医学、生活、哲学相结合，通过对经络感传现象和循经病理现象的整体观察，对针刺主治作用的反复验证而形成，是古人长期医疗实践的总结。《黄帝内经》的成书，奠定了经络学说和整个中医学理论体系的基础。

三、经络系统的组成

由经脉、络脉及其连属部分组成。

（一）经脉

经脉是经络系统的主干，包括十二经脉、奇经八脉和十二经脉附属部分。

1. 十二经脉（十二正经） 包括手足三阴经和手足三阳经，十二正经是气血运行的主要通道。

2. 奇经八脉 即督脉、任脉、冲脉、带脉、阴跷脉、阳跷脉、阴维脉、阳维脉，具有统率、联络和调节十二经脉中气血的作用。

3. 十二经脉附属部分 包括十二经别、十二经筋、十二皮部。十二经别是从十二经脉别出的重要分支，具有加强十二经脉表里两经在体内的联系和补充十二正经的作用。十二经筋是十二经脉之气濡养筋肉骨节的体系，是附属于十二经脉的筋膜系统。十二皮部是十二经脉功能活动反映于体表的部位。

（二）络脉

络脉是从经脉中别出的分支，有别络、浮络和孙络之分。

1.十五别络　是十二经脉和任、督二脉各自别出之络与脾之大络的总称，又称"十五络脉"。是络脉中较大者，具有加强十二经脉中表里两经在体表的联系和统领一身阴阳诸络的作用。

2.浮络　是循行于人体浅表部位且常浮现的络脉。其分布广泛，起着沟通经脉、输达肌表的作用。

3.孙络　是最细小的络脉，属络脉的再分支，分布全身，难以计数，具有"溢奇邪、通荣卫"的作用。

第二节　十二经脉

一、十二经脉的名称

十二经脉由手足、阴阳、脏腑三部分而组成，命名原则如下（表5-1）：

1.上为手，下为足　手经行于上肢，足经行于下肢。起于或止于手的经脉，称"手经"；起于或止于足的经脉，称"足经"。

2.内为阴，外为阳　分布于四肢内侧面的经脉，属"阴经"，分别为太阴、厥阴、少阴；分布于四肢外侧面的经脉，属"阳经"，分别为阳明、少阳、太阳。

3.脏属阴，腑属阳　阴经隶属于脏，阳经隶属于腑。

表5-1　十二经脉名称及分类表

	阴经（属脏、内侧）	阳经（属腑、外侧）	循行部位	
手	手太阴肺经	手阳明大肠经	上肢	前缘
	手厥阴心包经	手少阳三焦经		中线
	手少阴心经	手太阳小肠经		后缘
足	足太阴脾经 *	足阳明胃经	下肢	前缘
	足厥阴肝经 *	足少阳胆经		中线
	足少阴肾经	足太阳膀胱经		后缘

*注：在足背和小腿下半部，肝经在前缘，脾经在中线；至内踝尖上八寸交叉之后，脾经在前缘，肝经在中线。

二、十二经脉的走向交接规律

1.十二经脉的走向规律　手三阴从胸走手，手三阳从手走头，足三阳从头走足，足三阴从足至腹（胸）。

2.十二经脉的交接规律　相为表里的阴经与阳经在四肢末端交接；同名的手足阳经在头面部交接(头为诸阳之会)；足、手阴经在胸部交接。

三、十二经脉的分布规律

十二经脉左右对称分布于人体两侧，每条经脉虽有迂回曲折，或交叉出入，但基本上为纵行，或自上而下，或由下而上。

1.头面部的分布　手足六阳经均行经头面部。阳明经行于面部、额部；太阳经行于面颊、头顶、头后部；少阳经行于头两侧部。

2.四肢部的分布　手经行于上肢，足经行于下肢；阴经行于内侧面，太阴在前，厥阴在中，少阴在后；阳经行于外侧面，阳明在前，少阳在中，太阳在后。

3.躯干部的分布　手三阴经均从胸部行至腋下，手三阳经行于肩部和肩胛部。足三阳经中阳明经行于胸腹面，太阳经行于背腰面，少阳经行于侧面。足三阴经均行于腹胸面。十二经脉在腹胸部的分布规律，自内向外依次为足少阴肾经、足阳明胃经、足太阴脾经和足厥阴肝经。

四、十二经脉的表里关系

十二经脉的阳经与阴经之间，通过经脉与脏腑的属络关系，以及经别和别络的相互沟通作用，组成六对"表里相合"关系（表5-2）。

表5-2　十二经脉表里关系表

表	手阳明大肠经	手少阳三焦经	手太阳小肠经	足阳明胃经	足少阳胆经	足太阳膀胱经
里	手太阴肺经	手厥阴心包经	手少阴心经	足太阴脾经	足厥阴肝经	足少阴肾经

五、十二经脉的流注次序

十二经脉气血循环贯注，始于肺、终于肝，复注于肺，首尾相贯，如环无端。十二经脉循环是气血循环流注的主要途径（图5-1）。

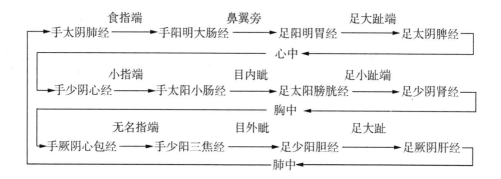

图 5-1 十二经脉气血流注次序图

六、十二经脉的循行部位

略。

第三节 奇经八脉

奇经八脉是督脉、任脉、冲脉、带脉、阴跷脉、阳跷脉、阴维脉、阳维脉的总称，亦称"奇经"。其循行分布没有规则，与五脏六腑没有直接的属络联系，相互之间也没有表里关系，是异于十二正经而别道奇行的八条经脉。

一、奇经八脉的走向和分布特点

督脉、任脉、冲脉皆起于胞中，同出会阴而异行，称为"一源而三歧"：督脉行于腰背正中；任脉行于胸腹正中；冲脉与足少阴肾经相并上行，环绕口唇。带脉起于胁下，绕行腰间一周。阴维脉起于小腿内侧，至咽喉与任脉会合；阳维脉行于足跗外侧，至项后与督脉相会。阴跷脉行于足跟内侧，至目内眦与阳跷脉会合；阳跷脉起于足跟外侧，于项后会合足少阳胆经。

二、奇经八脉的主要生理功能

1. 密切十二经脉的联系　与十二经脉交叉相接，有联系、补充十二经脉和统率有关经脉气血、协调阴阳的作用。

2. 调节十二经脉气血　奇经八脉具有蓄溢和调节十二经气血的作用。

3. 与某些脏腑关系密切　与肝、肾等脏及脑、髓、女子胞等奇恒之腑有较为密切的联系。

三、奇经八脉各自的生理功能

1. 督脉　行于背部正中线，调节阳经气血，为阳脉之海；与脑、髓、肾有密切联系。

2. 任脉　行于腹部正中线，调节阴经气血，为阴脉之海；主胞胎，与女子月经来潮及妊养、生殖功能有关。

3. 冲脉　行于人体前后上下，能容纳和调节十二经脉及五脏六腑之气血，故有"十二经之海"和"五脏六腑之海"之称；调节女子月经及孕育，又称为"血海"。

4. 带脉　约束纵行诸经；主司妇女带下。

5. 阴阳跷脉　主肢节运动，司眼睑开合。

6. 阴阳维脉　阴维脉维络诸阴，阳维脉维络诸阳。

第四节　经别、别络、经筋、皮部

一、十二经别

十二经别又称"经别"，是从十二经脉别行分出，深入躯体深部，循行于胸腹及头部的支脉。

1. 十二经别的循行分布特点　十二经别的循行分布特点可用"离、入、出、合"加以概括。每一对相表里的经别组成一合，十二经别分手足三阴、三阳，组成六对，称为"六合"。

2. 十二经别的生理功能　十二经别循行布散范围较广，到达某些十二经脉没有到达的部位，因此，在生理、病机、诊断与治疗等方面都有一定应用。

（1）加强十二经脉表里两经在体内的联系。

（2）加强足三阴、足三阳经脉与心脏的联系。

（3）加强十二经脉和头面部的联系。

（4）扩大十二经脉的主治范围。

二、十二经筋

十二经筋是十二经脉之气结聚散络于筋肉骨节的体系，是附属于十二经脉的筋膜系统。

1. 十二经筋的循行分布特点　十二经筋的循行特点可以用"结、聚、散、络"加以概括。即十二经筋起于四肢末端，盘旋结聚于关节，布于胸背，终于头身。

2. 十二经筋的生理功能　十二经筋多附于骨和关节，具有约束骨骼、主司关节运动的功能。

三、十二皮部

十二皮部是十二经脉功能活动反映于体表的部位，也是络脉之气在皮肤所散布的部位。皮部位于人体最浅表部位，与外界直接接触，并依赖布散于体表的卫气，发挥其抗御外邪的作用。

四、十五络脉

十五络脉，又称"十五别络"，即十二经脉和任脉、督脉各自别出一络与脾之大络的总称。再加胃之大络，又称为"十六络"。

十五络脉是络脉的主体，对全身无数细小的络脉起着主导作用。从别络分出的细小络脉称为"孙络"，分布在皮肤表面的络脉称为"浮络"。

1. 十五络脉的循行分布特点　十二经脉的别络从肘膝关节以下分出后，阴经的别络均络于阳经，阳经的别络均络于阴经。别络循行于四肢，或上行头面，或进入躯干，与内脏有某些联系，但均没有固定的属络关系。

2. 十五络脉的生理功能

（1）加强十二经脉表里两经在体表的联系。

（2）加强人体前、后、侧面联系，统率其他络脉。

（3）渗灌气血以濡养全身。

第五节　经络的生理功能和应用

一、经络的生理功能

1. 沟通联系作用　①脏腑与体表的联系；②脏腑与官窍之间的联系；③脏腑之间的联系；④经脉之间的联系。

2. 运行气血作用　经脉作为运行气血的主要通道而具有运输气血的作用，络脉作为经脉的分支而具有布散和渗灌经脉气血到脏腑形体官窍及经络自身的作用。

3. 感应传导作用　感应传导，是指经络系统具有感应及传导各种信息的作用。如对经穴刺激引起的感应及传导，又称为"针感""经络感传""经络现象"，《内经》称为"气至"，即"得气"，表现为局部有酸、麻、重、胀、寒、热等特殊的感觉，有时还会沿一定线路传导。

4. 调节功能平衡　经络系统通过其沟通联系、运输气血作用及其经气感应和传导信息的作用，对各脏腑形体官窍的功能活动进行调节，使人体复杂的生理功能相互协调，维持阴阳动态平衡状态。

二、经络学说的临床应用

1. 阐释病机变化 在疾病状态下，经络是病邪由表及里、体内病变反映于体表、脏腑病变传变的途径。

2. 指导疾病诊断 根据经脉的循行部位和所属络脏腑的生理特点来分析各种临床表现，可推断疾病发生在何经、何脏、何腑，并且可根据症状的性质和先后次序来判断病情的轻重及发展趋势。

（1）循经诊断：根据疾病表现的症状和体征，结合经络循行分布部位及其属络脏腑进行的诊断。

（2）分经诊断：根据病变所在部位，详细区分疾病所属经脉进行诊断。

3. 指导疾病治疗

（1）指导针灸、推拿治疗：针灸、推拿疗法是以经络学说作为理论基础的常用治病保健方法。

（2）指导药物治疗：中药口服和外用治疗，以经络为通道，以气血为载体，通过经络的传输，到达病所而发挥治疗作用。

学习指导

一、本章需要重点掌握的内容

经络的概念及经络系统的组成。十二经脉的名称；十二经脉的走向与交接规律；十二经脉的表里关系；十二经脉的气血流注次序；十二经脉的分布规律。奇经八脉的基本概念；督脉、任脉、冲脉、带脉的循行和基本功能。在学习中对于需要熟记的内容，可在理解的基础上找出规律，重点掌握各自的概念和功能，避免死记硬背。

二、本章需要熟悉的内容

经络的生理功能，十二经脉的重要交接点，正经与奇经的区别和联系。在学习中，除了要掌握经络的基本概念，经络系统的组成和功能以外，更要注重与"藏象"章节中所学内容相参照，以便更好地理解脏腑及经络的生理、病理。

本章在考试中的题型以单选题、多选题、填空题、判断题、名词术语解释等为主。重点在于把握基本的识记要点。

重点难点释疑

1. 什么是经络？人体的经络系统由哪些部分组成？

答：经络是经脉和络脉的总称，为人体运行气血、联络脏腑、沟通内外、贯穿上下的径路。经脉是经络系统的主干；络脉是经脉的分支。经络系统由经脉、络脉组成。经脉包括十二经脉、奇经八脉，以及附属于十二经脉的十二经别、十二经筋、十二皮部；络脉包括十五络脉和浮络、孙络等。

2. 何谓经脉、络脉？两者在分布上有何特点？

答："经"，有路径、途径之意，经脉是经络系统的主干。"络"，有联络、网络之意，络脉是经脉的分支。经脉多以纵行为主，循行于较深的部位，有一定的循行路径；络脉纵横交错，网络全身，深浅部位皆有分布。

3. 简述经络系统的组成。

答：经络系统由经脉、络脉组成。经脉是经络系统的主干，包括十二经脉、奇经八脉，以及附属于十二经脉的十二经别、十二经筋、十二皮部；络脉是经脉的分支，包括十五络脉和浮络、孙络。

4. 试述经络学说的形成与阴阳五行学说之间的关系。

答：经络学说的形成离不开阴阳五行学说的渗透。如十二经脉分手足三阴三阳经，奇经八脉的阴阳维脉、阴阳跷脉，均符合阴经行于体表内侧，阳经行于体表外侧的分布规律；十二经脉的阴阳表里配属关系、经穴的命名及"五输穴"的临床应用等，均有阴阳五行理论贯穿其中。

5. 试述十二经脉的命名依据。

答：十二经脉中每一经脉名称，都是据其分布于手足内外、所属脏腑和阴阳属性而命名的。主要行于上肢，起于或止于手的经脉称手经；主要行于下肢，起于或止于足的经脉称足经。分布于四肢内侧面的为阴经，阴经隶属于脏；分布于四肢外侧面的为阳经，阳经隶属于腑。按阴阳三分法，一阴分为太阴、厥阴、少阴三阴，一阳分为阳明、少阳、太阳三阳。太阴、阳明经在四肢内外之前缘，厥阴、少阳经在四肢内外之中线，少阴、太阳经在四肢内外之后缘。

6. 十二经脉的走向规律是什么？

答：手三阴经起于胸中，循上肢内侧走向手指端；手三阳经起于手指端，循上肢外侧，走向头面部；足三阳经起于头面部，下行经躯干循下肢外侧，走向足趾端；足三阴经起于足趾端，经下肢内侧走向腹部、胸部。

7. 试述十二经脉的交接规律。

答：①相为表里的阴经与阳经共6对，均在四肢末端交接。其中相为表里的手三阴经和手三阳经交接在上肢末端（手指），相为表里的足三阳经和足三阴经交接在下肢末端（足趾）。②同名的手、足阳经有3对，都在头面部交接：手足阳明经在鼻翼旁，手足太阳经在目内眦，手足少阳经在目外眦。③足、手阴经，又称"异名经"，有3对，交接部位均在胸部内脏：足太阴经注心中而交手少阴，足少阴注胸中而交手厥阴，足厥阴注肺中而交手太阴。

8. 十二经脉表里关系如何？有何意义？

答：十二经脉有六对表里经：即手足阳明和太阴相表里，手足少阳和厥阴相表里，手足太阳和少阴相表里。相表里的阴经属脏络腑，相表里的阳经属腑络脏。表里两经生理上的联系可促进相表里的脏腑在功能上的协调配合，在病理上也可相互影响，治疗时可脏实者泻其腑、腑虚者补其脏，或交叉取相表里两经的腧穴。

9. 十二正经在头面部的分布规律如何？

答：十二正经中六条阳经均行经头面部：阳明经行于面部、额部；少阳经行于头两侧；太阳经行于面颊部、头顶和后头部。十二正经中部分阴经或其分支可上达头面部，如足厥阴经达目系，与督脉会于巅顶。

10. 十二正经在四肢部的分布规律如何？

答：十二正经在四肢部的分布特点是：阴经行内侧面，一般太阴经在前，厥阴经在中，少阴经在后，唯足厥阴经和足太阴经在内踝尖上八寸以下交换位置，变成厥阴经在前，太阴经在中。阳经行外侧面，阳明经在前，少阳经在中，太阳经在后。

11. 试述循行于胸腹面的经脉自内向外的次序。

答：循行于胸腹面的经脉自内向外依次为：任脉（中线），足少阴肾经，足阳明胃经，足太阴脾经和足厥阴肝经。

12. 试述十二经脉气血流注的具体次序。

答：十二经脉气血流注的次序是：起于手太阴肺经，依次流注手阳明大肠经、足阳明胃经、足太阴脾经、手少阴心经、手太阳小肠经、足太阳膀胱经、足少阴肾经、手厥阴心包经、手少阳三焦经、足少阳胆经，最后传至足厥阴肝经，复再回到手太阴肺经，首尾相贯，如环无端。

13. 比较十二正经与奇经八脉的异同。

答：同：正经、奇经均属经脉，除带脉外，均纵行于人体较深部位。异：十二正经是人体气血运行的主要通道，其命名有手足三阴、三阳的区别。十二正经的循行有一定的起止部位和交接顺序，在肢体的分布及走向有一定的规律，与脏腑有直接的属络关系，彼此之间也有表里关系。在躯干胸腹面、背面及头面、四肢、均是左右对称地分布于人体两侧，每侧十二条；左右两侧经脉，除特殊情况外（如手阳明大肠经在面部走向对侧），一般不走向对侧。奇经与脏腑没有直接的属络关系，相互之间也无表里关系，除任脉、督脉之外，均无本经专属腧穴，都不参与十二经气血周流循环。

14. 奇经八脉如何调节十二经脉气血？

答：奇经八脉具有蓄溢和调节十二经气血的作用。当十二经气血有余时，就会流入奇经，蓄以备用；当十二经脉气血不足时，奇经中所涵蓄的气血则溢出补充十二经气血，以维持十二经气血的相对恒定。

15. 奇经八脉的主要功能是什么？

答：奇经八脉的主要功能有：①密切十二经脉的联系。奇经八脉在分布过程中与十二经脉交叉相接，加强十二经脉之间的联系，补充十二经脉循行分布的不足，而且将部位相近、功能相似的经脉联系起来，达到统率相关经脉气血、协调阴阳的作用。②调节十二经脉气血。奇经八脉对十二经气血进行涵蓄和溢出式的双向调节，十二经气血满溢则流入奇经，十二经气血不足时，奇经气血溢入十二经给予补充。③与某些脏腑关系密切。奇经八脉与肝、肾等脏以及脑、髓、女子胞等奇恒之腑有较为密切的联系。如督脉的"入颅络脑""行脊中""属肾"。任、督、冲脉同起胞中，相互交通等。

16. 奇经八脉在走向和分布上有何特点？

答：奇经八脉的走向和分布特点有四个方面：①除带脉外，均自下向上走行；②奇经八脉纵横交错地循行分布于十二经脉之间，但上肢没有奇经的分布；③冲（除小部分外）、任、督、带四脉都是单行一条。督、任、冲三脉皆起于胞中，称为"一源而三歧"：督脉行于后正中线，上至头面；任脉行于前正中线，上抵颏部；冲脉行于腹胸部、脊柱前及下肢内侧。带脉横行腰腹；④阴阳跷脉和阴阳维脉分布左右对称：阳跷脉行于下肢外侧、腹胸侧后及肩、头部；阴跷脉行于下肢内侧、腹胸及头目。阳维脉行于下肢外侧、肩和头项；阴维脉行于下肢内侧、腹部和颈部。

17. 督脉的功能有哪些?

答：督脉的主要功能有：①调节阳经气血，为"阳脉之海"，对全身阳经气血起调节作用。②络肾通髓达脑。督脉循行贯脊络脑，又络肾，与脑、髓、肾关系密切，可反映脑、髓、肾的生理功能和病理变化。病理上，"脊强反折""脊强而厥"以及精冷不育和阳虚不孕等生殖系统疾患与督脉有关，常可从督脉论治。

18. 任脉、冲脉与女子月经及孕育功能有何联系?

答：女子月经来潮及孕育功能，皆以血为基础。冲脉、任脉起于胞中，任脉为妇人生养之本；冲脉分布广泛，为"十二经脉之海"，又为"血海"，女子月经来潮及妊娠与冲任二脉气血盛衰密切相关。冲、任脉气血旺盛下注于胞中，或泻出为月经，或妊娠时以养胎，若冲、任脉气血不足或通行不利，则会发生月经不调、绝经或不孕。临床上治月经病及不孕症，多以调理冲任二脉为要。

19. 简述阴阳跷脉的生理功能。

答：阴阳跷脉的生理功能有：①主司下肢运动：阴阳跷脉分起于足内外踝下，从下肢内外侧分别上行头面，具有交通一身阴阳之气和调节肢体肌肉运动机能，主要使下肢运动灵活跷捷；②司眼睑开合：阴阳跷脉交会于目内眦，阳跷主一身左右之阳，阴跷主一身左右之阴，阳气盛则瞋目，阴气盛则瞑目，故阴阳跷脉有司眼睑开合、濡养眼目的功能。

20. 简述阴阳维脉的生理功能。

答：阴维脉与手足三阴经交会，最后合于任脉，有维系全身阴经的作用；阳维脉与手足三阳经相交，最后合于督脉，阳维有维系全身阳经的作用。

21. 经别如何加强十二经脉表里两经在体内的联系?

答：十二经别进入体腔后，表里两经的经别是相并而行的，大多数经别都循行于该经脉所"属络"的脏腑，特别是阳经经别全部联系到与本经有关的脏与腑；浅出体表时，阴经经别又都合入阳经经别，一起注入体表的阳经，加强了十二经脉表里经之间的关系。

22. 经别如何加强十二经脉与头面部的联系?

答：十二经脉中的六条阳经分布于头面部，而十二经别中六条阳经及六条阴经的经别均上达头面部。如足三阴经的经别合于阳经后上行头部；手三阴经的经别经喉咙上达头面部，并在喉咙、耳后完骨、目内眦等处合于相表里的阳经经别，从而加强了十二经脉对头面部的联系。

23. 经筋有何生理功能?

答：经筋是十二经脉经气结、聚、散、络于筋肉、关节的体系，经筋附于骨和关节，具有约束骨骼、主司关节运动的功能。此外，经筋还布满躯干和四肢的浅部，延伸十二经脉在体表的循行，加强经络系统对肢体的连缀作用，并对脏腑与周身组织起到一定保护作用。

24. 皮部有何生理功能?

答：皮部是十二经脉及其所属络脉在体表的分区，受到十二经脉及其络脉气血的濡养滋润。皮部位于人体最浅表部位，与外界直接接触，依赖布散于体表的卫气，发挥抗御外邪的作用。

25. 别络有何生理功能?

答：别络的生理功能有：①加强十二经脉中表里两经在体表的联系。十二经脉的别络行于身体的浅表部位，在肘膝关节下分出后，走向相表里的经脉，阴经之别络走向阳经，阳经之别络走向阴经。②加强人体前、后、侧面联系，统率其他络脉。十二经脉的别络，其脉气汇集于十二经的"络穴"；督脉别络散布背部、头部，并于太阳；任脉别络散布于腹部；脾之大络散布于胁部。故别络可加强十二经脉及任督二脉与躯体组织的联系，尤其加强人体前后侧面的联系。③渗灌气血以濡养全身。经脉中的气血，通过别络的渗灌作用，注入孙络、浮络，并逐渐扩散到全身起濡养作用。

26. 经络的生理功能有哪些?

答：①沟通联系作用：沟通脏腑与体表、官窍以及脏腑之间，经脉之间联系的作用；②运行气血作用：经脉是运行气血的主要通道，络脉作为经脉的分支可以布散和渗灌经脉气血到脏腑形体官窍及经络自身；③感应传导作用：经络之气感应传导信息和治疗刺激，从而调整疾病虚实；④调节功能平衡：双向调节人体机能，维持阴阳动态平衡。

27. 试述经络的沟通联系作用的具体表现。

答：经络在人体内所发挥的沟通作用是多方位、多层次的，主要表现为：①脏腑与体表的联系。主要是通过十二经脉内属外连作用，使外周体表的筋肉、皮肤、肢节等与内在脏腑相互沟通联系。②脏腑与官窍之间的联系。由于十二经脉内属于脏腑，在循行分布过程中，又经过口、眼、耳、鼻、舌及二阴等官窍，使体内脏腑通过经络与官窍相互沟通而成为一个整体。③脏腑之间的联系。通过经脉属络脏腑关系，某些经脉循行过程中联系多个脏腑，多条经脉同达一脏等渠道，以及经别的补正经之不足，构成了脏腑之间多种联系。④经脉之间的联系。如十二经络的衔接流注、交叉、交会；表里经、同名经和异名经之间相互贯通，内部气血相互交流；经别、别络的加强表里经关系；奇经八脉和十二经脉纵横交错，相互联系；无数络脉的网络沟通等。

28. 如何理解经络的感应传导作用？

答：感应传导，是指经络系统具有感应及传导针灸或其他刺激等各种信息的作用，是通过运行于经络之中的经气对信息的感受、负载作用而实现的。各种治疗刺激及信息，可以随经气到达病所，起到调整治疗作用。内脏功能活动或病机变化的信息，亦可由经络中的经气感受，并沿经脉、络脉、经筋、皮部等传达于体表，反映出不同的症状和体征。

29. 如何理解经络调节人体功能平衡的作用？

答：经络系统通过其沟通联系、运输渗灌气血作用及其经气的感受、负载信息的作用，对各脏腑形体官窍的功能活动进行调节，使人体复杂的生理功能相互协调，维护阴阳动态平衡状态。经络的调节作用，是一种良性、双向性调节，通过经穴配伍和针刺手法以激发经气，扶正祛邪，调畅气血，调节阴阳，促使人体机能活动恢复平衡协调，达到治疗疾病的目的。

30. 试述外邪通过经络由表传里的过程。

答：经络是外邪由表传里的途径。由于经络内属于脏腑，外布于肌表，当体表受到病邪侵袭时，可通过经络由表及里，由浅入深，从皮毛、孙脉、络脉、经脉，逐次向里传变而波及脏腑。

31. 何谓"引经报使"？其理论基础是什么？

答："引经报使"理论是以经络学说为依据，在药物归经基础上创立的一种用药组方理论。引经，即指某些药物能引导其他药物选择性地治疗某经、某脏的病。如头痛证，病在阳明经，用白芷；病在太阳经，用羌活；病在少阳经，用柴胡等。报使相当于药引，因方剂不同而分别选用。如以姜为引，取其走表祛寒。

32. 举例说明经络学说对方剂组成的指导意义。

答：方剂是临床针对疾病证候性质，按照君、臣、佐、使组方原则，配伍而成的中药处方。经络学说也是指导方剂组成的主要理论之一。如张元素所创的"九味羌活汤"，为分经论治的代表方剂。

测试练习

一、选择题

（一）A1 型题

1. 经络系统中，与脏腑有直接络属关系的是：

　　A. 奇经八脉　　B. 十二经别　　C. 十五别络　　D. 十二经筋　　E. 十二经脉

2. 经络系统中，"内属于腑脏，外络于肢节"的为：

　　A. 经别　　　　B. 经筋　　　　C. 正经　　　　D. 奇经　　　　E. 别络

3. 大多循行于人体深部，且有一定循行径路的是：

　　A. 络脉　　　　B. 孙络　　　　C. 浮络　　　　D. 别络　　　　E. 经脉

4. 具有联缀四肢百骸、主司关节运动作用的是：

　　A. 经别　　　　B. 经筋　　　　C. 皮部　　　　D. 经脉　　　　E. 别络

5. 能调节十二经脉气血，主要与奇恒之腑关系密切的是：

　　A. 皮部　　　　B. 别络　　　　C. 正经　　　　D. 奇经　　　　E. 经别

6. 具有"溢奇邪""通荣卫"作用的是：

　　A. 浮络　　　　B. 孙络　　　　C. 别络　　　　D. 经筋　　　　E. 奇经

7. 有一定的起止、循行径路和交接顺序的是：

　　A. 十五别络　　B. 浮络　　　　C. 孙络　　　　D. 正经　　　　E. 奇经

8. 分别起自四肢，循行于体腔脏腑深部，上出于颈项浅部的是：

　　A. 阴跷脉　　　B. 阳跷脉　　　C. 足三阴经　　D. 经别　　　　E. 浮络

9. 十二经脉之气"结、聚、散、络"于筋肉、关节的体系是：

　　A. 十五别络　　B. 十二经别　　C. 十二经筋　　D. 十二皮部　　E. 奇经八脉

10. 十二经脉的功能活动反映于体表的部位是：

　　A. 浮络　　　　B. 孙络　　　　C. 经筋　　　　D. 别络　　　　E. 皮部

11. 内踝上八寸处以下，循行于下肢内侧中线的经脉是：

　　A. 足少阴肾经　B. 足太阴脾经　C. 足厥阴肝经　D. 足阳明胃经　E. 足少阳胆经

12. 下列各组经脉中，从胸腔走向手指末端的是：

　　A. 心肝肾经　　B. 胆胃三焦经　C. 心肺心包经　D. 心胆小肠经　E. 肺脾胆经

13. 下列各组经脉中，从足趾走向腹腔、胸腔的是：

　　A. 肝胆肾经　　B. 肝脾胃经　　C. 肾膀胱胃经　D. 脾胃肾经　　E. 脾肝肾经

14. 在头面部，分布于面部、额部的经脉是：

　　A. 阳明经　　　B. 太阳经　　　C. 少阳经　　　D. 厥阴经　　　E. 少阴经

15. 上达头部巅顶的经脉是：

A. 足少阳胆经 B. 手少阳三焦经 C. 手太阴肺经   D. 足厥阴肝经   E. 手少阴心经

16. "头为诸阳之会"是由于：

A. 头居上部，且有阳经分布   B. 同名的手足三阳经均在头面部交接

C. 有"阳脉之海"之称的督脉上行于脑   D. 与阴经相表里的阳经输送气血于脑

E. 头为五脏六腑精气汇聚之所

17. 十二经脉气血流注形式为：

A. 直线贯注   B. 手足贯注   C. 上下贯注   D. 循环贯注   E. 左右贯注

18. 经筋的生理功能是：

A. 主蓄积渗灌气血   B. 主联络机体内外   C. 主运行气血津液

D. 主束骨而利机关   E. 主经气感应传导

19. 具有约束纵行诸经作用的经脉是：

A. 督脉   B. 带脉   C. 任脉   D. 阴维脉   E. 阳维脉

20. 下列经脉中，具有表里关系的是：

A. 冲脉与任脉   B. 足阳明与足少阴   C. 阴维脉与阳维脉

D. 阴跷脉与阳跷脉   E. 手太阳与手少阴

21. 在十二经气血循环流注中，与足厥阴肝经终端相接的是：

A. 足少阳胆经   B. 手厥阴心包经   C. 手少阳三焦经

D. 手太阴肺经   E. 足少阴肾经

22. 十二经脉在腹面的分布，由内向外的顺序为：

A. 足阳明经、足少阴经、足太阴经、足厥阴经

B. 足阳明经、足太阴经、足少阴经、足厥阴经

C. 足少阴经、足阳明经、足太阴经、足厥阴经

D. 足少阴经、足阳明经、足厥阴经、足太阴经

E. 足厥阴经、足阳明经、足少阴经、足太阴经

23. 与手太阴肺经的起点相接的是：

A. 手阳明大肠经   B. 手少阴心经   C. 手太阳小肠经

D. 足厥阴肝经   E. 足阳明胃经

24. 手三阳经与足三阳经均会于：

A. 印堂穴   B. 神庭穴   C. 大椎穴   D. 百会穴   E. 关元穴

25. 具有加强足三阴、足三阳经脉与心脏联系作用的是：

A. 别络   B. 经别   C. 奇经   D. 经筋   E. 手少阴心经

26. 下列十二经脉气血流注次序中哪个环节是错误的：

A. 手太阴→手阳明→足阳明→   B. 足阳明→足少阳→足厥阴→

C. 手厥阴→手少阳→足少阳→　　　　D. 足少阳→足厥阴→手太阴→

E. 足太阴→手少阴→手太阳→

27. 十二经脉气血充盛有余时，则渗注于：

A. 经别　　　　B. 别络　　　　C. 奇经　　　　D. 督脉　　　　E. 浮络

28. 与月经关系最密切的奇经是：

A. 冲脉、督脉　B. 任脉、带脉　C. 阴阳跷脉　　D. 冲脉、任脉　E. 阴阳维脉

29. 奇经八脉中与脑、髓、肾关系密切的是：

A. 带脉　　　　B. 冲脉　　　　C. 任脉　　　　D. 督脉　　　　E. 阴跷脉

30. 奇经八脉中，有主"一身左右之阴阳"作用的是：

A. 阴维脉、阳维脉　　　　B. 阳跷脉、阴跷脉　　　　C. 督脉

D. 带脉　　　　　　　　　E. 任脉

31. 任脉的终点是在：

A. 目眶下　　　B. 口唇　　　　C. 目内眦　　　D. 胞宫　　　　E. 会阴

32. 具有濡养眼目、司眼睑之开合和下肢运动功能的经脉是：

A. 足阳明胃经　　　　　　B. 足少阴肾经　　　　　　C. 足厥阴肝经

D. 阳跷脉、阴跷脉　　　　E. 足太阴脾经

33. 对全身细小的络脉起着主导作用的是：

A. 正经　　　　B. 奇经　　　　C. 经别　　　　D. 浮络　　　　E. 别络

34. 绕阴器，至小腹的经脉是：

A. 足少阴经　B. 足太阳经　　C. 足太阴经　　D. 足厥阴经　　E. 足少阳经

35. 循行于"乳中线"的经脉是：

A. 肝经　　　　B. 胃经　　　　C. 胆经　　　　D. 脾经　　　　E. 肾经

36. 起于目外眦的经脉是：

A. 三焦经　　　B. 小肠经　　　C. 胆经　　　　D. 胃经　　　　E. 大肠经

37. 奇经八脉中，与足少阴经相并，挟脐上行的经脉是：

A. 任脉　　　　B. 督脉　　　　C. 冲脉　　　　D. 阴维脉　　　E. 阴跷脉

38. 按循经诊断，在胸前"虚里"处疼痛，痛连左手臂及小指，应考虑：

A. 心脏疾病　B. 肺脏疾病　　C. 肝胆疾病　　D. 脾胃疾病　　E. 肾脏疾病

39. 足三阴经的走向规律是：

A. 从足走头　B. 从头走足　　C. 从胸走手　　D. 从手走头　　E. 从足走腹

40. 手三阴经的走向规律是：

A. 从足走头　B. 从头走足　　C. 从胸走手　　D. 从手走头　　E. 从足走腹

41. 手足三阳经交接于：

　　A.手　　　　　B.足　　　　　C.头　　　　　D.腹　　　　　E.胸

42.手太阳经分布在:
　　A.上肢内侧前缘　　　　　　　B.上肢外侧前缘　　　　　　　C.上肢内侧后缘
　　D.上肢外侧中线　　　　　　　E.上肢外侧后缘

43.足厥阴肝经分布于内踝尖八寸以上的:
　　A.下肢内侧前缘　　　　　　　B.下肢外侧前缘　　　　　　　C.下肢内侧后缘
　　D.下肢外侧中线　　　　　　　E.下肢内侧中线

44.分布于头侧的经脉是:
　　A.太阳经　　　B.阳明经　　　C.少阳经　　　D.厥阴经　　　E.太阴经

45.分布于面额部的经脉是:
　　A.太阳经　　　B.阳明经　　　C.少阳经　　　D.厥阴经　　　E.太阴经

46.分布于胸腹部的经脉是:
　　A.足少阳胆经　B.手少阴心经　C.手太阴肺经　D.足太阳膀胱经E.足阳明胃经

47.手太阳小肠经与足太阳膀胱经的交接部位是:
　　A.目外眦　　　B.鼻根部　　　C.小指端　　　D.目内眦　　　E.胸中

48.根据十二经脉流注次序,心包经下交的经脉是:
　　A.手少阳三焦经　　　　　　　B.手少阴心经　　　　　　　　C.足厥阴肝经
　　D.足少阳胆经　　　　　　　　E.足少阴肾经

49."一源而三歧"的奇经是指:
　　A.冲、任、带脉　　　　　　　B.任、督、带脉　　　　　　　C.冲、任、督脉
　　D.督、冲、带脉　　　　　　　E.冲、任、跷脉

50.督脉的主要生理功能是:
　　A.总督一身之阴经　　　　　　B.总督一身之阳经　　　　　　C.分主一身左右之阴阳
　　D.约束诸经　　　　　　　　　E.调节十二经气血

51.具有加强十二经脉相为表里两经在体表联系的是:
　　A.经别　　　　B.经筋　　　　C.别络　　　　D.皮部　　　　E.奇经

52.具有加强十二经脉相为表里的两经在体内联系的是:
　　A.经别　　　　B.经筋　　　　C.别络　　　　D.皮部　　　　E.奇经

（二）A2 型题

1.某女,55岁,近日来心前区疼痛,痛连左上臂内侧。其病变相关经脉是:
　　A.手太阴经　　B.手少阴经　　C.手阳明经　　D.手厥阴经　　E.手太阳经

2.某男,12岁,近日食辛辣食物过多,导致上牙齿红肿疼痛,其病变相关经脉是:
　　A.手少阳经　　B.手阳明经　　C.足阳明经　　D.足太阳经　　E.足少阳经

（三）B型题

A. 孙络　　　　B. 浮络　　　　C. 别络　　　　D. 正经　　　　E. 奇经

1. 行于浅表而常浮现的是：

2. 主要加强相为表里两经间在体表联系作用的是：

A. 督脉　　　B. 足厥阴肝经　　C. 手少阳三焦经　　D. 足太阳膀胱经　　E. 阳跷脉

3. 其脉左右交会于头顶部的是：

4. 出于额上达巅顶的是：

5. 沿头部正中线，经头顶的是：

A. 足少阴肾经　B. 足太阳膀胱经　C. 任脉　　　　D. 督脉　　　　E. 冲脉

6. 沿脊柱两旁循行的是：

7. 沿脊柱里面上行的是：

8. 其分支从胞中出，向后与督脉相通，上行于脊柱内的是：

A. 冲脉　　　B. 任脉　　　　C. 督脉　　　　D. 阴跷脉　　　　E. 阴维脉

9. 称为"血海"的经脉是：

10. 称为"十二经脉之海"的是：

11. 称为"阴脉之海"的是：

A. 督脉　　　B. 任脉　　　　C. 阳跷脉　　　　D. 冲脉　　　　E. 带脉

12. 与女子带下关系最密切的是：

13. 与男子生殖功能关系最密切的是：

14. 能调节全身阳经气血的是：

A. 全头痛　　B. 巅顶痛　　　C. 前额痛　　　D. 头项痛　　　E. 偏头痛

15. 太阳经病证可见：

16. 厥阴经病证可见：

17. 阳明经病证可见：

（四）X型题

1. 下列属于经脉的是：

A. 十二经别　　B. 十二经筋　　C. 十二皮部　　D. 十二经脉　　E. 奇经八脉

2. 分布于躯干部侧面的经络有：

A. 肺经　　　B. 脾之大络　　C. 胃经　　　D. 肾经　　　E. 胆经

3. 经络学说的产生与哪些医疗实践关系最密切：

A. 熨法　　　B. 针灸　　　C. 气功　　　D. 推拿　　　E. 敷药

4. 奇经八脉的作用是：

A. 进一步密切十二经脉之间的联系　　　B. 加强五脏六腑间的联系

C.与肝、肾、脑、髓关系密切　　　D.调节十二经脉气血　　　E.统帅全身络脉

5. 属于足厥阴经循行的部位有：

　　A.阴器　　　　B.少腹　　　　C.两胁　　　　D.两乳　　　　E.巅顶

6. 起于胞中的经脉有：

　　A.冲脉　　　　B.带脉　　　　C.任脉　　　　D.阴维脉　　　　E.督脉

7. "奇经"异于"正经"之处是：

　　A.不是气血运行的主要通道　　　B.分布没有正经规则　　　C.与脏腑不直接络属

　　D.相互间无表里关系　　　E.人之气血并非常行奇经

8. 从腋下走出的经脉是：

　　A.手太阴经　　B.足厥阴经　　C.足太阴经　　D.手少阴经　　E.手厥阴经

9. 经络能联络沟通全身脏腑组织器官，主要表现在：

　　A.脏腑与体表的联系　　　B.脏腑与官窍之间的联系　　　C.脏腑之间的联系

　　D.六腑之间的联系　　　E.经脉之间的联系

10. 经络学说指导疾病的诊断，下列哪些是正确的：

　　A.两胁疼痛，多为肝胆疾病　　　B.缺盆中痛，多是肺的病变

　　C.前额疼痛，多与阳明经有关　　　D.头两侧疼痛，多与少阳经有关

　　E.巅顶疼痛，多与太阴经有关

11. 经络的生理功能是：

　　A.调节功能平衡　　　B.感应传导作用　　　C.运行气血作用

　　D.沟通表里上下　　　E.联系脏腑器官

12. 经络在病理方面的作用是：

　　A.内脏病变反映于五官九窍的途径　　　B.五脏病变相互影响的途径

　　C.内脏病变反映于体表一定部位的途径　　　D.脏与腑之间病变相互影响的途径

　　E.外邪由表入里的途径

13. 十二经别的主要功能是：

　　A.加强相互表里的两条经脉在体内的联系

　　B.加强足三阴经、足三阳与心脏的联系

　　C.扩大十二经脉的主治范围　　　D.加强十二经脉和头面的联系

　　E.加强人体前后侧联系

14. 循行于腹面的经脉有：

　　A.足阳明经　　B.足少阴经　　C.足太阴经　　D.任脉　　　E.足厥阴经

15. 脏腑中有"大络"的是：

　　A.脾　　　　B.胃　　　　C.肺　　　　D.肝　　　　E.肾

16. 经过大椎穴的经脉是：

　　A. 足阳明经　　B. 足太阳经　　C. 手太阳经　　D. 手少阳经　　E. 手阳明经

17. 与督脉交会于大椎穴的经脉是：

　　A. 手三阳经　　B. 足厥阴经　　C. 足三阳经　　D. 阳跷脉　　E. 阴维脉

18. 下列与牙齿有联系的经脉是：

　　A. 肾经　　B. 大肠经　　C. 脾经　　D. 胃经　　E. 肝经

19. 与女子的月经来潮有密切关系的经脉有：

　　A. 跷脉　　B. 维脉　　C. 任脉　　D. 心经　　E. 冲脉

20. 以下指冲脉的是：

　　A. 血海　　B. 气海　　C. 十二经脉之海　　D. 阴脉之海　　E. 五脏六腑之海

21. 足厥阴肝经循行过程中，联系的脏腑有：

　　A. 心　　B. 肺　　C. 胃　　D. 胆　　E. 肝

二、填空题

1. 经络是运行_____、联络_____、沟通_____、贯穿_____的径路。

2. 经络是_____和_____的总称。

3. 经脉包括_____、_____和附属于十二经脉的_____、_____、_____。

4. 络脉由_____、_____和_____组成。

5. 十二经脉又称为_____，包括手足_____和手足_____，是运行气血的主要通道。

6. 十二经脉中，手经行于_____，足经行于_____；阴经行于四肢_____，阳经行于四肢_____。

7. 十二经脉在躯干部的分布为：手三阳经行于_____部；足三阳经之_____经行于胸腹面，_____经行于背面，_____经行于侧面。手三阴经均从_____走出，足三阴经均行于_____。

8.《灵枢·逆顺肥瘦》说："手之三阴，从_____；手之三阳，从_____；足之三阳，从_____；足之三阴，从_____。"

9. 别络有十五条，即_____各一条，加上_____、_____的络脉和_____之大络。

10. 十二经脉的循环流注，始于_____经，依次传至_____经，复交于_____经。

11.《灵枢·海论》："夫十二经脉者，内属于_____，外络于_____。"

12.《灵枢·本脏》："经脉者，所以行_____而营_____，濡_____，利_____者也。"

13. 两胁疼痛，多是_____疾病；在胸前_____处疼痛，痛连左手臂及小指，则应考虑心脏疾病。

14.头痛一症，痛在前额者，多与_____经有关，痛在两侧者，多与_____经有关，痛在后头部及项部者，多与_____经有关，痛在巅顶者，多与_____经有关。

15.经络学说的应用可以体现在_____、_____和_____等方面。

三、判断题

1.经络系统由十二经脉、奇经八脉和络脉组成。 （　　）

2.经脉大多循行于人体深部，且有一定的循行径路。 （　　）

3.经脉可分为正经和奇经两类。 （　　）

4.络脉是经脉的分支，多循行于较浅的部位。 （　　）

5.十二经脉对称地分布于人体的左右两侧。 （　　）

6.手三阴经从手走头交足三阳经。 （　　）

7.十二经脉中，手足三阳经在头面部交接。 （　　）

8.十二经脉中，手足三阴经在胸腹部交接。 （　　）

9.手三阴经在上肢外侧的分布是：太阴经在前，厥阴经在中，少阴经在后。 （　　）

10.足三阳经在下肢外侧的分布是：太阳经在前，少阳经在中，阳明经在后。 （　　）

11.在头面部没有阴经分布，故有"头为诸阳之会"之说。 （　　）

12.手足三阴、三阳经，通过奇经和经别互相沟通，组成六对"表里相合"关系。 （　　）

13.手少阴心经的起点与手太阳小肠经相交接。 （　　）

14.足少阴肾经的终点与手厥阴心包经相接。 （　　）

15.手太阴肺经起于中焦，络大肠属肺，止于食指的桡侧端。 （　　）

16.手少阴经起于心中，过膈肌络小肠。 （　　）

17.奇经络属于脏腑，但分布没有十二经脉那样规则。 （　　）

18.奇经与奇恒之腑的关系较为密切。 （　　）

19.手少阴心经与手太阳小肠经相表里。 （　　）

20.足少阴肾经与足少阳膀胱经相表里。 （　　）

21.足少阳胆经前接手少阳三焦经，后连足厥阴肝经。 （　　）

22.手阳明大肠经前接足阳明胃经，后连足太阴脾经。 （　　）

23.足三阴经从腹到胸交手三阳经。 （　　）

24.手三阳经从手走足交足三阳经。 （　　）

25.手足太阴、阳明经分别行于上下肢内外侧的相对位置。 （　　）

26.奇经八脉中，只有任脉、督脉才有专属穴位。 （　　）

27.任脉起于胞中，与妇女妊娠有关，故称"任主胞胎"。 （　　）

28.十二经别有加强十二经脉中相为表里两经之间联系的作用。 （　　）

29.十二经筋是十二经脉连属于筋肉的经络，一般都在深部。　　　　（　　）

30.经络是传递病邪和反映病变的途径。　　　　（　　）

31.经络有运行气血、感应传导作用，但不能传递病邪。　　　　（　　）

32.头痛一症，痛在前额，多与太阳经有关。　　　　（　　）

33.经络系统具有协调机体阴阳平衡的作用。　　　　（　　）

34.十二经别起自四肢，循行于体腔脏腑深部，上出于颈项浅部。　　　　（　　）

35.孙络是最细的络脉，它有"溢奇邪""通荣卫"的作用。　　　　（　　）

36.经筋和皮部，是十二经脉与筋肉和体表的连属部分。　　　　（　　）

37.手少阳三焦经的终点与足少阳胆经的起点在目内眦相接。　　　　（　　）

38.足少阴肾经的起点与手厥阴心包经的终点在胸中相接。　　　　（　　）

39.手太阳小肠经与足太阳膀胱经在目外眦相接。　　　　（　　）

40.手阳明大肠经与足阳明胃经在鼻翼旁相接。　　　　（　　）

41.足太阴脾经的分支注入心中，交手少阴心经。　　　　（　　）

42.足太阳膀胱经起于目内眦，上达额部，左右交会于头顶部。　　　　（　　）

43.手少阳三焦经起于无名指的桡侧端。　　　　（　　）

44.足少阴肾经起于足大趾下，斜行于足心。　　　　（　　）

45.足厥阴肝经环绕在口唇的里边。　　　　（　　）

46.冲脉、任脉均与女子生殖机能有关。　　　　（　　）

47.带脉起于胞中，主司妇女带下。　　　　（　　）

48.阴阳跷脉有濡养眼目，司眼睑开合和下肢运动的功能。　　　　（　　）

49.跷脉左右成对，均起于足踝下。　　　　（　　）

50.阴维脉与督脉相会，阳维脉与任脉相合。　　　　（　　）

51.经别就是别行的正经。　　　　（　　）

52.别络有统率其他络脉的作用。　　　　（　　）

53.十二经脉的别络都是从四肢的肘膝以下分出。　　　　（　　）

54.十二经筋受十二经脉的调节。　　　　（　　）

55.十二经筋多聚于关节和骨骼附近，不进入胸腹腔，不属络脏腑。　　　　（　　）

56.手少阴心经与足厥阴肝经均上连目系。　　　　（　　）

57.十二经脉中的手足三阳经均会于任脉的大椎穴。　　　　（　　）

58.十二经脉中的手三阴与足三阴经均会于任脉。　　　　（　　）

四、名词术语解释

1.经络　　2.经络学说　　3.十二经脉　　4.奇经八脉　　5.浮络　　6.孙络

7.别络　　8.经别　　　　9.经筋　　　10.皮部　　　11.任主胞胎　12.血海

13. 阳脉之海   14. 阴脉之海   15. 十二经脉之海

16. 头为诸阳之会   17. 得气   18. 一源三歧

参考答案

一、选择题

（一）A1 型题

1.E	2.C	3.E	4.B	5.D	6.B	7.D	8.D	9.C	10.E
11.B	12.C	13.E	14.A	15.D	16.B	17.D	18.D	19.B	20.E
21.D	22.C	23.D	24.C	25.B	26.B	27.C	28.D	29.D	30.B
31.A	32.D	33.E	34.D	35.B	36.C	37.C	38.A	39.E	40.C
41.C	42.E	43.E	44.C	45.B	46.E	47.D	48.A	49.C	50.B
51.C	52.A								

（二）A2 型题

1.B   2.C

（三）B 型题

1.B	2.C	3.D	4.B	5.A	6.B	7.D	8.E	9.A	10.A
11.B	12.E	13.A	14.A	15.D	16.B	17.C			

（四）X 型题

1.ABCDE	2.BE	3.BCD	4.ACD	5.ABCDE	6.ACE	7.BCD
8.ADE	9.ABCE	10.ABCD	11.ABCDE	12.ABCDE	13.ABCD	14.ABCDE
15.AB	16.ABCDE	17.AC	18.BD	19.CE	20.ACE	21.BCDE

二、填空题

1. 气血　脏腑　内外　上下　2. 经脉　络脉　3. 十二经脉　奇经八脉　十二经别　十二经筋　十二皮部　4. 浮络　孙络　十五别络　5. 十二正经　三阴经　三阳经 6. 上肢　下肢　内侧　外侧　7. 肩和肩胛　阳明　太阳　少阳　腋下　腹胸面　8. 脏走手　手走头　头走足　足走腹　9. 十二经脉　任脉　督脉　脾　10. 手太阴肺　足厥阴肝　手太阴肺　11. 脐旁　肢节　12. 血气　阴阳　筋骨　关节　13. 肝胆　虚里 14. 阳明　少阳　太阳　厥阴　15. 阐释病机变化　指导疾病诊断　指导疾病治疗

三、判断题

1. ×	2. √	3. √	4. ×	5. √	6. ×	7. √	8. √	9. ×	10. ×
11. ×	12. ×	13. ×	14. √	15. √	16. √	17. ×	18. √	19. √	20. ×
21. √	22. ×	23. ×	24. ×	25. √	26. √	27. √	28. √	29. √	30. √

31.× 　32.× 　33.√ 　34.√ 　35.√ 　36.√ 　37.× 　38.× 　39.× 　40.√

41.√ 　42.√ 　43.× 　44.× 　45.√ 　46.√ 　47.√ 　48.√ 　49.√ 　50.×

51.√ 　52.√ 　53.√ 　54.√ 　55.× 　56.√ 　57.× 　58.√

四、名词术语解释

1. 经络是经脉和络脉的总称，是运行全身气血，联系脏腑形体官窍，沟通上下内外，感应传导信息的通路系统，是人体结构的重要组成部分。

2. 经络学说，是阐述人体经络的概念、经络系统的组成、循行分布、生理功能、病机变化及其与脏腑形体官窍、气血相互联系的基础理论。

3. 十二经脉，又称为十二正经，为十二脏腑所属络的经脉，是经络系统的核心部分。包括手三阴、手三阳、足三阴、足三阳共十二条。

4. 奇经八脉是督脉、任脉、冲脉、带脉、阴维脉、阳维脉、阴跷脉、阳跷脉的总称。它们分布不像十二经脉那样规律，与脏腑无直接的属络关系，彼此之间也无表里关系，与十二正经不同，故称为"奇经"。

5. 浮络是循行于人体浅表部位且常浮现的络脉。

6. 孙络，是最细小的络脉，属络脉的再分支，分布全身，难以计数。

7. 别络为络脉中较大者，又称"大络"。十二正经及任脉、督脉各分出一支络脉，加上脾之大络，合称"十五别络"。若加胃之大络，共有十六别络。

8. 经别即别行的正经，是从十二正经别出分出，深入躯体深部，循行于胸腹及头部的脉，具有加强十二经脉中相为表里的两经之间联系的作用，又称为"十二经别"。

9. 经筋是十二经脉之气结、聚、散、络于筋肉、关节的体系，又称"十二经筋"，受十二经脉气血的濡养和调节，具有连缀四肢百骸、主司关节运动的作用。

10. 皮部指十二经脉及其所属络脉在体表的分区，又称"十二皮部"。

11. 任脉起于胞中，与女子月经来潮、妊养胎儿及生殖功能密切相关，故曰"任主胞胎"。

12. 血海：一指冲脉。冲脉起于胞中，前后上下贯穿全身，能容纳十二经脉之血；与女子月经密切相关，故称为"血海"。一指肝脏。肝藏血以调节全身血量，为女子经血之源，故也称为"血海"。

13. 阳脉之海指督脉。督脉行背部正中，多次与手足三阳经及阳维脉相交会，对全身阳经气血起总督和调节作用，故称"阳脉之海"。

14. 阴脉之海指任脉。任脉行腹部正中，多次与手足三阴经及阴维脉交会，能总任阴脉之间的相互联系，调节阴经气血，故称"阴脉之海"。

15. 十二经脉之海指冲脉。冲脉上至头，下至足，后行于背，前布胸腹，贯穿全身，分布广泛，为一身气血要冲。而且，上行者行脊内渗诸阳，下行者行下肢灌诸阴，能容纳和调节十二经气血，故称为"十二经脉之海"。

16.头为诸阳之会：手三阳经止于头面部，足三阳经起于头面部，手三阳和足三阳经在头面部交接。故称。

17.得气是指对经穴作针灸或推拿等刺激时，受者局部或沿经络循行部位有酸、麻、胀、重等特殊感觉或沿一定线路传导，表示经气已至，治疗有效，故曰"得气"。

18.奇经八脉中的任、督、冲三脉皆起于胞中，同出于会阴而异行，称为"一源三歧"。

第六章　体质

1. 知识目标

（1）掌握体质的基本概念和体质的构成要素。

（2）熟悉体质的分类及其特征。

（3）熟悉体质学说的应用。

2. 能力目标

（1）能够明确偏颇体质与亚健康之间的关系。

（2）能够结合《中医体质分类与判定》标准，完成自身体质测评和分析。

3. 素质与思政目标

（1）明确个性与共性，个体与群体，个人与国家是密不可分的整体，应树立全局观念，立足整体，注重个体。

（2）通过学习，领会"修心健体、方得健康"的观念，从而加深对"形神合一"思想的认识。

（3）基于体质辨识进行养生与治疗，培养一切从实际出发、理论联系实际的唯物主义世界观。

目标导学

　　体质学说是以中医理论为指导，研究人体体质的概念、形成、特征、类型及其与疾病发生、发展、诊断、治疗和预防关系的理论体系。体质影响着人对环境的适应能力，对疾病的抵抗能力，以及发病过程中对某些致病因素的易感性和病理过程中疾病发展的倾向性等，进而影响着某些疾病的证候类型和个体对治疗措施的反应性，从而使人体的生命过程带有明显的个体特异性。明确体质概念与运用，在养生保健及治疗中意义重大。

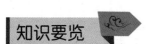 知识要览

第一节 体质的概念与构成要素

一、体质的概念与特点

1. 体质的基本概念 体质是在先天禀赋和后天获得的基础上所形成的形态结构、生理功能、心理状态方面相对稳定的个体化特性。

2. 体质的特点 具有个体差异性、形神一体性、群类趋同性、相对稳定性、动态可变性、连续可测性和后天可调性。

二、体质的构成要素与评价

1. 体质的构成要素 体质具有形态结构、生理功能和心理特征三个构成要素。

2. 体质的评价 通过综合分析形态结构、生理功能和心理特征，评价个体的体质状况。

（1）体质的评价指标：身体的形态结构状况、身体的功能水平、身体的素质及运动能力水平、心理的发育水平、适应能力。

（2）理想体质的标志：略。

第二节 体质的生理学基础与形成因素

一、体质的生理学基础

1. 体质与脏腑经络的关系 脏腑经络的盛衰偏颇决定体质的差异。

2. 体质与精气血津液的关系 精气血津液是决定体质特征的重要物质基础。

二、体质的形成因素

1. 先天因素 父母禀赋、性别差异。

2. 后天因素 年龄因素、饮食因素、劳逸所伤、情志因素、地理因素、疾病针药及其他因素。

第三节 体质的分类

一、体质的分类方法

体质的分类方法是认识和掌握体质差异性的重要手段。古今医家从不同角度对体质做了不同的分类。

二、体质的基本分类及特征

1. 阴阳平和质　阴阳平和质是功能较为协调的体质类型。

2. 偏阳质　具有亢奋、多动、偏热特征的体质类型。

3. 偏阴质　具有抑制、喜静、偏寒特征的体质类型。

附：九种常见体质（中华中医药学会标准）：①平和质；②气虚质；③阳虚质；④阴虚质；⑤痰湿质；⑥湿热质；⑦血瘀质；⑧气郁质；⑨特禀质。

第四节　体质学说的应用

一、体质与养生

对于不同的体质，应当采取不同的养生方法。

二、体质与病因

体质因素对某些病因的易感性具有重要意义。

三、体质与病机

1. 影响发病与证候倾向性　脏腑有坚脆刚柔之别，个体对某些病因的易感性不同，因而不同体质的人发病情况也各不相同。体质强弱决定着疾病证候虚实。

2. 影响病机从化　体质决定病机的从化，即病情随体质而变化。

3. 影响疾病传变　疾病传变与否，虽与邪之盛衰、治疗得当与否有关，但主要是取决于体质。

四、体质与辨证论治

1. 辨体论治，因人制宜　体质在很大程度上决定着个体对治疗反应的差异性，因此，临证治病必须结合患者平素体质而治。

2. 辨体施药，权衡性味　体质有寒热虚实之异，药物有性味偏颇，故应视体质不同而决定用药。

3. 辨体针灸，治法各异　针刺治疗也要依据患者体质施以补泻之法。

4. 辨体康复，善后调理　疾病初愈或趋向恢复时，促其康复，防止复发，善后调理非常重要，皆须兼顾患者的体质。

学习指导

一、本章需要重点掌握的内容

体质的基本概念、体质的特点和体质的构成要素。

体质的概念是中医学的基本术语，需要掌握其清晰的概念含义。体质具有七个特点，分别反映了体质的差异性、稳定性、可测性等内容，掌握体质的特点可以更好地理解体质的内涵。这些特点的学习可以结合观察生活中的现象来帮助认识体质。体质的构成要素即形态结构、生理功能和心理特征三大部分，并且在每一部分都有具体的表现内容，可以通过观察自己和他人这三大部分的表现，建立对体质的综合理解。

体质概念是常常容易考的名词解释，体质特点和构成要素多以选择题、填空题和判断题的形式出现，属于基本识记内容。

二、本章需要熟悉的内容

体质的生理学基础、形成因素和体质的基本分类及特征、体质学说的应用。

脏腑经络及精气血津液是体质形成的生理学基础，脏腑经络和精气血津液的盛衰偏颇决定体质的差异。这部分内容可结合所学习的藏象及精气血津液的生理功能来理解。体质禀受于先天，长养于后天，因而其形成、发展和变化受到机体内外环境等多种因素的共同影响，如先天父母禀赋、性别差异和后天的年龄因素、饮食因素、劳逸因素、情志因素、地理因素、疾病针药及其他因素，这些因素影响着体质的变化，从而形成不同的体质。观察生活中一些个体体质的形成，可以帮助理解影响体质形成的各种因素。

体质的分类方法是认识和掌握体质差异性的重要手段。运用阴阳的分类方法对体质进行分类是体质分类的基本方法。人体正常体质大致可分为阴阳平和质、偏阳质和偏阴质三种类型。理想的体质是阴阳平和质。结合这三类体质的特征，可以进行自我体质测评和判断，建立对体质的更具体化认识。体质学说旨在研究正常人体的生理特性，强调脏腑经络的偏颇和精气阴阳的盛衰对形成体质的决定性作用，揭示了个体的差异规律、特征及机制。体质与养生、病因、病机、辨证论治均有密切关系。体质学说在临床诊疗中具有重要的应用价值。"因人制宜"就是体质学说在临床应用方面的体现，是个性化治疗思想的反映。

这部分内容需在理解的基础上识记，考查掌握情况也多以选择题、填空题和判断题的形式出现，面对灵活多样的考试题型，重点是在于把握基本的识记要点。

重点难点释疑

1. 体质具有哪些特点？

答：体质的特点有七个方面：①个体差异性；②形神一体性；③群类趋同性；④相对稳定性；⑤动态可变性；⑥连续可测性；⑦后天可调性。

2. 体质的构成要素有哪些？相互之间的关系如何？

答：体质的构成要素有形态结构、生理功能和心理特征三方面。形态结构上的差异性包括外部形态结构和内部形态结构，前者主要由体表形态等构成；后者主要由脏腑、经络、精气血津液等构成。内部形态与外观形态之间具有相关性，是有机的统一整体。生理功能的差异性反映了脏腑功能的盛衰偏颇，表现为脏腑经络及精气血津液的生理功能的强弱差异；形体结构是生理功能的基础。而生理功能又会影响形态结构的改变。人的心理特征不仅与形态结构、生理功能有关，而且与不同个体的生活经历以及所处的社会文化环境有着密切的联系。

3. 体质形成的生理学基础是什么？试述其机制。

答：①脏腑经络及精气血津液是体质形成的生理学基础。脏腑是构成人体、维持正常生命活动的中心，脏腑的形态和功能特点是构成并决定体质差异的最根本因素。体质不仅取决于脏腑功能活动的强弱，还有赖于各脏腑功能活动的协调，经络具有沟通和协调脏腑功能的作用。故脏腑经络的盛衰偏颇决定体质的差异。②精气血津液是决定体质特征的重要物质基础，其中精的盈亏是体质差异的根本。先天之精为生身之本，后天之精为养身之源，精能够化气、化血、化神。精与血之多少，气与津之盈耗，都影响着体质，成为构成并决定体质差异的物质基础。

4. 父母素质强壮，其子女体质也一定健康是否正确？简述其原因。

答：不正确。因为人体体质的形成，不仅受先天因素的影响，还受后天多种因素的共同影响。除父母禀赋等先天因素外，年龄因素、饮食因素、情志因素、地理因素、劳逸状况、疾病针药等后天因素也会对体质的形成产生影响。

5. 饮食因素对体质的形成有什么影响?

答：合理的膳食结构和习惯，促进人体的营养均衡，使精气神旺盛，脏腑功能协调，阴阳平秘，体质强壮。某些不良的饮食习惯，或饮食偏嗜、营养缺乏，或嗜酒过度等，日久则影响体质。如嗜食肥甘厚味可助湿生痰，形成痰湿体质；嗜食辛辣则易化火灼津，形成阴虚火旺体质；嗜酒过度则易损伤肝脾，形成痰瘀体质等。

6. 体力劳动和脑力劳动对体质的不同影响主要表现在哪里?

答：体力劳动主要动用筋骨，适度的劳作或体育锻炼，可使筋骨强壮，关节通利，能促进饮食物的消化吸收，加强内脏的功能活动，有利于形成良好的体质；脑力劳动主要动用心神，若同时适当参加体力劳动或体育锻炼，可增强体质。但过度的劳作，则易于损伤筋骨，消耗气血，致脏腑精气不足，形成虚性体质；长期端坐伏案，脑力劳动过度，缺少运动则易致气血不畅，并暗耗营血，使心脾两虚，也易形成虚性体质。而过度的安逸，四体不勤，则使气血运行不畅，脾胃功能减弱，容易形成痰瘀体质。

7. 情志因素是如何影响体质的?

答：情志活动有赖五脏精血的化生和充养。不同的情志活动通过影响脏腑精气的盛衰变化而影响五脏的功能，进而影响人的体质。情志和调，则气血调畅，脏腑功能协调，体质强壮；反之，突然强烈或长期持久的情志刺激，超过了人体的生理调节能力，可致脏腑精气的不足或失调，给体质造成不良影响。如长期忧悲过度，耗伤气阴，易形成阴虚质；情志抑郁，压抑寡欢，易形成气郁质等。因此，精神情志和调，对于维持良好体质及保持健康非常重要。

8. 疾病对体质有何影响?

答：疾病对体质的影响多是不利的，如大病、久病之后，常使体质虚弱；某些慢性病迁延日久，也易表现出相应的体质特异性，如慢性肝炎，易形成瘀血体质和阴虚体质；慢性肾炎易形成肾阳虚、肾阴虚体质；慢性肺痨，则易形成肺肾阴虚体质。但感染某些病邪，患某些疾病，如疟腮等，还会使机体具有相应的免疫力，使患者终生不再罹患此病。

9. 人体正常体质大致分哪三个类型? 各类型体质的生理特征是什么?

答：正常体质大致分为阴阳平和质、偏阳质、偏阴质三类。①阴阳平和质是功能较为协调的体质类型，体质特征是身体强壮，胖瘦适度；面色与肤色虽有五色之偏，但都明润含蓄；食量适中，二便通调；舌红润，脉象缓匀；目光有神，性格开朗、随和；夜眠安和，精力充沛，反应灵活，思维敏捷，工作潜力大；自身调节和对外适应能力强。②偏阳质是具有兴奋、好动、偏热特征的体质类型。体质特征是形体适中或偏瘦；面色多略偏红或微苍黑，或呈油性皮肤；食量较大，大便易干燥，小便易黄赤；平时畏热喜冷，或易出汗，喜饮水；唇、舌偏红，苔薄易黄，脉多滑数；性格外向，喜动好强，易急躁，自制力较差；精力旺盛，动作敏捷，反应灵敏，性欲较强。③偏阴质是具有抑制、喜静、偏寒特征的体质类型。体质特征是形体适中或偏胖，容易疲劳；面色偏白而欠华；食量较小；平时畏寒喜热；唇、舌偏白偏淡，脉多沉细；性格内向，喜静少动，或胆小易惊；精力偏弱，动作迟缓，反应较慢，性欲偏弱。

10. 试述男、女、老、幼在体质上的不同特点。

答：男性多禀阳刚之气，体魄健壮，性格多外向粗犷；女性多禀阴柔之气，体形小巧，性格多内向细腻。男子多用气，故气常不足；女子多用血，故血多亏虚。此外，女子由于经、带、胎、产、乳等特殊生理过程，出现月经期、妊娠期和产褥期的体质改变。老年人的体质特点是精气神渐衰、阴阳失调、脏腑功能减退、气血郁滞等，多见虚实错杂，或虚多实少。小儿的体质特点是脏腑娇嫩，形气未充，易虚易实，易寒易热。

11. 试述体质学说在中医学中的应用。

答：①说明个体对某些病因的易感性、耐受性和发病倾向性。②阐释发病原理：体质反映了正气的盛衰偏颇，体质强壮者，正气旺盛，抗病力强，不易发病。③解释病机变化：主要解释病机的从化和疾病的传变。④指导辨证：体质决定证候类型，证候特征中包含着体质的因素。⑤指导治疗：一是"因人制宜"的核心应是区别体质而治疗；二是根据体质特征注意用药及针灸宜忌，三要兼顾体质特征重视善后调理。⑥指导养生：注重形神共养，在饮食、情志、起居、劳逸、运动等各方面都需兼顾体质特征。

12. 简述从化的一般规律。

答：从化的一般规律是：素体阴虚阳亢者，受邪后多从热化；素体阳虚阴盛者，受邪后多从寒化；素体津亏血耗者，易致邪从燥化；素体气虚湿盛者，受邪后多从湿化。

13. 试述体质与证候形成的关系。

答：体质是辨证的基础，决定疾病的证候类型。感受相同的致病因素或患同一种疾病，因个体体质的差异可表现出不同的证候类型，即同病异证。

如《素问·痹论》所论，同样感受寒邪，阳虚阴盛体质者，多发痛痹（寒痹）；而阴虚阳盛者，则为热痹。感受不同病因或患不同疾病，但因体质相类，常表现出相同或类似的证候类型，即异病同证。如泄泻和水肿，皆可表现出脾肾阳虚之证。可见，证候的形成主要是以体质的差异为生理基础的。

测试练习

一、选择题

（一）A1 型题

1. 体质是指人体的：

    A. 身体素质   B. 身心特征   C. 形态结构   D. 遗传特质   E. 心理素质

2. 观察和测量身体各部分的大小、形状、匀称程度，以及体重、胸围、肩宽、骨盆宽度和皮肤与皮下软组织情况可判断：

    A. 性征   B. 体姿   C. 体型   D. 体格   E. 体表形态

3. 下列哪项不是《小儿药证直诀》中对小儿体质特征的描述：

    A. 脏腑柔弱   B. 成而未全   C. 全而未壮

    D. 易虚易实，易寒易热   E. 形神俱备，乃为全体

4. 体型中最有代表性的差异是：

    A. 身高   B. 肤色   C. 腠理之坚松   D. 形体之肥瘦   E. 皮肤之厚薄

5. 先天禀赋决定着体质的相对：

    A. 可变性   B. 稳定性   C. 全面性   D. 普遍性   E. 复杂性

6. 后天各种因素使体质具有：

    A. 可变性   B. 连续性   C. 复杂性   D. 普遍性   E. 稳定性

7. 中医体质理论源于哪部经典著作：

    A.《伤寒杂病论》   B.《妇人良方》   C.《景岳全书》

    D.《黄帝内经》   E.《千金要方》

8. 嗜食肥甘厚味，易形成：

    A. 火旺体质   B. 瘀血体质   C. 痰湿体质   D. 脾虚体质   E. 肝郁体质

9. 理想的体质应为：

    A. 偏阳质   B. 偏阴质   C. 阴阳平和质   D. 肥胖质   E. 瘦小质

10. 具有兴奋、偏热、好动等特征的体质为：

    A. 阴阳平和质   B. 偏阴质   C. 偏阳质   D. 肝郁质   E. 阳虚质

11. 具有抑制、偏寒、喜静等特征的体质为：

　　A.阴阳平和质　B.偏阴质　　　　C.偏阳质　　　　D.阴虚质　　　　E.气虚质

12.素体阴虚阳亢者，受邪后多从：

　　A.寒化　　　　　B.热化　　　　　C.燥化　　　　　D.湿化　　　　　E.虚化

13.素体阳虚阴盛者，易致邪从：

　　A.寒化　　　　　B.实化　　　　　C.虚化　　　　　D.湿化　　　　　E.燥化

14.下列哪项不是气虚质的常见表现：

　　A.语音低弱　　　B.气短懒言　　　C.容易疲乏　　　D.精神不振　　　E.畏寒怕冷

（二）A2 型题

1.某男，58 岁。体质肥胖，腹部肥满松软，喜食甜品，中医辨析为痰湿质，易患的疾病是：

　　A.肺痨　　　　　B.消渴　　　　　C.痛证　　　　　D.脏躁　　　　　E.食积

2.某男，12 岁，平素喜凉恶热，最近患风热感冒，疾病初愈，需要慎食下列哪类食物：

　　A.五味子、乌梅等酸涩之品　　　B.莲菜等清凉蔬菜　　　C.狗肉、羊肉等温热之味

　　D.梨、西瓜等辛凉瓜果　　　　　E.牛奶、鸡蛋等营养之品

3.某男，32 岁。身体强壮，胖瘦适中，面色红润，性格开朗，精力充沛，睡眠良好，其体质类型是：

　　A.偏阳质　　　　B.偏阴质　　　　C.痰湿质　　　　D.平和质　　　　E.特禀质

4.某女，44 岁。形体偏胖，面色白而欠华，食量较小，喜饮热水，性格内向，动作迟缓，容易疲劳，其体质类型是：

　　A.偏阳质　　　　B.偏阴质　　　　C.痰湿质　　　　D.气郁质　　　　E.阴虚质

（三）B 型题

　　A.肥瘦　　　　　B.体姿　　　　　C.体重　　　　　D.体型　　　　　E.体格

1.反映人体生长发育程度、营养状况的是：

2.中医观察体表形态，最具代表性的是：

　　A.温阳祛寒　　　B.清热利湿　　　C.甘寒清润　　　D.补气培元　　　E.健脾化湿

3.阳虚体质者治宜：

4.阴虚体质者治宜：

　　A.质势　　　　　B.病势　　　　　C.从化　　　　　D.传变　　　　　E.易感性

5.病情随体质而发生的转化称为：

6.不同体质类型所具有的潜在的、相对稳定的倾向性称为：

　　A.寒化　　　　　B.热化　　　　　C.燥化　　　　　D.湿化　　　　　E.传化

7.素体津亏血耗者，受邪后多从：

8. 气虚湿盛体质者，受邪后多从：

（四）X型题

1. 体质的构成包括：

    A. 对某些病因的易感性　　　B. 发病的倾向性　　　C. 形态结构的差异性

    D. 生理功能的差异性　　　　E. 心理特征的差异性

2. 体质的特点有：

    A. 形神一体性　B. 群类趋同性　C. 相对稳定性　D. 动态可变性　E. 连续可测性

3. 影响体质形成的先天因素有：

    A. 父母生殖之精的质量　　　B. 父母血缘关系　　　C. 父母生育的年龄

    D. 母亲妊娠期的养胎情况　　　E. 母亲妊娠期疾病的影响

4. 影响体质形成的后天因素有：

    A. 年龄因素　　B. 饮食因素　　C. 劳逸所伤　　D. 情志因素　　E. 地理因素

5. 体格反映了人体的：

    A. 生长发育水平　　　　　　B. 营养状况　　　　　C. 锻炼程度

    D. 体姿　　　　　　　　　　E. 性征

6. 小儿的体质特点为：

    A. 脏腑娇嫩　B. 形气未充　C. 易虚易实　D. 易寒易热　E. 代谢缓慢

7. 老年人的体质特点为：

    A. 精气神渐衰　B. 脏腑功能减退　C. 代谢缓慢　D. 气血郁滞　E. 阴阳失调

8. 偏阳质者：

    A. 皮肤易生疖疮　　　　　　B. 耐热　　　　　　　C. 易感风、暑、热邪

    D. 易感寒湿之邪　　　　　　E. 发病后多表现为热证、实证

9. 偏阴质者：

    A. 耐寒　　　　　　　　　　B. 冬天易生冻疮　　　C. 易感风、暑、热邪

    D. 易感寒湿之邪　　　　　　E. 发病后多表现为寒证、虚证

10. 偏阳质的人易发展演化成的病理体质是：

    A. 阳虚　　　　B. 阳亢　　　　C. 阴虚　　　　D. 痰湿　　　　E. 痰火

11. 偏阴质的人易发展演化成的病理体质是：

    A. 阳亢　　　　B. 阳虚　　　　C. 阴虚　　　　D. 痰湿　　　　E. 水饮

12. 阴虚之体养生时应慎用：

    A. 肥腻之品　B. 辛辣之品　C. 甘润生津之品　D. 温热之品　E. 燥烈之品

13. 痰湿内盛之人的发病倾向为：

    A. 肺痨　　　　B. 中风　　　　C. 胸痹　　　　D. 消渴　　　　E. 食积

14. 阳虚质的发病倾向为：

    A. 痰饮   B. 肿胀   C. 热淋   D. 泄泻   E. 疮疖

15. 阴虚质的发病倾向为：

    A. 痰饮   B. 肿胀   C. 虚劳   D. 失精   E. 不寐

二、填空题

1. 中医学对体质的认识，源于《内经》，《灵枢·_____》应用阴阳五行学说对体质分类及其特征进行了较为详细的描述。

2. 体质的三个构成要素分别是_____、_____和_____。

3. _____是指身体各部位大小比例的形态特征。

4. 个体形态结构上的差异性包括_____和_____两部分。

5. 奠定中医体质理论基础的古代医籍是_____。

6. _____及_____是形成体质的生理学基础。

7.《灵枢·卫气失常》论人之肥瘦，以其形态特征等划分为_____型、_____型和_____型。

8. 元·朱丹溪《格致余论》中将体型与发病相联系，提出了"肥人_____多，瘦人_____多"的观点。

9. 从阴阳的角度而言，健康之人应为_____质。

10. 偏阳质是指具有_____、_____、_____等特征的体质类型。

11. 偏阴质是指具有_____、_____、_____等特征的体质类型。

12. _____的盛衰偏颇决定体质的差异。

13. _____是决定体质特征的重要物质基础。

14. 依照九种常见体质的判定标准，以面垢油光、口苦、苔黄腻为主要特征者，判定为_____质。

15. 依照九种常见体质的判定标准，常发哮喘、风团、鼻塞、喷嚏者，判定为_____质。

三、判断题

1. 脏腑功能盛衰是决定体质特征的重要物质基础。   （   ）

2. 先天禀赋是体质形成的基础，是人体体质强弱的前提条件。   （   ）

3. 男子多用气，故气常不足；女子多用血，故血多亏虚。   （   ）

4. 女性较男性对病邪更为敏感，易患病，病较重，死亡率较高。   （   ）

5. 小儿脏腑娇嫩，体质未壮，易患咳喘、腹泻、食积等疾。   （   ）

6. 肥人或痰湿内盛者，易患中风、眩晕。   （   ）

7. 嗜酒过度则易损伤肝脾，形成痰瘀体质。   （   ）

8. 人的心理特征以形态结构和生理功能为基础，与社会文化环境无关。   （   ）

9. 居处寒冷潮湿，易成阴盛或湿盛体质。 （　）

10. 叶天士首先用阴阳分类法对体质进行了分类。 （　）

11. 偏阳质者，面色多略偏红或微苍黑，或呈油性皮肤，性格外向，喜动好强，爱急躁，自制力较差。 （　）

12. 偏阴质者，容易发生眩晕、头痛、心悸、失眠及出血等病证。 （　）

13. 偏阴质者，内伤杂病多见火旺、阳亢或兼阴虚之证。 （　）

14. 体质偏阳者初愈，慎食狗肉、羊肉、桂圆等温热及辛辣之味。 （　）

15. 偏阴质疾病初愈，慎用滋腻，酸涩收敛之品。 （　）

四、名词术语解释

1. 体质　2. 体表形态　3. 体格　4. 体型　5. 病势　6. 质势　7. 从化

参考答案

一、选择题

（一）A1 型题

1.B　2.D　3.E　4.D　5.B　6.A　7.D　8.C　9.C　10.C　11.B　12.B　13.A　14.E

（二）A2 型题

1.B　2.C　3.D　4.B

（三）B 型题

1.E　2.A　3.A　4.C　5.C　6.A　7.C　8.D

（四）X 型题

1.CDE　2.ABCDE　3.ABCDE　4.ABCDE　5.ABC　6.ABCD　7.ABCDE　8.ACE

9.BDE　10.BCE　11.BDE　12.ABDE　13.BCD　14.ABD　15.CDE

二、填空题

1. 阴阳二十五人　2. 形态结构　生理功能　心理特征　3. 体型　4. 外部形态结构　内部形态结构　5.《黄帝内经》6. 脏腑经络　精气血津液　7. 膏　脂　肉　8. 湿　火　9. 阴阳平和　10. 兴奋　好动　偏热　11. 抑制　喜静　偏寒　12. 脏腑经络　13. 精气血津液　14. 湿热　15. 特禀

三、判断题

1.×　2.√　3.√　4.×　5.√　6.√　7.√　8.×　9.√　10.×

11.√　12.×　13.×　14.√　15.√

四、名词术语解释

1. 体质是在先天禀赋和后天获得的基础上所形成的形态结构、生理功能、心理状态方面相对稳定的个体化特性。

2.体表形态是指个体外观形态的各种特征，包括体格、体型、体重、性征、体姿、面色、毛发、舌象、脉象等。

3.体格是指反映人体生长发育程度、营养状况和锻炼程度的状态。

4.体型是指身体各部位大小比例的形态特征，又称身体类型。

5.病势是指具有不同病变特点的致病因素致病后的病机变化趋势。

6.质势是指不同的体质类型所具有的潜在的、相对稳定的倾向性。

7.从化即病情随体质而发生的变化。

第七章 病因

教学目标

1. 知识目标

（1）掌握外感六淫与疠气的概念及其致病特点。

（2）掌握内伤病因的概念及其致病特点。

（3）掌握痰饮、瘀血的概念、形成原因和致病特点。

（4）了解结石、外伤、毒邪、药邪、医过等其他病因的致病特点。

2. 能力目标

（1）掌握探求病因的方法："审证求因"与问诊求因。

（2）培养将病因理论与临床病证特征相联系来分析问题的能力。

（3）从对病因致病特点的学习，加深对象思维的认识，并为辨证论治打下基础。

3. 素质与思政目标

（1）从疠气与新冠肺炎疫情引入，融入中医药在疫情抗击中的突出作用，唤起家国情怀，树立中国传统文化自信与中医理论自信。

（2）通过病因过犹不及的形成机制，学习人与自然和谐共处之道，体悟增强自身才干，以及民族凝聚力、战斗力，内化家国情怀。

目标导学

本章主要对外感病因、内伤病因、病理产物性病因以及其他病因的概念、性质和致病特点进行介绍，重点掌握中医学致病因素在发病学中的作用，逐步建立整体宏观的思维方式，以及培养运用辨证论治诊疗疾病的能力。

知识要览

概述

1.病因的概念　导致人体发病的原因即为病因。病因主要分为外感病因，包括六淫与疠气；内伤病因，包括七情内伤、饮食失宜、劳逸失度；病理产物性病因，包括痰饮、瘀血、结石；以及其他病因。

2.中医病因的主要特点　辨证求因（审证求因），是以临床表现为主要依据，通过分析病证的症状、体征来推求病因的特有方法。

第一节　外感病因

一、六淫

（一）六淫的概念

1.六淫　风、寒、暑、湿、燥、火六种外感病邪的统称。

2.六气　在正常情况下，风、寒、暑、湿、燥、火是自然界六种不同的气候变化，是万物生长化收藏和人类赖以生存的必要条件。

当自然界气候变化异常，超过了人体的适应能力，或人体的正气不足的时候，抗病能力下降，不能适应自然界气候变化而导致发病，六气则成为六淫。

（二）六淫致病的共同特点

1.外感性　六淫致病的侵犯途径多从肌表、口鼻而入，或两者同时受邪。

2.季节性　六淫致病有明显的季节性，如春季多风病，夏季多暑病，长夏多湿等。

3.地域性　六淫致病与生活、工作的区域环境密切相关，如西北多燥病、东北多寒病等。

4.相兼性　六淫邪气既可单独伤人致病，又可两种以上同时侵犯人体而为病。如风热感冒、暑湿感冒等。

（三）六淫各自的性质和致病特点

1.风邪　凡致病具有善动不居、轻扬开泄等特点的外邪，称为风邪。风邪的致病特点：

（1）风为阳邪，轻扬开泄，易袭阳位：风邪轻扬、发散、向上、向外，易使腠理不固而汗出、恶风，常伤及人体属阳的部位。

（2）风性善行而数变：病位游移不定，发病急变化快。

（3）风性主动：症状动摇不定。

（4）风为百病之长：为外感病的先导，易兼邪致病。

2.寒邪　致病具有寒冷、凝结、收引等特点的外邪，称为寒邪。寒邪的致病特点：

（1）寒为阴邪，易伤阳气：使阳气的温化功能失职。

（2）寒性凝滞主痛：易使经脉气血运行不畅，甚或凝结阻滞不通，不通则痛。

（3）寒性收引：可使气机收敛，腠理、经络、筋脉收缩而挛急，"寒则气收"。

3.暑邪　凡致病具有炎热、升散、兼湿特性的外邪，发病于夏至之后、立秋以前。具有明显的季节性。暑邪的致病特点：

（1）暑为阳邪，其性炎热：暑为盛夏火热之气所化，多表现为阳热症状。

（2）暑性升散，易扰心神，伤津耗气：暑热迫津外泄，"炅则气泄"；暑为阳邪，其性升发，故易上扰心神，或侵犯头目，可致腠理开泄而多汗，伤津耗气。

（3）暑多夹湿：热蒸湿动，暑湿合邪伤人。

4.湿邪　凡致病具有重浊、黏滞、趋下特性的外邪，称为湿邪。湿邪的致病特点：

（1）湿为阴邪，易伤阳气，阻滞气机：外感湿邪易困脾，致脾阳不振，运化无权；湿邪常留滞于脏腑经络，阻遏气机，使脏腑气机升降失常，经络阻滞不畅。

（2）湿性重浊：以沉重感及附着难移为特征；分泌物和排泄物秽浊不清。

（3）湿性黏滞：症状黏滞性，分泌物和排泄物黏滞不爽；病程缠绵性，起病隐缓，病程较长，反复发作，或缠绵难愈。

（4）湿性趋下，易袭阴位：湿性类水，易伤及人体下部。

5.燥邪　凡致病具有干燥、收敛等特性的外邪，称为燥邪。燥邪的致病特点：

（1）燥性干涩，易伤津液："燥胜则干"，最易损伤津液。

（2）燥易伤肺：燥邪多从口鼻而入，最易损伤肺津，影响肺气之宣降，甚或燥伤肺络。

6. 火（热）邪　凡致病具有炎热、升腾等特性的外邪，称为火热之邪。火（热）邪的致病特点：

（1）火热为阳邪，其性炎上："阳胜则热"，故发为实热性病证；火热病证，多发生在人体上部，尤以头面部为多见。

（2）火热易扰心神：邪热入营血，尤易影响心神，"诸热瞀瘛，皆属于火""诸躁狂越，皆属于火"。

（3）火热易耗气伤津：迫津外泄；煎熬津液，耗伤阴气；伤津耗气。

（4）火热易生风动血：热极生风；灼伤脉络，迫血妄行，引起各种出血证。

（5）火邪易致疮痈：火邪腐蚀血肉，发为痈肿疮疡，以局部红肿热痛为特征。

二、疠气

1. 疠气的概念　一类具有强烈致病性和传染性的外感病邪的统称。

2. 致病特点　①传染性强，易于流行；②发病急骤，病情危笃；③一气一病，症状相似。

3. 影响疠气产生的因素　主要有气候因素、环境因素、预防措施和社会因素等。

第二节　内伤病因

一、七情内伤

（一）七情内伤的基本概念

1. 七情　是人体对内外环境变化所产生的情志反应，即喜、怒、忧、思、悲、恐、惊，一般情况下不会导致疾病。

2. 七情内伤　如果人的情志异常强烈持久，偏激过甚，超越了人体的生理和心理适应能力或人体正气虚弱，脏腑精气虚衰，对情志刺激的调节适应能力低下，七情就会导致疾病发生或成为疾病发生的诱因。

（二）七情内伤的致病特点

1. 直接伤及内脏

（1）首先影响心神。心神是生命的主宰，故七情过激伤人发病，首先作用于心神。

（2）损伤相应之脏。过喜则伤心，过怒则伤肝，过思则伤脾，过悲则伤肺，过恐则伤肾。

（3）易伤心肝脾。过于惊喜易伤心，导致心神不宁；郁怒太过则伤肝，可致肝气郁结；思虑过度伤及心脾，可致心脾两虚。

（4）易损潜病之脏腑。

2.影响脏腑气机

（1）怒则气上：指过怒导致肝气疏泄太过，气机上逆，甚则血随气逆、并走于上的病机变化。临床主要表现为头胀头痛，面红目赤，甚则呕血、昏厥猝倒等。

（2）喜则气缓：指过度喜乐伤心，导致心气涣散不收，重者心气暴脱、神不守舍的病机变化。临床可见精神不集中，神志失常，狂乱，或见心气暴脱的大汗淋漓，气息微弱，脉微欲绝等症。

（3）思则气结：指过度思虑伤脾，导致脾气结滞、运化失职的病机变化。临床可见精神萎靡，反应迟钝，不思饮食，腹胀纳呆，便溏等症。

（4）悲则气消：指过度悲忧伤肺，导致肺气耗伤、肺失宣降的病机变化。临床常见精神不振，意志消沉，胸闷气短，懒言乏力等症。

（5）恐则气下：指过度恐惧伤肾，致使肾气不固、气陷于下的病机变化。临床可见大恐引起的二便失禁，甚则遗精等症。

（6）惊则气乱：指猝然受惊伤及心肾，导致心神不定、气机逆乱、肾气不固的病机变化。临床见惊悸不安，慌乱失措，甚则神志错乱，二便失禁等症。

3.发为情志病　包括因情志刺激而发的疾病，如郁证、癫、狂等；因情志刺激而诱发的病证，如真心痛、眩晕等；其他原因所致但有情志异常表现的病证，如慢性肝胆疾病、消渴等。

4.影响病情变化　积极乐观的情绪有利于疾病康复；消沉悲观的情绪可使病情加重甚至恶化。

二、饮食失宜

1.饮食不节　饥饱无常，损伤脾胃，进一步导致其他疾病。包括过饥过饱，或饥饱无常。

2.饮食不洁　食用不洁净，或陈腐变质，甚至有毒的食物，可损伤脾胃，甚至危及生命。

3.饮食偏嗜　特别喜好某种性味的食物，或长期偏食某些食物而导致疾病的发生。包括寒热偏嗜、五味偏嗜、食类偏嗜、嗜酒成癖。

三、劳逸失度

1. 过劳　即过度劳累。

（1）劳力过度："劳则气耗"；劳伤筋骨，积劳成疾。"久立伤骨，久行伤筋"。

（2）劳神过度：耗伤心血，损伤脾气。

（3）房劳过度：耗损肾精肾气。

2. 过逸　即过度安逸。致病特点：安逸少动，气机不畅；长期卧床，阳气不振，正气虚弱；长期用脑过少，加之阳气不振，可致神气衰弱。"久卧伤气，久坐伤肉"。

第三节　病理产物性病因

病理产物性病因是继发于其他病变过程而产生的病理产物，这些病理产物形成后，又作为致病因素作用于人体，影响机体的正常功能，不仅可以加重原有病情，还可引起新的病变，又称为"继发性病因"。主要包括痰饮、瘀血、结石等。

一、痰饮

（一）痰饮的概念

1. 痰饮　是人体水液代谢障碍所形成的病理产物。稠浊者为痰，清稀者为饮。

2. 有形之痰　指视之可见、闻之有声或触之可及的痰，如咳嗽吐痰、喉中痰鸣等。

3. 无形之痰　指只见其征象、不见其形质的痰，如眩晕、癫狂等，虽然无形质可见，但用祛痰药治疗有效。

（二）痰饮的形成

外感六淫、七情内伤、饮食失宜等导致脏腑功能失调，气化不利，水液代谢障碍，水液停聚而成。多与肺、脾、肾、肝及三焦的功能失常密切相关。

（三）痰饮的致病特点

1. 阻滞气血运行　痰饮为实邪，可随气流行全身，或停滞于经脉，或留滞于脏腑，阻滞气机，妨碍气血运行。

2. 影响水液代谢　痰饮作为继发性致病因素，进一步影响肺、脾、肾、三焦等脏腑的功能活动，影响水液代谢。

3.易于蒙蔽心神　痰浊随气上逆，尤易蒙蔽清窍，扰乱心神。

4.致病广泛，变幻多端　痰饮随气流行，致病面广，发病部位不一，又易于兼邪致病，病证繁多，症状表现非常复杂，有"百病多由痰作祟"之说。

二、瘀血

（一）瘀血的概念

指体内血液停积而形成的病理产物，属继发性病因。包括体内瘀积的离经之血，及因血液运行不畅，停滞于经脉或脏腑组织内的血液。

（二）瘀血的形成

①血出致瘀；②气滞致瘀；③因虚致瘀；④血寒致瘀；⑤血热致瘀；⑥津亏致瘀；⑦痰饮致瘀。

（三）瘀血的致病特点

1.易于阻滞气机　血瘀必兼气滞。

2.影响血脉运行　影响心、肝、脉等脏腑组织的功能，导致局部或全身的血液运行失常；若脉络损伤，可致血逸脉外。

3.影响新血生成　瘀血不去，新血不生。

4.病位固定，病证繁多　瘀血致病具有共同的症状特点：①疼痛：一般表现为刺痛，痛处固定不移，拒按，夜间痛势尤甚；②肿块：瘀血积于皮下或体内，则可见肿块，部位固定不移；③出血：可见出血，但血色紫暗，夹有瘀块；④色诊多见紫暗：面色紫暗，口唇、爪甲青紫等；舌质紫暗，或舌有瘀斑、瘀点等；⑤脉诊多见涩脉、结脉、代脉等。亦可见面色黧黑，肌肤甲错，善忘等。

三、结石

1.结石的概念　指体内某些部位形成并停滞为病的砂石样病理产物或结块。

2.结石的形成　①饮食不当；②情志内伤；③服药不当；④体质差异。

3.结石的致病特点　①多发于肝、胆、肾、膀胱等脏腑；②病程较长，病情轻重不一；③阻滞气机，损伤脉络。

第四节　其他病因

1.外伤　主要包括外力损伤、烧烫伤、冻伤、虫兽所伤等。

2.诸虫　主要包括蛔虫、钩虫、蛲虫、绦虫、血吸虫。

3.毒邪 泛指一切强烈、严重损害机体结构和功能的致病因素。

（1）毒邪的形成：①外来之毒；②内生之毒。

（2）毒邪的致病特点：①毒性暴戾，损脏伤形；②致病广泛，复杂多变；③顽固难愈，症状秽浊；④传染流行，病状特异。

4.药邪

（1）药邪的形成：①用药过量；②炮制不当；③配伍不当；④用法不当。

（2）药邪的致病特点：①中毒；②加重病情，变生他疾。

5.医过

（1）医过的形成：①言行不当；②处方草率；③诊治失误。

（2）医过的致病特点：①易致患者情志波动；②加重病情，变生他疾。

6.先天因素 包括胎弱和胎毒。

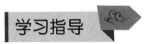

一、本章需要掌握的内容

六淫与疠气的概念及其致病特点；内伤病因的概念及其致病特点；痰饮、瘀血的概念、形成原因和致病特点。

1.外感病因 包括六淫与疠气，其中六淫的概念，六淫致病的共同特点，以及风寒暑湿燥火六种病邪各自的性质和致病特点为重点内容。学习中应注意：

（1）明确概念，加深理解：注意六气与六淫概念的界定。六气属于自然界正常的气候变化；六淫是外感病的主要致病因素。自然界气候变化能否致病，一方面看气候变化是否剧烈，但关键还取决于人体正气的强弱。所以，六淫的概念是对个体而言的，不论是异常气候变化还是正常气候变化，只要导致疾病发生，就称为致病的因素。

（2）善于归纳，注意比较：风寒暑湿燥火六淫邪气，具有不同的性质和致病特征，作用于机体之后所引起的病机变化亦各不相同。在学习时要善于进行归纳、比较，相互鉴别，归纳的条理越清楚越有利于掌握，且能加深记忆，不易遗忘。如就发病季节而言，虽然六淫分别与春、夏、长夏、秋、冬相应，但除了暑邪具有明显的季节性以外，余者四季均可发病。就其性质而言，风为百病之长，易合邪为害，以轻扬开泄，善行数变，风胜则动为特征。暑与火相类，其致病均为热象显著，耗气伤津扰神。但暑易挟湿，而火易生风动血，发为肿疡。寒与湿皆为阴邪，易于损伤阳气，但以寒邪为甚，故寒邪为病，全身或局部有明显的寒象，且易于引起气机收敛而筋脉拘急，并以疼痛为其特征。而湿邪重浊黏滞，其病多水湿停聚为害。暑邪、热邪、燥邪，均易伤津。但前二者属阳热之邪煎熬阴津，迫津外泄，并有耗气现象，而燥邪属气候干燥，空气中水分少，故伤人多见各种干燥，涩滞不利的症状。

（3）结合临床，拓展提高：结合近年来新冠肺炎疫情大流行，加深对疠气的概念、致病特点的认识，拓展学习中西医对新冠肺炎的认识及治疗方法。结合新冠肺炎诊疗方案及预防措施，了解中医药在抗击疫情中发挥的突出作用。

2.内伤病因　主要包括七情内伤、饮食失宜、劳逸失当等。

内伤病因致病具有渐进性、复合性、虚损性、自伤性的共性特点。

七情内伤为重点和难点。七情内伤不同于外感六淫，常直接伤及脏腑，导致气机逆乱、气血失调而发生各种病变。学习中应注意：

（1）明确七情与七情内伤的区别：七情是正常的情志活动，七情内伤是致病因素，与异常的情志变化及个体的生理与心理适应能力相关。

（2）联系藏象相关内容，深入理解七情内伤的致病特点：①在藏象一章中，已经学习了五脏与五志的关系，本节又专论七情，可前后结合，加深理解人体情志致病的复杂性。②七情内伤影响脏腑气机，须联系脏腑生理活动，来掌握怒则气上、喜则气缓、悲则气消、恐则气下、惊则气乱、思则气结的病机及临床表现。

3.病理产物性病因　主要包括痰饮、瘀血、结石等。其中痰饮、瘀血为重点和难点，具有普遍的临床指导意义。学习中应注意：

（1）痰饮的含义十分广泛，就病因学而言，它是由人体水液代谢障碍而形成的一种病理产物，可以导致许多疾病的发生。就症状学而言，痰饮又是指一种症状，如从呼吸道咳出之痰液，根据其性状而有寒、热、湿、燥之分。就疾病学而言，痰饮又是一个病名，且有广义和狭义之分。在本章中，主要是从病因学的角度来阐述痰饮的概念，其形成是多种致病因素作用于人体后，使脏腑功能失调所致，其中以肺脾肾肝及三焦功能失调为主。这在脏腑和津液等章节中多次涉及，可互相参照进行学习。水湿痰饮的致病特点，可根据其所在的脏腑与部位表现为多种复杂的症状和体征，致病相当广泛，故有"百病多由痰作祟"之说。其症状体征可概括为四大特点：①咳痰量多，喉中痰鸣；②肢体水肿，肠鸣食减；③胸闷，恶心，眩晕，心悸；④舌苔厚腻，脉弦滑等。临床上具备第一项或其他任意两项指标，一般即可诊断为痰饮。只要具备了痰饮的症状和体征，采用辨证求因的思维方法，就可以考虑有痰饮的存在。

（2）有形之痰与无形之痰的区别：有形之痰既有形质可见，又有声音可闻，是通常所理解的痰，其引发的病变相对容易辨识，多指肺及呼吸道的分泌物，或随咳嗽而出，或停聚于喉间呼噜作响，或呕恶黏液而出。无形之痰却没有形质可见，是凭借中医"审证求因"方法，根据某些特定的临床病象来辨识的，如眩晕、昏冒、癫狂、呕恶、瘰疬、痰核、肢麻、半身不遂、阴疽、流注等。其病机是由于人体水液代谢障碍，停留积聚，蕴结成痰，并随气而行，无处不到，引起种种复杂的病证。

（3）瘀血是指体内血液运行不畅，或血离经脉而瘀积。其所致的病证可因瘀阻的部位和形成瘀血的原因不同而各异。瘀血病证虽多，但其临床表现归纳起来则有六大特点，即疼痛、肿块、出血、发绀、舌紫暗、脉涩或结代，及肌肤甲错等临床特征，其中舌质紫暗，或有瘀点、瘀斑，对确定瘀血的诊断更有显著意义。

以上重难点知识，在考试中，既可以选择题、判断题或填空题等客观题形式出现，也可作为综合能力的考查，以名词术语解释、论述题或案例分析题等形式出现。

二、本章需要了解的内容

了解结石、外伤、毒邪、药邪、医过等其他病因的致病特点。其中，结石属于继发性病因。而除了外感、内伤和病理产物性病因外，其他所有的致病因素都归属于其他病因的范畴。这部分内容易于理解，根据教材自学即可。在考试中，常以选择题、判断题或填空题等客观题形式出现，属于识记内容。

重点难点释疑

1. "六气"与"六淫"相互关系如何？

答：①"六气"与"六淫"既有联系又有区别。②六气是风、寒、暑、湿、燥、火六种正常的自然界气候变化，是万物生长变化的自然条件，人体在生活实践中，通过自身调节对六气产生了一定的适应能力，一般不会致病。③

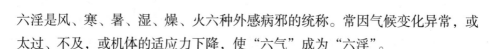

六淫是风、寒、暑、湿、燥、火六种外感病邪的统称。常因气候变化异常，或太过、不及，或机体的适应力下降，使"六气"成为"六淫"。

2. 如何理解"风性善行而数变"？

答："善行"，指风性善动不居，游移不定。故其致病具有病位游移、行无定处的特征。如风寒湿三气杂至而引起的痹证，若见游走性关节疼痛，痛无定处，则属于风邪偏盛的表现，称为"行痹"或"风痹"。"数变"，指风邪致病变幻无常，发病迅速。如风疹块（荨麻疹）就表现为皮肤疹痒时作，疹块发无定处，此起彼伏，时隐时现等特征。故《素问·风论》说："风者，善行而数变。"

3. 如何理解"风为百病之长"？

答："风为百病之长"：长者，始也，首也。风为百病之长，一是指风邪常兼他邪合而伤人，为外邪致病的先导。因风虽为春季主气，但终岁常在，四季皆有。其性善动，开泄，凡寒、湿、暑、燥、热诸邪，常依附于风而侵犯人体，从而形成外感风寒、风湿、风热、风燥等证。二是指风邪袭人致病最多。风邪终岁常在，故发病机会多；风邪伤人，无孔不入，表里内外均可伤及，可发生多种病证。故《素问·风论》说："风者，百病之始也。"《素问·骨空论》也说："风者，百病之长也。"

4. 试述外寒与内寒的区别与联系。

答：外寒指寒邪外袭，为六淫中之寒邪，指病因而言。内寒是机体阳气不足，寒从中生，主要是指心、脾、肾的阳气衰微。二者的区别和联系表现为：①区别。主要表现为病因与病理反应的不同。外寒是损伤人体阳气的致病因素，内寒则是因机体阳气虚损而表现出寒象的病理反应。②联系。外寒不解，损伤阳气，可导致内寒；而阳虚之体，抗邪无力，又易感外寒。

5. 为什么说"伤于风者，上先受之"？

答：①因为风为阳邪，具有轻扬升发、向上、向外的特性；②风邪侵犯人体，常伤及人体上部及肌表，出现头痛、鼻塞流涕、汗出恶风等症状。

6. 为什么说"伤于湿者，下先受之"？

答：这是因为湿类于水，水性趋下，故湿邪侵犯人体，多表现为下部的症状。如水湿内停可见下肢水肿、溃疡，泄痢，妇女带下等症状。

7. 寒邪和湿邪在致病特点上有何异同？

答：（1）相同点：寒邪和湿邪同属阴邪，侵袭人体后都具有损伤阳气的特点。

（2）不同点：①寒邪致病直接损伤机体阳气，表现出一系列寒性症状，如恶寒、脘腹冷痛、下利清谷等。湿邪伤阳，阻遏脏腑经络的气机升降，尤易困阻脾胃，损伤脾阳，脾运失职，水湿内停，出现胸脘痞闷、腹部胀满、大便溏泄等症。②寒性凝滞、收引而主痛，湿性重浊。寒邪伤人，易使气血凝结阻滞，常见头身肢体关节疼痛之症；湿性重着，湿邪犯人，常见头沉如裹、周身困重、四肢酸沉、关节重着等症。③两邪在致病中，其分泌物和排泄物在形态上不同。寒邪伤阳，分泌物和排泄物清彻寒冷，如鼻流清涕、呕吐清水、咳吐稀痰、小便清长、下利清谷等；湿性黏滞秽浊，故分泌物和排泄物是秽浊不清或排泄不爽，如小便混浊涩滞、大便黏滞不爽、带下黄白秽臭等。湿性趋下，易袭人体下部，出现下肢水肿、带下、下利等症。

8. 火热邪气与暑邪相比，在性质和致病特点上有何差异？

答：火热邪气与暑邪同属阳邪，皆具有耗气伤津、扰神的致病特点，但二者仍存在一定区别，主要表现在以下两方面：①暑为夏季主气，有明显的季节性，独见于夏季。纯属外邪，而无内生；火热旺于夏季，但无明显的季节性，火热为病有内外之分。温热多为外感病因，火则多因体内脏腑气血阴阳失调而形成。②暑邪致病，多兼挟湿邪为患；火热邪气常易生风动血和易致痈肿。

9. 火性炎上与暑性升散的临床表现有何不同？

答：火热与暑邪虽同为阳邪，具有炎热、上升、外散之性，但两者致病在临床表现上各有特点：①火性炎热，升腾向上，故火热病证，多发生在人体上部，尤以头面部为多见。如目赤肿痛，咽喉肿痛，口舌生疮糜烂，口苦咽干，牙龈肿痛，头痛眩晕，耳内肿痛或流脓等。②暑性升散：升，即升发、向上。暑为阳邪，其性升发，故易上扰心神，或侵犯头目，出现心胸烦闷不宁、头昏、目眩、面赤等。"散"，指暑邪侵犯人体，可致腠理开泄而多汗。汗出过多，伤津耗气，故临床除口渴喜饮、尿赤短少等津液不足之症状外，常见气短、乏力，甚则气津耗伤太过，清窍失养而突然昏倒、不省人事。

10. 七情是如何影响脏腑气机的？

答：脏腑之气的升降出入运动，受心神的调控。情绪偏激，首伤心神，随之影响脏腑气机，会导致脏腑气机升降失常而出现相应的临床表现。①怒则气上：是指过怒导致肝气疏泄太过，气机上逆，甚则血随气逆，并走于上的病机变化。临床主要表现为：头胀头痛，面红目赤，呕血，甚则昏厥猝倒。②喜则气缓：是指过度喜乐伤心，导致心气涣散不收，重者心气暴脱或神不守舍的病机变化。临床可见精神不能集中，甚则神志失常，狂乱等。③思则气结：指过度思虑伤心脾，导致心脾气机结滞，运化失职的病机变化。临床可见精神萎靡、反应迟钝、不思饮食、腹胀纳呆、便溏等症状。④悲则气消：是指过度悲忧伤肺，导致肺失宣降及肺气耗伤的病机变化。临床常见意志消沉、精神不振、气短胸闷、乏力懒言等症。⑤恐则气下：是指过度恐惧伤肾，致使肾气失固，气陷于下的病机变化。临床可见二便失禁，甚则遗精等症。⑥惊则气乱：指猝然受惊伤心肾，导致心神不定，气机逆乱，肾气不固的病机变化。临床可见惊悸不安，惊慌失措，甚则神志错乱，或二便失禁。

11. 人的情志活动与五脏有何关系？

答：情志活动由脏腑精气应答外在环境因素的作用所产生，脏腑精气是情志活动产生的内在生理学基础。人体是以五脏为中心的有机整体，故情志活动与五脏精气的关系最为密切。《素问·阴阳应象大论》说："人有五脏化五气，以生喜怒悲忧恐。"五脏藏精，精化为气，气的运动应答外界环境而产生情志活动。肝在志为怒，心在志为喜，脾在志为思，肺在志为忧，肾在志为恐。五脏精气的盛衰及其藏泄运动的协调，气血运行的通畅，在情志的产生变化中发挥着基础性作用。若五脏精气阴阳出现虚实变化及功能紊乱，气血运行失调，则可出现情志的异常变化。另外，外在环境的变化过于强烈，情志过激或持续不解，又可导致脏腑精气阴阳的功能失常，气血运行失调。

12. 六淫致病和七情致病有何不同？

答：①六淫自肌表、口鼻而入，侵犯人体，属外来之邪，故称"外感六淫"。②七情是直接影响相应之脏而发病，病由内生，故称"内伤七情"。③二者在性质和致病特点的表现上也因病因类型的不同而不同。

13. 不同类型的过劳，与人体内部的脏腑气血的损伤，有何关联性？

答：过劳，即过度劳累，也称劳倦所伤。包括劳力过度、劳神过度和房劳过度三个方面。①劳力太过尤易耗伤脾肺之气。常见如少气懒言，体倦神疲，喘息汗出等。《素问·举痛论》说："劳则气耗。"②劳神过度，又称"心劳"。指长期用脑过度，思虑劳神而积劳成疾。由于心藏神，脾主思，血是神志活动的重要物质基础，故用神过度，长思久虑，则易耗伤心血，损伤脾气，以致心神失养，见心悸、健忘、失眠、纳少、腹胀等症。③房劳过度，又称

"肾劳"。指房事太过，或手淫恶习，或妇女早孕多育等，耗伤肾精、肾气而致病。常见如腰膝酸软、眩晕耳鸣、精神萎靡、性机能减退等。房劳过度也是导致早衰的重要原因。

14.试述痰饮、瘀血、结石三种病理产物之间的关系。

答：①三者虽然来源不一，但在形成过程中均与气滞有关，气滞则水停、血瘀，也可气化不利而致湿热蕴结，生成结石。②三者之间又可相互影响。痰饮内停，阻滞气机，可形成瘀血、结石，而瘀血、结石内阻亦可影响津液代谢而形成痰饮。至于瘀血与结石，均是日久而成，更可相互影响。

15.简述中医病因学说中病因与非病因之间的相对性。

答：中医病因学说中病因与非病因之间具有相对性。如六气和七情，"六气"是风、寒、火、湿、燥、暑自然界正常的气候变化；"七情"指喜、怒、忧、思、悲、恐、惊，是人体正常情志反应，在正常的情况下并不会导致人体发病，此时不属于病因。但在异常的情况下（如天气变化太过、七情过激等），超过人体适应和调节的正常限度，就会成为致病因素使人患病，即病因的六淫和七情内伤。

16.试述中医探求病因的主要方法。

答：中医探求原因的方法主要有两种：一是辨证求因，又称审证求因。是以病证的临床表现为主要依据，通过分析病证的症状，体征来推求病因。二是问诊求因。通过问诊，了解疾病发生的原因。

测试练习

一、选择题

（一）A1型题

1.最早明确提出"三因学说"的医家是：

　　A.张仲景　　　B.陶弘景　　　C.陈无择　　　D.巢元方　　　E.刘完素

2.以下属于病理产物形成的病因是：

　　A.疠气　　　B.六淫　　　C.七情　　　D.瘀血　　　E.劳逸

3.易袭阳位，具有轻扬、发散、开泄特性的邪气是：

　　A.暑邪　　　B.燥邪　　　C.风邪　　　D.火（热）邪　　E.寒邪

4.下列何气最易兼其五气：

　　A.暑　　　B.湿　　　C.寒　　　D.风　　　E.热

5.六淫中最易导致疼痛的邪气是：

    A.寒邪　　　　　B.火（热）邪　　　C.风邪　　　　　D.燥邪　　　　　E.湿邪

6.感受寒邪而致的"中寒"是指：

    A.寒邪伤于肌表　　　　　B.寒邪入中经脉　　　　　C.寒邪自内而生

    D.寒邪直中脏腑　　　　　E.寒邪侵及血分

7.六淫中具有病程长，难以速愈的邪气是：

    A.寒邪　　　　　B.火（热）邪　　　C.风邪　　　　　D.暑邪　　　　　E.湿邪

8.其性趋下的病邪为：

    A.火（热）邪　　B.燥邪　　　　　C.湿邪　　　　　D.风邪　　　　　E.以上都不是

9.湿邪、寒邪的共同致病特点是：

    A.损伤阳气　　　B.阻遏气机　　　　C.黏腻重浊　　　D.凝滞收引　　　E.易袭阴位

10.致病后可出现各种秽浊症状的邪气是：

    A.风邪　　　　　B.寒邪　　　　　C.火（热）邪　　D.湿邪　　　　　E.燥邪

11.燥邪致病最易损伤人体：

    A.津液　　　　　B.气血　　　　　C.肾精　　　　　D.肝血　　　　　E.阳气

12.温燥病的发病季节一般是：

    A.夏末秋初　　　B.近冬深秋　　　　C.长夏季节　　　D.冬末春初　　　E.春末夏初

13.六淫中最易致肿疡的是：

    A.风邪　　　　　B.湿邪　　　　　C.火（热）邪　　D.燥邪　　　　　E.寒邪

14.下列哪项不属火（热）邪的致病特点：

    A.易伤津耗气　　B.易生风动血　　C.易扰乱神明　　D.易致肿疡　　　E.易阻遏气机

15.最易导致肝风内动的是：

    A.寒邪　　　　　B.湿邪　　　　　C.暑邪　　　　　D.火（热）邪　　E.燥邪

16.下列哪一项是火、燥、暑共同的致病特点：

    A.上炎　　　　　B.耗气　　　　　C.伤津　　　　　D.动血　　　　　E.生风

17.六淫致病，季节性最强的邪气是：

    A.风邪　　　　　B.寒邪　　　　　C.燥邪　　　　　D.湿邪　　　　　E.暑邪

18.只有外感而无内生的邪气是：

    A.寒邪　　　　　B.燥邪　　　　　C.湿邪　　　　　D.暑邪　　　　　E.火（热）邪

19.具有升散而又挟湿特性的邪气是：

    A.湿邪　　　　　B.燥邪　　　　　C.火（热）邪　　D.暑邪　　　　　E.寒邪

20.伤于风者：

    A.上先受之　　　B.下先受之　　　　C.阳先受之　　　D.阴先受之　　　E.外先受之

21.疠气是指：

    A.六淫邪气   B.异常气候   C.情志变化   D.气机失常   E.乖戾之气

22.怒则：

    A.气缓   B.气上   C.气下   D.气消   E.气结

23.恐则：

    A.气消   B.气上   C.气泄   D.气耗   E.气下

24.劳则：

    A.气上   B.气下   C.气收   D.气耗   E.气缓

25.寒则：

    A.气结   B.气缓   C.气收   D.气泄   E.气上

26.导致心气涣散，神不守舍，出现精神不集中的原因是：

    A.恐则气下   B.惊则气乱   C.怒则气上   D.喜则气缓   E.悲则气消

27.七情太过首先伤及：

    A.肝气   B.脾阳   C.肾精   D.肺津   E.心神

28.久卧伤：

    A.气   B.血   C.肉   D.精   E.筋

29.久立伤：

    A.骨   B.皮   C.肉   D.精   E.筋

30."百病多由痰作祟"是指痰：

    A.致病广泛   B.病势缠绵   C.阻滞气机   D.阻碍气血   E.扰动神明

31.痰致病广泛，变化多端的原因是：

    A.痰可扰乱神明   B.痰可化火化风   C.痰阻碍气血运行

    D.痰似风善行数变   E.痰可随气升降无处不到

32.与痰饮成因关系较小的内脏是：

    A.脾   B.心   C.肺   D.肾   E.三焦

33.瘀血形成之后可致疼痛，其特点为：

    A.胀痛   B.掣痛   C.隐痛   D.灼痛   E.刺痛

34.瘀血引起出血的特点：

    A.出血量多   B.出血颜色鲜明   C.出血量少色红

    D.出血伴有血块   E.出血色淡质清稀

35.结石致痛一般表现为：

    A.绞痛   B.灼痛   C.酸痛   D.隐痛   E.冷痛

36.痰饮、瘀血、结石在形成过程中均与下列哪项关系最密切：

A. 寒凝   B. 气虚   C. 气滞   D. 血热   E. 湿热

37. 寄生虫病的发生，常见的原因是：

     A. 寒湿内停   B. 气血不足   C. 七情内伤   D. 过度劳累   E. 饮食不洁

38. 下列哪项不属于寒邪的致病特点：

     A. 寒为阴邪   B. 寒性黏滞   C. 寒性收引   D. 寒性凝滞   E. 易伤阳气

39. 下列哪项不属于疠气形成和疫病流行的原因：

     A. 气候反常   B. 环境污染   C. 社会因素   D. 暴饮暴食   E. 饮食不洁

40. 下列不属于水湿痰饮致病特点的是：

     A. 致病广泛   B. 变化多端   C. 扰乱神明   D. 局部刺痛   E. 阻滞气机

41. 以下哪项不属瘀血致痛的特点：

     A. 痛处固定   B. 刺痛   C. 疼痛喜按   D. 疼痛拒按   E. 疼痛夜间加重

42. 下列不属于瘀血的别名是：

     A. 恶血   B. 败血   C. 虾血   D. 蓄血   E. 溢血

43. 据《素问·五脏生成》，过食咸则伤：

     A. 皮   B. 肉   C. 筋   D. 脉   E. 骨

44. 下列病邪致病最易出现发热恶风、汗出等症状的是：

     A. 风邪   B. 寒邪   C. 火（热）邪   D. 湿邪   E. 燥邪

45. 六淫致病，具有发病急、传变较快特点的邪气是：

     A. 风邪   B. 寒邪   C. 湿邪   D. 燥邪   E. 火（热）邪

46. 风邪伤人，病位游移行无定处，说明其病邪性质和特征是：

     A. 风性善行   B. 风性数变   C. 风为阳邪   D. 风性开泄   E. 风性轻扬

47. 寒邪的性质和致病特征是：

     A. 为阴邪，易阻气机   B. 其性重浊，可致周身酸痛   C. 易伤肺，出现咳嗽痰少症状

     D. 其性黏滞，病难速愈   E. 其性凝滞，易致疼痛

48. 症见肢体屈伸不利，说明病邪性质和致病特征的是：

     A. 寒为阴邪，伤人阳气   B. 寒性凝滞，气血阻滞不通   C. 寒伤肌表，卫阳被遏

     D. 寒性收引，经脉拘急   E. 寒性黏滞，气机不畅

49. 寒邪致病，多发作疼痛的主要原因是：

     A. 寒为阴邪，易伤阳气   B. 寒性收引，气机收敛   C. 寒主收引，经脉拘急

     D. 寒客肌表，卫阳被郁   E. 寒性凝滞，气血阻滞不通

50. 寒邪伤人，出现脘腹冷痛、呕吐等症的主要原因是：

     A. 寒性凝滞，气血运行不畅   B. 寒邪伤阳，直中脾胃   C. 寒性收引，气血凝滞不通

     D. 寒性收引，经脉拘急   E. 寒性黏滞，气机不畅

51. 暑邪为病而见汗多，气短，乏力，是由于：

A.暑为阳邪，其性炎热　　B.暑应于心，易扰心神　　C.暑多挟湿，易困脾土

D.暑性升散，耗气伤津　　E.暑为阳邪，化火伤阴

52. 暑邪伤人，常出现胸闷、四肢困倦等症的主要原因是：

A.暑多挟湿，气滞湿阻　　B.暑性升散，汗多伤津，肢体失养

C.暑性升散，伤津耗气　　D.暑性炎热，阳热内盛　　E.暑性升散，易扰心神

53. 湿邪致病缠绵难愈的主要原因是：

A.湿为阴邪，易阻遏气机，病难速愈　　B.湿邪伤阳困脾，病难速愈

C.湿性黏滞，胶着难解，病难速愈　　D.湿性重浊，留滞体内，病难速愈

E.湿性趋下，易袭阴位，病难速愈

54. 易阻滞气机，损伤阳气的邪气是：

A.风邪　　　　B.寒邪　　　　C.暑邪　　　　D.湿邪　　　　E.燥邪

55. 侵犯人体可引起关节疼痛、重着症状的邪气是：

A.风邪　　　　B.寒邪　　　　C.暑邪　　　　D.湿邪　　　　E.燥邪

56. 湿邪致病多见人体下肢水肿、臁疮等症的主要原因是：

A.湿性趋下，故其症以下肢多见　　B.湿性重浊下注，分泌物秽浊

C.湿为阴邪，易阻气机，损伤阳气　　D.湿性黏滞，排泄物涩滞不畅

E.湿性黏滞，疾病缠绵难愈

57. 易于导致干咳少痰，或痰黏难咯，甚或喘息胸痛等症的邪气是：

A.风邪　　　　B.寒邪　　　　C.暑邪　　　　D.湿邪　　　　E.燥邪

58. 火（热）邪的性质和致病特点是：

A.为阳邪，其性升发　　B.为阳邪，其性轻扬　　C.为阳邪，其性燔灼趋上

D.为阳邪，多挟湿邪　　E.为阳邪，其性炎热

59. 常引起心烦、失眠、狂躁妄动等症状的邪气是：

A.风邪　　　　B.寒邪　　　　C.燥邪　　　　D.湿邪　　　　E.火（热）邪

60. 最易生风动血的邪气是：

A.风邪　　　　B.寒邪　　　　C.暑邪　　　　D.湿邪　　　　E.火（热）邪

61. 引发"行痹"的病邪是：

A.风邪　　　　B.寒邪　　　　C.暑邪　　　　D.湿邪　　　　E.火（热）邪

62. 引发"痛痹"的病邪是：

A.风邪　　　　B.寒邪　　　　C.暑邪　　　　D.湿邪　　　　E.火（热）邪

63. 引发"着痹"的病邪是：

A.风邪　　　　B.寒邪　　　　C.暑邪　　　　D.湿邪　　　　E.火（热）邪

64. 下列因素除哪项外，均与疠气流行关系密切：

    A. 气候反常   B. 环境因素   C. 预防措施不当 D. 社会因素   E. 精神因素

65. 七情内伤致病多损伤的脏是：

    A. 心、肝、脾   B. 心、肺、脾   C. 心、肝、肾   D. 心、肺、肝   E. 肺、脾、肾

66. 过度恐慌对气机的影响是：

    A. 气消   B. 气结   C. 气上   D. 气下   E. 气乱

67. 暴喜过度，常见的症状是：

    A. 神无所归，虑无所定   B. 不思饮食，腹胀纳呆   C. 面红目赤，头胀痛

    D. 精神不能集中，甚则失神狂乱   E. 意志消沉，面色惨淡

68. 最易导致脘腹胀满，嗳腐吞酸，厌食等症的是：

    A. 摄食不足   B. 饮食不洁   C. 暴饮暴食

    D. 饮食偏寒偏热   E. 饮食五味偏嗜

69. 《素问·五脏生成》述"多食酸"则：

    A. 脉凝泣而变色   B. 皮槁而毛拔   C. 筋急而爪枯

    D. 肉胝皱而唇揭   E. 骨痛而发落

70. 《素问·五脏生成》述"多食辛"则：

    A. 脉凝泣而变色   B. 皮槁而毛拔   C. 筋急而爪枯

    D. 肉胝皱而唇揭   E. 骨痛而发落

71. 《素问·五脏生成》述"多食咸"则：

    A. 脉凝泣而变色   B. 皮槁而毛拔   C. 筋急而爪枯

    D. 肉胝皱而唇揭   E. 骨痛而发落

72. 《素问·五脏生成》述"多食甘"则：

    A. 脉凝泣而变色   B. 皮槁而毛拔   C. 筋急而爪枯

    D. 肉胝皱而唇揭   E. 骨痛而发落

73. 与痰饮形成关系密切的是：

    A. 心肺脾功能障碍   B. 肺脾肝功能障碍   C. 脾肝肾功能障碍

    D. 肝肾心功能障碍   E. 肺脾肾功能障碍

74. 痰饮流注于经络，则可见：

    A. 肢体麻木   B. 恶心呕吐   C. 胸闷心痛   D. 胸闷气喘   E. 胸胁胀满

75. 痰浊为病，随气上逆，易导致：

    A. 阻滞肺气，失于宣降   B. 留滞脏腑，升降失常   C. 蒙蔽清窍，扰乱心神

    D. 流注经络，气机阻滞   E. 停滞胃腑，失于和降

76. 结石的致病特点是：

A.扰乱神明，影响心神　　　B.形成肿块，固定不移　　　C.阻滞气机，损伤脉络

D.致病广泛，变化多端　　　E.多发疼痛，刺痛不移

（二）A2 型题

1.某女，50岁，膝关节屈伸不利，肿胀沉重而痛，病位相对固定，带下色白量多，舌苔厚腻，大便濡泄。此患者发病以何种邪气为主？

A.寒邪　　　B.湿邪　　　C.火（热）邪　　　D.风邪　　　E.燥邪

2.某男，35岁，全身皮肤瘙痒，病起迅速，首起头面，快速向四肢、胸腹、背部转移。此患者发病最符合哪一种邪气的特征？

A.风邪　　　B.寒邪　　　C.燥邪　　　D.火（热）邪　　　E.湿邪

3.一幼儿因感冒而汗出恶风、咽痒咳嗽，次日晨起即出现面目、一身悉肿及小便少、舌淡红、苔薄白、脉浮缓等症。此发病与下列哪项关系最密切？

A.湿浊停滞　　　B.风性主动　　　C.热邪郁闭　　　D.风性数变　　　E.湿性趋下

4.某女，60岁，肢体冷痛，关节屈伸不利，舌淡苔白，脉沉迟，其主要机制为：

A.湿性重浊　　　B.风性主动　　　C.寒性收引　　　D.寒伤卫阳　　　E.寒邪直中少阴

5.某男，35岁，公司职员，平时加班较多，近半年逐渐出现食欲下降，面色萎黄，头晕乏力，入睡困难，睡后易醒，夜梦多，劳则心悸等表现，其病因和病位为：

A.劳神过度，心神虚损　　　B.饮食内伤，脾胃受损　　　C.情志抑郁，伤及心肝

D.劳力过度，肝肾受损　　　E.思虑太过，劳伤心脾

（三）B 型题

A.易耗气伤津　　B.易损伤阳气　　C.易袭阳位　　　D.易袭阴位　　　E.易阻滞气机

1.风邪致病：

2.暑邪致病：

3.寒邪致病：

A.上先受之　　B.外先受之　　C.阴受之　　　D.阳受之　　　E.下先受之

4.伤于风者：

5.伤于湿者：

6.犯贼风虚邪者：

A.风邪　　　B.湿邪　　　C.暑邪　　　D.燥邪　　　E.火（热）邪

7.六淫中致病季节性最强的邪气是：

8.为百病之长的邪气是：

9.易致疮痈的邪气是：

A.气消　　　B.气结　　　C.气下　　　D.气收　　　E.气耗

10.悲则：

11. 劳则：

12. 寒则：

    A. 困阻脾胃为主　B. 留积于肠胃、胸腹、肌肤　C. 随气升降流行，内而脏腑，外至筋骨

    D. 直接伤及脏腑　E. 发病急骤，病情危笃

13. 湿滞于内则多：

14. 水饮停聚则多：

15. 痰形成后则多：

    A. 心盛乘肺　B. 肝盛乘脾　　C. 脾盛乘肾　　　D. 肺盛乘肝　　　E. 肾盛乘心

16. 过食咸味可致：

17. 过食甘味可致：

18. 过食苦味可致：

    A. 脐周疼痛　B. 皮下结节　　C. 肛门奇痒　　D. 腹大如箕　　E. 手足瘙痒

19. 蛔虫病临床常见：

20. 蛲虫病临床常见：

21. 钩虫病临床常见：

    A. 外感病因　B. 内伤病因　　C. 其他病因　　D. 内生五邪

    E. 病理产物形成的病因

22. 水湿痰饮致病属于：

23. 饮食、劳逸致病属于：

24. 药邪、医过属于：

    A. 恶风　　　B. 皮肤干涩　　C. 狂躁妄动　　D. 下利清谷，小便清长

    E. 下利黏液，小便混浊

25. 火热之邪致病可见：

26. 湿邪致病可见：

27. 燥邪致病可见：

28. 寒邪致病可见：

    A. 脉凝泣而变色　　B. 皮槁而毛拔　　　C. 筋急而爪枯

    D. 肉胝皱而唇揭　　E. 骨痛而发落

29. 多食苦则：

30. 多食辛则：

31. 多食甘则：

32. 多食酸则：

（四）X型题

1. 六淫致病的共同特点是：

　　A. 外感性　　B. 季节性　　C. 地域性　　D. 相兼性　　E. 稳定性

2. 易耗伤津液的病邪有：

　　A. 风邪　　B. 燥邪　　C. 暑邪　　D. 火（热）邪　　E. 寒邪

3. 疠气的致病特点是：

　　A. 发病急骤　　B. 病情危笃　　C. 症状相似　　D. 传染性强　　E. 易于流行

4. 饮食不节致病表现为：

　　A. 脾胃损伤　　B. 饮食停滞　　C. 气血衰少　　D. 聚湿成痰　　E. 化生内热

5. 形成瘀血的原因有：

　　A. 气虚　　B. 气滞　　C. 血寒　　D. 血热　　E. 内外伤

6. 与痰饮形成有关的是：

　　A. 外感六淫　　B. 饮食不节　　C. 七情内伤

　　D. 三焦水道不利　　　　E. 肺脾肾功能失常

7. 目前根据病因发生的途径及形成过程，大多将病因分为：

　　A. 外感病因　　B. 内伤病因　　C. 外伤病因　　D. 其他病因

　　E. 病理产物形成的病因

8. 宋·陈无择将病因分为：

　　A. 内因　　B. 其他病因　　C. 外因

　　D. 不内外因　　E. 病理产物形成的病因

9. 火热之邪的性质和致病特点是：

　　A. 其性干涩　　B. 为阳邪　　C. 易扰心神　　D. 易生风动血　　E. 善行数变

10. 发病病程较长的病因有：

　　A. 湿邪　　B. 痰饮　　C. 瘀血　　D. 七情内伤　　E. 结石

11. 疠气又称：

　　A. 疫气　　B. 戾气　　C. 异气　　D. 毒气　　E. 乖戾之气

12. 过劳包括：

　　A. 劳力过度　　B. 劳神过度　　C. 房劳过度　　D. 安逸过度　　E. 饮酒过度

13. 瘀血又称：

　　A. 恶血　　B. 溢血　　C. 败血　　D. 虾血　　E. 蓄血

14. 与水湿痰饮形成的相关脏腑有：

　　A. 肺　　B. 肝　　C. 三焦　　D. 脾　　E. 肾

15. 结石多发于：

　　A.大肠　　　　B.胃　　　　C.胆　　　　　D.膀胱　　　　E.肾

16.结石的致病特点是：

　　A.多发于五脏　B.多发于六腑　C.易阻滞气机　D.发生绞痛　　E.损伤脉络

17.水湿痰饮、瘀血、结石致病的共同点有：

　　A.可导致血瘀　B.继发性病因　C.阻滞气机　　D.有形病理产物

　　E.致病广泛，病程较长

二、填空题

1._____代_____明确提出"三因学说"。

2._____是中医探求病因的主要方法。

3.六淫之邪多从_____、_____侵犯人体而发病。

4.凡致病具有_____、_____特性的外邪，称为风邪。

5.《素问·痹论》说："痛者，_____多也，有_____故痛也。"

6.凡致病具有_____、_____、_____特性的外邪，称为湿邪。

7.湿性黏滞，主要表现在两个方面：一是_____；二是_____。

8.燥邪的性质和致病特征是_____、_____。

9.《素问·热论》有"先夏至日为_____，后夏至日为_____"之说。

10.七情太过，可损伤相应脏腑，从临床上看，以_____、_____、_____三脏为多见。

11.饮食失宜主要包括_____、_____、_____三方面。

12.燥易伤肺，肺为_____脏，喜润而恶_____。

13.病理产物性病因包括有_____、_____、结石三大类。

14.瘀血的疼痛特点，多为_____，痛处_____，_____间痛甚。

15.六淫致病具有_____、_____、_____、_____等共同特点。

16.暑邪的性质和致病特点是_____、_____、_____。

17.《素问·痹论》说："饮食_____，_____乃伤。"

18.过劳包括_____、_____、_____三个方面。

19.风性数变，是指风邪致病具有_____、_____的特点。

20.风邪的性质及致病特征为：_____、_____、风性主动，并为_____。

21.风性主动是指风邪致病具有_____的特征。

22.寒邪的性质和致病特征：_____、_____、_____为基本特征。

23.寒邪束表，阻遏卫阳，称为_____；寒邪直中于里，伤及脏腑阳气，则称为_____。

24.湿邪的性质和致病特征是：_____、_____、_____、_____。

25._____称为"少火"；_____称为"壮火"。

26.火（热）之邪的性质和致病特征是：_____、_____、_____、_____、_____。

27.疠气的致病特点是_____、_____、_____。

28.七情内伤的致病特点是：_____、_____、_____。

29.七情致气机逆乱主要表现为：怒则气_____；喜则气_____；悲则气_____；恐则气_____；惊则气_____；思则气_____。

30.药邪的形成主要由_____、_____、_____所致。

三、判断题

1.外感六淫、疠气、外伤等均属于外感病因。（　　）

2.风、寒、暑、湿、燥、火合称六淫。（　　）

3.六淫致病与工作环境无关。（　　）

4."风为百病之长"是指风性主动而言。（　　）

5.寒湿之邪只能伤阳，不能化火。（　　）

6.暑邪伤人，易致气津两伤。（　　）

7.燥性干涩，最易伤津耗气。（　　）

8."少火"是指阳气不足，其温煦机能减退。（　　）

9.火热之邪与暑邪伤人，均能伤津、耗气、扰神。（　　）

10.《素问·举痛论》说："悲则气下，惊则气缓。"（　　）

11.寒邪直中于里，伤及脏腑阳气，则为"伤寒"。（　　）

12.燥邪易伤阴，尤以损伤肾阴为多见。（　　）

13.饮食失宜，可致聚湿生痰。（　　）

14.瘀血日久不去，可以影响血液的生成。（　　）

15.结石属于病理产物，不属于致病因素。（　　）

16.所谓药邪，是指医生的过失。（　　）

17.气虚不会导致瘀血形成。（　　）

18."凉燥"多见于深秋近冬之际。（　　）

19.房劳过度，多耗伤心血，损伤脾气。（　　）

20.医生的过失也属于引起疾病的原因之一。（　　）

四、名词术语解释

1.病因　2.三因学说　3.辨证求因　4.六气　5.六淫　6.风性主动

7.风为百病之长　8.虚邪　9.贼风　10.伤寒　11.中寒

12.寒性凝滞　13.湿性黏滞　14.凉燥　15.温燥　16.少火　17.壮火

18. 疠气　19. 七情内伤　20. 痰饮　21. 瘀血　22. 药邪　23. 结石

24. 医过　25. 胎弱　26. 胎毒　27. 毒邪

参考答案

一、选择题

（一）A1 型题

1.C　2.D　3.C　4.D　5.A　6.D　7.E　8.C　9.A　10.D

11.A　12.A　13.C　14.E　15.D　16.C　17.E　18.D　19.D　20.A

21.E　22.B　23.E　24.D　25.C　26.D　27.E　28.A　29.A　30.A

31.E　32.B　33.E　34.D　35.A　36.C　37.E　38.B　39.D　40.D

41.C　42.E　43.D　44.A　45.A　46.A　47.E　48.D　49.E　50.B

51.D　52.A　53.C　54.D　55.D　56.A　57.E　58.C　59.E　60.E

61.A　62.B　63.D　64.E　65.A　66.D　67.D　68.C　69.D　70.C

71.A　72.E　73.E　74.A　75.C　76.C

（二）A2 型题

1.B　2.A　3.D　4.C　5.E

（三）B 型题

1.C　2.A　3.B　4.A　5.E　6.D　7.C　8.A　9.E　10.A

11.E　12.D　13.A　14.B　15.C　16.E　17.C　18.A　19.A　20.C

21.E　22.E　23.B　24.C　25.C　26.E　27.B　28.D　29.B　30.C

31.E　32.D

（四）X 型题

1.ABCD　2.BCD　3.ABCDE　4.ABCDE　5.ABCDE　6.ABCDE　7.ABDE　8.ACD

9.BCD　10.ABCDE　11.ABCDE　12.ABC　13.ACDE　14.ABCDE　15.BCDE　16.BCDE

17.BCD

二、填空题

1. 宋　陈无择　2. 辨证求因　3. 肌表　口鼻　4. 善动不居　轻扬开泄　5. 寒气　寒

6. 重浊　黏滞　趋下　7. 症状的黏滞性　病程的缠绵性　8. 燥性干涩，易伤津液　燥易

伤肺　9. 病温　病暑　10. 心　肝　脾　11. 饮食不节　饮食不洁　饮食偏嗜　12. 娇　燥

13. 痰饮　瘀血　14. 刺痛　固定不移　拒按　夜　15. 外感性　季节性　地域性　相兼

性　16. 暑为阳邪，其性炎热　暑性升散，易扰心神，伤津耗气　暑多夹湿　17. 自倍　肠

胃　18. 劳力过度　劳神过度　房劳过度　19. 变化无常　发病迅速　20. 风为阳邪，轻扬

开泄，易袭阳位　善行数变　百病之长　21.动摇不定　22.寒为阴邪，易伤阳气　寒性凝滞主痛　寒性收引　23.伤寒　中寒　24.湿为阴邪，易伤阳气，阻遏气机　湿性重浊　湿性黏滞　湿性趋下，易袭阴位　25.生理之火　病理之火　26.为阳邪，其性炎上　火热易扰心神　火热易伤津耗气　火热易生风动血　火邪易致疮痈　27.传染性强，易于流行　发病急骤，病性危笃　一气一病，症状相似　28.直接伤及内脏　影响脏腑气机　发为情志病　影响病情变化　29.上　缓　消　下　乱　结　30.用药过量　炮制不当　配伍不当　用法不当

三、判断题

1.×　2.×　3.×　4.×　5.×　6.√　7.×　8.×　9.√　10.×
11.×　12.×　13.√　14.√　15.×　16.×　17.×　18.√　19×　20.√

四、名词术语解释

1.病因指破坏人体相对平衡状态而引起疾病的原因。

2.三因学说即陈无择的三因分类法。六淫入侵为外所因，内伤七情为内所因，饮食劳倦、跌仆金刃、虫兽所伤等为不内外因。

3.辨证求因指以临床表现为主要依据，通过分析疾病的症状、体征来推求病因。

4.六气是指风、寒、暑、湿、燥、火六种正常的自然界气候变化。

5.六淫是指风、寒、暑、湿、燥、火（热）六种外感病邪的统称。

6.风性主动指风邪致病具有动摇不定的特征。

7.风为百病之长：①指风邪常兼他邪合而伤人，为外邪致病的先导；②风邪为病，致病最多。

8.虚邪：①致病邪气的通称。因邪气乘虚而侵入，故名。②五邪之一（五邪：虚邪、贼邪、实邪、微邪、正邪）。

9.贼风：泛指四时不正之气，因其乘虚而入，具有贼害性质，故称。

10.伤寒：寒客肌表，郁遏卫阳者为"伤寒"。

11.中寒：寒邪侵入，直中于里，伤及脏腑阳气者为"中寒"。

12.寒性凝滞指寒邪侵入，易使气血津液凝结、经脉阻滞。

13.湿性黏滞："黏"，即黏腻；"滞"，即停滞。包括症状的黏滞性和病程的缠绵性。湿邪为患，易呈现分泌物和排泄物黏滞不爽的特征，如湿热痢疾的大便排泄不爽，淋证的小便滞涩不畅，以及汗出而黏、口黏和舌苔厚滑黏腻等。再因湿性黏滞，易阻气机，气不行则湿不化，胶着难解，故起病隐缓，病程较长，反复发作，或缠绵难愈。

14.凉燥：燥与寒相结合侵犯人体则病为凉燥之邪。多见于深秋近冬之际。

15.温燥：燥与热相合侵犯人体则病为温燥之邪。多见于夏末初秋之际。

16.少火指正常的、具有温煦生化作用的火，是维持人体生命活动的阳气。

17. 壮火指阳热过亢的、能耗损人体正气的病理之火。

18. 疠气是指一类具有强烈致病性和传染性的外邪。又称疫气、疫毒、戾气、异气、乖戾之气等。

19. 七情内伤即喜、怒、忧、思、悲、恐、惊七种情志变化，平时属于正常精神活动范围；但若七情太过或持久刺激而使人发病，则成为致病因素。因病由内生，故称"七情内伤"，属精神致病因素。

20. 痰饮泛指人体内一切水液代谢障碍而形成的病理产物，稠浊者为痰，清稀者为饮。

21. 瘀血是体内血液停积而形成的病理产物，属继发性病因，包括体内瘀积的离经之血，以及因血液运行不畅，停滞于经脉或脏腑组织内的血液。

22. 药邪指因药物炮制或使用不当而引起疾病发生的一类致病因素。

23. 结石指体内某些部位形成并停滞为病的砂石样病理产物或结块。

24. 医过也称"医源性致病因素"，是指由于医护人员的过失而导致病情加重或变生他疾的一类致病因素。

25. 胎弱是指胎儿因禀受父母的精血不足或异常，而致发育障碍、畸形或不良的一类病因。

26. 胎毒包括广义和狭义。狭义指某些传染病 在胎儿期由亲代传给子代，如梅毒。广义指妊娠早期，其母感受邪气或误用药物、误食伤胎之物，导致遗毒于胎，出生后渐见某些疾病，如胎传火毒等。

27. 毒邪泛指一切强烈、严重损害机体结构和功能的致病因素。

第八章 病机

1. 知识目标

（1）掌握发病的基本原理、常见发病类型。

（2）了解影响发病的因素。

（3）掌握邪正盛衰与疾病虚实变化和发展转归的关系。

（4）掌握阴阳偏胜、偏衰、互损、格拒、转化、亡失的病机。

（5）熟悉精的失常病机（精虚、失精、精瘀）和精气血关系失调的病机。

（6）掌握气血失常病机（气虚、气机失调；血虚、血运失常）。

（7）掌握内生五邪的病机。

（8）熟悉津液不足、津液代谢障碍的病机。

（9）了解疾病传变的基本概念和基本规律（病位传变、病性转化）。

2. 能力目标

（1）准确认识和把握中医邪正盛衰理论及其临证和保健的指导意义。

（2）认识阴阳偏胜、偏衰、互损、格拒、转化、亡失的病机特点、临床表现特点。

（3）能够辨析气机失常的各种临床表现及其与脏腑的关系。

（4）能够充分理解"内生五邪"与"外感六淫"的关系。

3. 素质与思政目标

（1）通过学习，将对中医邪正关系的认识拓展联系到对社会的认识，拓展虚实的理解以及对社会发展中必然存在的、需要解决的矛盾，对国家社会发展的深度理解和解读。

（2）将阴阳学说分析病机的方法运用于分析、解决生活和工作中遇到的问题。

（3）通过气机失常等内容的学习，加深对《内经》"百病皆生于气"的理解。

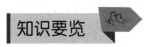

目标导学

疾病的发生、发展、变化和转归，都是由正邪相搏以及脏腑气血功能变化所决定的。认识其病变机制，把握疾病的发生、发展及变化规律，才能为临床辨证治疗提供依据。所以辨识病机是临床治疗取效的关键。辨清病机就是在错综复杂的众多症状中抓住要点，认识和掌握疾病发生、发展和变化的内在规律。无论外感疾病还是内伤疾病，都有其内在的规律性，都涵盖在基本病机之中。

本章从正气、邪气与疾病的关系，分析了疾病发生的机制，介绍了常见的发病类型；并从基本病机、内生五邪、脏腑病机及疾病传变规律等方面，介绍中医学有关疾病发生、发展与变化机制的理论知识。

知识要览

概述

病机指疾病发生、发展、变化的机制，包括病性、病位、病势、病传及预后。基本病机主要包括邪正盛衰、阴阳失调、精气血津液失常等。

第一节 发病

一、发病的基本原理

（1）正气不足是疾病发生的内在因素："正气存内，邪不可干""邪之所凑，其气必虚"。

（2）邪气是发病的重要条件：邪气影响发病的性质、类型、特点和病情、病位，某些情况下主导疾病的发生。

（3）邪正相搏的胜负决定发病与不发病。

二、影响发病的主要因素

包括环境、体质、精神状态等。

三、发病类型

1.感邪即发 机体感受病邪后，随即发病。

2.徐发 徐缓发病。

3.伏而后发 感邪后，邪藏体内，逾时而发。

4. 继发　在原发疾病未愈的基础上继而发生新的疾病。

5. 复发　疾病已愈，在病因或诱因的作用下，再次发病。引起复发的机制是余邪未尽，正虚未复，同时还有诱因的作用。

（1）复发的基本特点：①临床表现类似于初病，但又不完全是原有病变过程的再现，比初病的病变损害更复杂、更广泛，病情更重。②复发的次数愈多，宿根难除，多反复发作，预后愈差，易留后遗症。③大多有诱因。

（2）复发的主要类型：①疾病少愈即复发；②休止与复发交替；③急性发作与慢性缓解交替。

（3）复发的诱因：①重感致复；②食复；③劳复；④药复；⑤情志致复；⑥环境变化致复。

第二节　基本病机

一、邪正盛衰

（一）邪正盛衰与虚实变化（邪正盛衰是虚实病证的基本病机）

1. 虚实病机　"邪气盛则实，精气夺则虚"。

（1）实：指邪气盛，以邪气亢盛为矛盾主要方面的病机变化。

（2）虚：指正气不足，以正气虚损为矛盾主要方面的病机变化。

2. 虚实错杂　指在疾病过程中，邪盛和正虚同时存在的病机变化。

（1）虚中夹实：指以正虚为主，又兼有实邪的病机变化。

（2）实中夹虚：指以邪实为主，又兼有正气虚损的病机变化。

3. 虚实转化　指在疾病过程中，由于邪气伤正，或正虚而邪气积聚，发生病机性质由实转虚，或因虚致实的病机变化。虚实转化取决于邪正的盛衰变化。

（1）由实转虚：指病证本来以邪气盛为矛盾主要方面的实性病变，转化为以正气虚损为矛盾主要方面的虚性病变的过程。

（2）因虚致实：指本来以正气虚损为矛盾主要方面的虚性病变，转变为以邪气盛较突出的病变过程。

4. 虚实真假

（1）真实假虚：指病机的本质为"实"，但表现出"虚"的临床假象。多由于邪气充盛结聚体内，阻滞经络，气血不能外达所致，又称为"大实有羸状"。

（2）真虚假实：指病机的本质为"虚"，但表现出"实"的临床假象。多由于正气虚弱，脏腑经络气血不足，功能减退，气化无力所致，又称为"至虚有盛候"。

（二）邪正盛衰与疾病转归

①正胜邪退；②邪去正虚；③邪胜正衰；④邪正相持；⑤正虚邪恋。

二、阴阳失调（阴阳失调是寒热病证的基本病机）

（一）阴阳偏胜

人体阴阳双方中的某一方过于亢盛，导致以邪气盛为主的病机变化，属于实证。

1.阳偏胜　阳胜则热，以热、动、燥为临床特点，为阳盛而阴未虚的实热证。

2.阴偏胜　阴胜则寒，以寒、静、湿为临床特点，为阴盛而阳未虚的实寒证。

（二）阴阳偏衰

人体阴阳二气中某一方虚衰不足的病机变化，属于虚证。

1.阳偏衰　阳虚则寒，为阳气不足，阳不制阴，阴相对偏亢的虚寒证。

2.阴偏衰　阴虚则热，为阴液不足，阴不制阳，阳相对偏盛的虚热证。

（三）阴阳互损

阴阳互损是以阴阳偏衰为基础，阴阳互根互用关系失常为原理，以肾之阴阳失调为条件，所表现出的病机变化。

1.阴损及阳　指由于阴气亏损，累及阳气生化不足，或阳气无所依附而耗散，从而在阴虚的基础上又出现阳虚，形成以阴虚为主的阴阳两虚的病机变化。

2.阳损及阴　指由于阳气虚损，无阳则阴无以生，从而在阳虚的基础上又导致阴虚，形成以阳虚为主的阴阳两虚的病机变化。

（四）阴阳格拒

阴阳格拒指在阴阳偏盛或阴阳偏衰至极的基础上，由阴阳双方相互排斥而出现寒热真假的病机变化。

1.阴盛格阳　指阳气极虚，导致阴寒之气偏盛，壅闭于里，逼迫阳气浮越于外，而出现内真寒外假热的病机变化，临床表现为真寒假热证。阳气极虚，寒盛于内是疾病的本质。

2.阳盛格阴　指阳气偏盛至极，壅遏于内，排斥阴气于外，而出现内真热外假寒的病机变化，临床表现为真热假寒证。热盛于内是疾病的本质。

（五）阴阳转化

阴阳转化指阴阳之间在"极"或"重"的条件下，证候性质向相反方面转化的病机过程。

1.由阴转阳　指阴偏盛的寒证，转化为阳偏盛的热证的病机过程。临床表现为由寒化热的病性转化。

2.由阳转阴　指阳偏盛的热证，转化为阴偏盛的寒证的病机过程。临床表现为由热化寒的病性转化。

（六）阴阳亡失

机体的阴气或阳气突然大量地亡失，导致生命垂危的病机变化，包括亡阴和亡阳。机体的阴和阳存在着互根互用的关系，故亡阴可以迅速导致亡阳，亡阳也可继而出现亡阴，最终导致"阴阳离决，精气乃绝"。

三、精气血的失常

（一）精的失常

1.精虚　指肾精和水谷之精不足及其功能减退所产生的病机变化，以脾、肾为主。

2.精的输泄失常　包括失精和精瘀。

（二）气的失常

1.气虚　一身之气不足，气的生理功能减退的病机变化。常由气的生化不足或耗散过多造成。

2.气机失调　包括气滞（以肺、肝、脾胃为多见）、气逆（常见于肺、胃和肝）、气陷（与脾气不升的关系最密切）、气闭、气脱等病机变化。

（三）血的失常

1.血虚　因血液的生成不足或耗损过多，致血的濡养功能减弱而引起，以心、肝两脏血虚为多见。

2.血行失常　包括血寒、血热、血瘀、出血。

（四）精气血关系的失调

1.精与气血关系的失调　包括精气两虚、精血不足、气滞精瘀和血瘀精阻。

2.气血关系失调　包括气滞血瘀、气虚血瘀、气不摄血、气随血脱、气血两虚。

四、津液失常

1.津液不足 津液亏少，脏腑、孔窍、皮毛等失于濡润滋养，而产生干燥枯涩的病机变化。

2.津液的输布排泄障碍 包括湿浊困阻、痰饮凝聚、水液贮留。

3.津液与气血的关系失调 包括水停气阻、气随津脱、津枯血燥、津亏血瘀、血瘀水停。

第三节　内生五邪

内生五邪，又称"内生五气"，指在疾病过程中，由于脏腑阴阳失调和气血津液等生理功能异常，产生内风、内寒、内湿、内燥、内火的病机变化，其病起于内，与风、寒、湿、燥、火外邪所致病证的临床表现类似。

1.风气内动 指脏腑阴阳气血失调，体内阳气亢逆而致风动之征的病机变化，与肝关系较为密切，又称"肝风内动"或"肝风"。主要包括：肝阳化风，热极生风，阴虚风动，血虚生风，血燥生风。

2.寒从中生 又称"内寒"，指机体阳气虚衰，温煦气化功能减退，虚寒内生，或阴寒之气弥漫的病机变化，主要与脾肾阳虚有关。

3.湿浊内生 又称"内湿"，指由于脾运化水液功能障碍而引起湿浊蓄积停滞的病机变化，与脾关系密切。

4.津伤化燥 指体内津液耗伤而干燥少津的病机变化，多见于肺、胃、大肠。

5.火热内生 指脏腑阴阳失调而致火热内扰的病机变化，有虚实之分。阳盛化火、五志化火、邪郁化火多属实火，阴虚火旺属虚火。

第四节　疾病传变

传变，指疾病在机体脏腑经络组织中的传移和变化。

一、疾病传变的形式
（一）病位传变

1.表里传变 包括表病入里、里病出表。

2.外感热病传变 包括伤寒六经传变、温病卫气营血传变、温病三焦传变。

3.内伤病传变 包括脏腑之间的传变、经络之间的传变、经络脏腑之间的传变。

（二）病性转化

1. 寒热转化　病证的性质发生了改变，由寒化热、由热转寒。

2. 虚实转化　虚实病机的转变，由实转虚、因虚致实。

二、影响疾病传变的因素

①环境因素；②生活因素；③体质因素；④病邪因素；⑤诊治因素。

学习指导

一、本章需要掌握的内容

发病的基本原理、常见发病类型；邪正盛衰与疾病虚实变化和发展转归的关系；阴阳偏胜、偏衰、互损、格拒、转化、亡失的病机；精、气、血、津液失常的病机；内生五邪的病机。

病机是疾病发生、发展、变化的机制。正邪相搏是贯穿疾病全过程的基本矛盾。正气不足是疾病发生的内在因素；邪气是发病的重要条件，但在某些情况下也可起主导作用。正能胜邪则不发病，邪胜正负则发病。发病后的证候类型、病变性质、病情轻重、进展与转归，也都与邪正胜负有关。邪正盛衰是虚实病证的基本病机，阴阳失调是寒热病证的基本病机。而只要脏腑经络发生病变，势必导致精气血津液失常。因此，邪正盛衰、阴阳失调、精气血津液失常都属于基本病机，能够揭示各种疾病共同的演变规律。通过学习基本病机理论，有助于把握疾病的病变本质，更有效地指导临床实践。

本章内容为临床诊治疾病和判断病情发展转归的重要指导原则，但由于涉及面较广，内容较繁杂，尤其涉及临床病证较多，对初学者有一定的难度，往往抓不住重点，不易记忆，故学习中应注意以下几点：

1. 突出重点，以点带面　①厘清思路，抓住重点。在理解名词概念的基础上，掌握每个基本病机的主要病变表现、特点及转归。②提纲挈领，便于记忆。结合已学的哲学、藏象、精气血津液、病因等内容，归纳各病机的形成原因及机制。

2. 纵横比较，注重联系　邪正盛衰、阴阳失调、精气血津液失常等基本病机，是密切联系、互相影响、相互交叉的，它们既可单独存在，亦可两者以上同时并存。如虚证有气虚，血虚，阴虚，阳虚，津液亏损等；实证有气滞，血瘀，阳胜实热，阴胜实寒，或津液停聚之水肿、胀满等。阴阳失调病机中有

"精气夺则虚"的阴虚，阳虚，阴阳两虚；有"邪气盛则实"的阳胜则热，阴胜则寒的实证；也有阴胜则阳病，阳胜则阴病，阴阳互损，阴阳转化等病理转归。脏腑功能失调、气血津液失常病机中，也可形成一系列寒热虚实及疾病转归的病理变化。在学习中应密切联系阴阳五行学说的基本内容，脏腑、经络、气血津液的生理，结合病因与发病，在熟练掌握各类病机的形成、特点及表现的基础上，注意各类病机之间的内在联系，灵活熟练掌握，方可更好地指导临床，以应千变万化、错综复杂的病机变化。

二、本章的重点和难点

虚实真假、阴阳格拒、内生五邪。

1.虚实真假　在疾病的发展变化过程中，病变的本质和现象大都是相一致的，疾病的现象可以准确地反映病机的虚实变化。但在病证危重或病情复杂的情况下，疾病临床表现与病机本质不符，这些假象并不能真正反映病机的或虚或实，出现虚实真假的病机变化。

真实假虚，又称为"大实有羸状"，疾病本质为实，反见假虚之象的病机变化。即实邪结聚的病证出现类似虚弱的假象。多由热结肠胃，或痰食壅滞，或湿热内蕴，以及大积大聚等实邪结聚于内，阻滞经络，致使气血不能畅达于外，而致四肢、体表、脑窍等失于濡养。其实质是危重而复杂的实证。

真虚假实，又称为"至虚有盛候"，疾病本质为虚，反见假实之象的病机变化。即虚弱病证发展到严重阶段出现类似盛实的假象。多由正气虚弱，脏腑气血不足，功能减退，气化无力所致。其实质是危重而复杂的虚证。

虚实真假之辨，关键在于脉象的有力无力、有神无神，尤以沉取之象为真谛；其次是舌质的嫩胖与苍老、言语呼吸的高亢粗壮与低怯微弱；患者体质状况、病之新久、治疗经过等，也是辨析的依据。

2.阴阳格拒　是在阴阳偏盛或偏衰至极的基础上，由阴阳双方相互排斥而出现寒热真假的病机变化。阴盛格阳多因久病阳衰阴盛，或阴寒之邪伤阳所致，多见于虚寒性病变发展至严重阶段。表现为真寒假热证，其病机本质为虚寒重证。阳盛格阴多由邪热炽盛，阳热亢极所致，多见于外感热病病情发展的极期阶段。表现为真热假寒证，其病机本质是实热重证。以上证候可从病程、病位、症状表现和饮水反应等方面加以鉴别。

3.内生五邪　属病机范畴，在掌握基本概念的基础上，还需要明确其与相关脏腑病变的密切联系，以及与外感六淫的区别和联系。

以上重点和难点知识，在考试中，既可以选择题、判断题或填空题等客观题形式出现，也可作为综合能力的考查，以名词术语解释、主观论述题或案例分析题等形式出现。

三、本章需要了解的内容

需要了解影响发病的因素和疾病的传变。

影响发病和影响传变的主要因素，也与正邪相关，主要涉及内外环境，可联系整体观念、体质、七情内伤等内容融会贯通，加深理解。六经、三焦、卫气营血辨证的相关内容，将在《中医诊断学》《伤寒论》《温病学》等课程中陆续学习，因此，作为一般了解内容即可。在考试中，常以选择题、判断题或填空题等客观题形式出现，属于识记内容。

重点难点释疑

1. 体质因素对发病的影响主要表现在哪些方面?

答：主要体现在以下三个方面：①影响发病倾向：体质强弱是正气盛衰的体现，决定着发病的倾向。②影响对某种病邪的易感性：不同的体质，气血阴阳盛衰有别，对某种病邪有不同的易感性，对某些疾病有不同的易发性。③影响某些疾病发生的证候类型、性质与从化：感受相同的病邪，因体质不同，可表现出不同证候类型；若体质相同，虽感受不同病邪，亦可表现出相同的证候类型。体质也会影响证候性质，影响病机发生从化。

2. 复发的基本特点是什么?

答：复发的基本特点：①临床表现类似于初病，但又不完全是原有病变过程的再现，比初病的病变损害更为复杂、更为广泛，病情也更重。②复发的次数愈多，其宿根难除，大多反复发作，静止期的恢复也就越不完全，预后越差，易留下后遗症。③大多与诱因有关。

3. 为什么疾病发生的内在因素是正气不足?

答：正气是指人体正常生理功能活动的统称，以及人体的各种维护健康的能力。这些功能和能力综合表现出正气的抗病祛邪作用。具体有：①抵御外邪：邪气侵袭人体，正气与之抗争。②祛除病邪：邪气侵袭人体后，正气在抗争中祛除病邪。③修复调节：对邪气侵入而导致的人体阴阳失调、脏腑形质损伤、精血津液亏耗及生理功能失常，正气有自行调节、修复、补充的作用，可使疾病向愈。④维持脏腑经络功能的协调：正气促进脏腑经络之气的运动正常，推动和调节各脏腑经络的功能，使之正常发挥。发病是正气与邪气斗争的结果，"正气存内，邪不可干"和"邪之所凑，其气必虚"正说明了正气不足是发病的内在因素。

4. 中医学发病的基本原理是什么？

答：中医学发病的基本原理包括三个方面：①正气不足是发病的内在因素。正气的强弱是决定发病与否的关键因素和内在根据。②邪气是发病的重要条件。邪气是疾病发生的原因，若没有邪气侵袭，人一般不会得病。邪气可影响发病的性质、类型和特点，也可影响病情和病位。某些情况下可以主导疾病的发生。③正邪相搏，正胜邪退不发病，邪胜正负则发病。

5. 中医学如何认识邪气在发病中的作用？

答：中医学重视邪气在发病中的作用，认为邪气是发病的重要条件。①邪气是疾病发生的原因：没有邪气入侵人体，人一般不会得病。②影响发病的性质、类型和特点：不同的邪气可导致或外感疾病或内伤疾病，其证候特点也不同。③影响病情和病位：不同病邪引发的疾病的轻重或者病位是不相同的。④某些情况下主导疾病的发生：如果邪气毒力和致病力特别强，在一定条件下，会对疾病的发生起着决定性作用，导致疾病发生。

6. 疾病复发的诱因有哪些？应当如何防止诱因？

答：疾病复发的诱因主要有以下几方面：①重感致复：由于疾病初愈，邪气未尽，病变过程也未完全结束，机体抵御外邪侵袭的能力低下，重新感邪易致疾病复发。需要注意病后防护，慎避外邪，防寒保暖。②食复：疾病初愈，脾胃尚虚，因饮食不节、饮食不洁等因素导致疾病复发。需要注意饮食适宜，避免发物。③劳复：疾病初愈，因过劳使正气受损，而导致疾病复发。需要注意避免操劳，安养正气，防止复发。④药复：病后滥施补剂，或药物调理失当，而致疾病复发。需要注意避免滥用补剂，防止复发。⑤情志致复：疾病初愈，因情志失调而引起疾病复发。需要调畅情志，避免情志刺激。⑥环境变化致复：由于气候、地域的变化，若机体不能与之适应，则可诱发疾病复发。需要注意在季节交替变化时候保护机体，避免地域变动。

7. 邪正盛衰出现的虚实变化有哪些？

答：①单纯的虚或实的病理变化。②虚实错杂的病理变化。③虚实转化的病理变化。④虚实真假的病理变化。

8. 邪正盛衰对病势的趋向及转归有何影响？

答：病势的趋向及转归，取决于邪正盛衰。①正胜邪退，疾病趋向于好转和痊愈；②邪去正虚，多为重病恢复期；③邪胜正衰，则疾病恶化或向危重发展，或死亡；④邪正相持则疾病处于迁延状态；⑤正虚邪恋则疾病缠绵难愈或留下后遗症。

9. 何谓虚实病机？其各自病理表现如何？

答：①实的病机是以邪气亢盛为矛盾主要方面的病机变化。发病后，邪气的致病力强盛，而正气的抗病能力未衰，能积极与邪抗争，故正邪斗争激烈，反应明显，临床上出现一系列病变反应比较剧烈的、亢盛有余的实证。外感疾病的实证常见恶寒，壮热，狂躁，声高气粗，腹痛拒按，二便不通，脉实有力等表现；内伤疾病的实证则以痰涎壅盛，食积不化，水湿泛滥，气滞血瘀等表现为多见。②虚的病机是以正气虚损为矛盾主要方面的病机变化。机体的精气血津液不足或脏腑经络等生理功能减弱，抗病能力低下，因而机体的正气与致病邪气的斗争，难以出现较剧烈的反应，临床上表现为一系列虚弱、衰退和不足的虚证。虚证常见神疲体倦，面色无华，气短，自汗，盗汗，或五心烦热，或畏寒肢冷，脉虚无力等表现。

10. 如何理解阴阳失调的基本概念？其病机变化主要表现在哪几方面？

答：阴阳失调，指在疾病的发生发展过程中，由于各种致病因素的影响，导致机体的阴阳双方失去相对的平衡协调而出现的阴阳偏胜、偏衰、互损、格拒、亡失等一系列病机变化。主要表现为：阴阳偏胜、阴阳偏衰、阴阳互损、阴阳格拒、阴阳转化、阴阳亡失等几方面。

11. 临床见到久病之人突然出现冷汗淋漓、心悸气喘、面色苍白、四肢逆冷、精神萎靡、脉微欲绝等表现，这属于阴阳失调的哪种病机？

答：这属于阴阳失调的亡阳。这些临床表现反映的是机体的阳气发生突然大量脱失，而致全身功能严重衰竭的病机变化。

12. 临床见到热病或久病之人突然出现大汗不止、烦躁不安、手足温、体倦无力、脉数疾躁动等表现，这属于阴阳失调的哪种病机？

答：这属于阴阳失调的亡阴，这些临床表现反映的是机体阴气发生突然大量消耗或丢失，而致全身功能严重衰竭的病机变化。

13. 某男，25岁，身热、面赤、烦躁、舌红苔黄、脉数。请问这属于阴阳失调的哪种病机变化？该病机的概念、病机特点和形成原因是什么？

答：这属于阴阳失调的阳偏胜。阳偏胜指机体在疾病过程中所出现的阳邪偏盛、功能亢奋、机体反应性增强而产生热象的病机变化。阳偏胜的病机特点为阳盛而阴未虚的实热证。形成阳偏胜的原因，多由于感受温热阳邪，或虽感受阴邪而从阳化热；也可由于情志内伤，五志过极而化火；或因气滞、血瘀、食积等郁而化热所致。

14. 某女，45岁，怕冷、关节冷痛、面白、苔白、脉紧迟。请问这属于阴阳失调的哪种病机变化？并试述该病机的概念、病机特点和形成原因是什么？

答：这属于阴阳失调的阴偏胜。阴偏胜指机体在疾病过程中所出现的阴邪偏盛、功能抑制、机体反应性减弱而产生寒象的病机变化。阴偏胜的病机特点为阴盛而阳未虚的实寒证。形成阴偏胜的主要原因，多由于感受寒湿阴邪，或过食生冷，或阴寒性病理产物积聚，寒邪中阻等，导致阴邪亢盛。

15. 某女，68岁，畏寒、倦怠、面白、便溏、舌淡苔白、脉微弱。请问这属于阴阳失调的哪种病机变化？该病机的概念、病机特点和形成原因是什么？

答：这属于阴阳失调的阳偏衰。阳偏衰指机体阳气虚损，温煦、推动、气化等功能减退，出现虚寒内生的病机变化。阳偏衰的特点为机体阳气不足，阳不制阴，阴相对偏亢的虚寒证。形成阳虚的主要原因，多是先天禀赋不足，或后天失养，或劳倦内伤，或久病损耗阳气。

16. 某女，52岁，潮热、盗汗、烦躁、手足心热、舌红苔少、脉细数。请问这属于阴阳失调的哪种病机变化？该病机的概念、病机特点和形成原因是什么？

答：这属于阴阳失调的阴偏衰。阴偏衰指机体阴液不足，凉润、宁静、抑制等功能减退，阴不制阳，出现虚热内生的病机变化。阴偏衰的病机特点为阴液不足，阴不制阳，阳气相对偏盛的虚热证。形成阴虚的主要原因，多由于阳邪伤阴，或因五志过极，化火伤阴，或久病伤阴所致。

17. 某男，56岁，倦怠乏力、萎靡不振、形体消瘦、头晕目眩、耳鸣腰酸、舌淡胖苔少、脉细弱。请问这属于精失常的哪种病机变化？该病机的概念和形成原因是什么？

答：这属于精失常的精虚。精虚，指肾精（主要为先天之精）和水谷之精不足及其功能减退所产生的病机变化。主要由于先天禀赋不足或者后天失养，或过劳伤肾，以及脏腑精亏不足，日久累及于肾等而引发。

18.某女，66岁，少气懒言、倦怠乏力、头晕、自汗、容易感冒、舌淡、脉弱。请问这属于气失常的哪种病机变化？该病机的概念和形成原因是什么？

答：这属于气失常的气虚。气虚，指一身之气不足，而表现出相应功能减退的病机变化。气虚的形成，主要由于先天禀赋不足，或后天失养，肺脾肾的功能失调，而致气的生成不足；以及因劳倦内伤，久病不复等，使气过多消耗而致。

19.何谓气机失调？主要包括哪几种病机变化？

答：气机失调，指气的升降出入失常而引起的气滞、气逆、气陷、气闭、气脱等病机变化。气滞指气的运行不畅、郁滞不通的病机变化。气逆指气升之太过，或降之不及，以脏腑之气逆上为特征的病机变化。气陷指气的上升不足，或下降太过，以气虚升举无力而下陷为特征的病机变化。气闭指气闭阻于内，不能外出，以致清窍闭塞，出现昏厥的病机变化。气脱指气不内守，大量向外脱失，以致机体功能突然衰竭的病机变化。

20.气陷包括哪两方面？各自的临床表现是什么？

答：气陷主要有上气不足与中气下陷两方面：上气不足指气不上荣，头目失养的病变。一般由于脾气虚损，升清之力不足，无力将水谷精微上输于头目，致头目失养，可见头晕、目眩、耳鸣等症。中气下陷指脾气虚损，升举无力，内脏位置维系无力，而发生某些内脏的位置下移，形成胃下垂、肾下垂、子宫脱垂、脱肛等病变。

21.某女，26岁，因与家人吵架出现胸闷、胁肋胀不适、胃胀满、面青、舌偏暗、脉涩。请问这属于气机失调的哪种病机变化？并试述该病机的概念和形成原因。

答：这属于气机失调的气滞。气滞指气的运行不畅、郁滞不通的病机变化。气滞的形成主要由于情志抑郁，或痰湿、食积、热郁、瘀血等阻滞气机，影响气的运行；或外邪侵袭，阻遏气机；或因脏腑功能失调，形成局部的气机不畅或郁滞，从而导致某些脏腑、经络的功能障碍。

22.血的失常病机包括哪些内容？

答：血的失常病机，包括血虚和血液运行失常。血虚是血液不足，血的濡养功能减退的病机变化。血行失常是血液运行失常出现的病机变化，主要有血寒、血热、血瘀和出血。

23. 血热的主要临床表现有哪些?

答:血热的临床表现,以热象、动血为其特征。常见面红目赤、肤色发红、舌色红绛、脉数等症状。血热动血可见各种出血,以来势较急,血色鲜红量多为特点。

24. 气血关系失调可出现哪些病机变化? 其各自病机特点是什么?

答:气与血关系的失调主要有气滞血瘀、气虚血瘀、气不摄血、气随血脱以及气血两虚等方面病理变化。气滞血瘀是气滞和血瘀同时并存的病机变化。气虚血瘀是气虚无力推动血行而致血瘀的病机变化。气不摄血是气虚统摄血液的生理功能减弱而导致各种出血的病机变化。气随血脱是在大量出血的同时,气也随着血液的流失而急剧散脱形成气血并脱的病机变化。气血两虚指气虚和血虚同时存在的病机变化。

25. 某女,21 岁,因饮食不慎导致吐泻数日,口渴干燥、尿少、目陷、舌干裂苔少、脉细。请问这属于津液失常的哪种病机变化? 该病机的概念和形成原因是什么?

答:这属于津液失常的津液不足。津液不足指津液在数量上的亏少,进而导致内则脏腑,外而孔窍、皮毛,失于濡润、滋养,而产生一系列干燥枯涩的病机变化。津液不足形成的原因,一是热邪、燥邪伤津,如外感暑热、秋燥、温热之邪,或火热内生,如阳亢生热、五志化火等,耗伤津液;二是丢失过多,如吐泻、大汗、多尿及大面积烧伤等,均可损失大量津液;三是生成不足,如体虚久病、慢性疾病、脏腑功能减退等,亦可致津液亏耗。

26. 如何理解"吐下之余,定无完气"?

答:"吐下之余,定无完气"指的是频繁而大量的呕吐、泄泻,皆可使气随津液耗伤而脱失。津能载气,故凡汗、吐、泻等大量伤津的同时,必然导致不同程度的气随津泄。轻者津气两虚,重者则可致津气两脱,出现面白肢冷、呼吸气微,脉微欲绝等气脱的危重证候。

27. 内生五邪与外感六淫的区别是什么?

答:内生五邪与外感六淫的主要区别在于:内生五邪并非致病因素,而是脏腑阴阳失调和气血津液等生理功能异常致内伤病的病机变化;外感六淫是由于自然界季节气候异常变化而产生的,属于外感病因的范畴。

28. 风气内动的主要类型及其之间的区别是什么?

答:风气内动的病机,主要有肝阳化风、热极生风、阴虚风动、血虚生风等。热极生风为实风，阴虚风动、血虚生风为虚风，肝阳化风属本虚标实之证。肝阳化风指肝阳偏亢，或肝肾阴亏，阴不制阳，致肝阳亢逆无制而动风的病机变化。热极生风，指邪热炽盛，煎灼津液，劫伤肝阴，筋脉失常而动风的病机变化。阴虚风动，指阴气衰竭，宁静、抑制功能减退而动风的病机变化。血虚生风，是指血液虚少，筋脉失养而动风的病机变化。

29. 内寒的机制及其临床特点是什么？

答：寒从中生，又称"内寒"，指机体阳气虚衰，温煦气化功能减退，虚寒内生，或阴寒之气弥漫的病机变化。临床常见面色㿠白、畏寒喜热、形寒肢冷、手足不温、舌质淡胖、苔白滑润、脉象沉迟，或筋脉拘挛、肢节痹痛等症状。

30. 内湿的机制和形成原因是什么？

答：内湿是由于脾的运化水液功能障碍而引起湿浊蓄积停滞的病机变化。内湿的形成，多因过食肥甘、恣食生冷、内伤脾胃致使脾失健运、不能为胃行其津液，或素体肥胖、喜静少动、致气机不利、津液输布障碍，聚而成湿所致。

31. 内火的主要病机变化和主要类型是什么？

答：内火指脏腑阴阳失调，而致火热内扰的病机变化。主要类型有虚实之分，阳盛化火、邪郁化火、五志化火多属实火；阴虚火旺则属虚火。

32. 内燥、外燥的区别和联系是什么？

答：内燥与外燥既有区别又有联系：外燥伤人多在秋季，多易伤肺；内燥则由于全身脏腑组织功能失常，津液亏少所致，可以发生在各脏腑组织，但以肺、胃、大肠多见。无论外燥还是内燥，都以津液不足、脏腑组织失于滋润为特征。

测试练习

一、选择题

（一）A1 型题

1. 正气强弱主要取决于：

  A.气候因素   B.地域因素   C.社会环境

  D.生活与工作环境   E.体质与精神状态

2. 中医认识发病原理，主要从以下哪个角度来认识：

A.正邪相搏　　B.阴阳失调　　C.饮食失调　　D.气血失常　　E.脏腑功能失调

3.疾病发生的内在根据是：

　　A.邪气强盛　　B.正气不足　　C.邪胜正负　　D.正虚邪不胜　　E.正胜邪衰

4.疾病发生的重要条件是：

　　A.邪气侵袭　　B.正气不足　　C.地域因素　　D.饮食习惯　　E.生活和工作环境

5.邪气侵犯人体后能否发病取决于：

　　A.正气的盛衰　　B.邪气的性质　　C.感邪的轻重　　D.禀赋的强弱　　E.邪正斗争的胜负

6.下列哪项不是复发的诱因：

　　A.劳复　　　　B.正气　　　　C.食复　　　　D.药复　　　　E.重感病邪

7.下列哪些不属于发病的类型：

　　A.感邪即发　　B.伏而后发　　C.复发　　　　D.继发　　　　E.季节性发作

8.决定病证虚实变化的主要病机是：

　　A.脏腑功能的盛衰　　　　　　B.阴精阳气的盛衰　　　　　　C.气血的盛衰

　　D.正邪的盛衰　　E.邪气的有无

9.实证常见于外感病的阶段是：

　　A.末期　　　　B.初期　　　　C.各个阶段　　D.初期和中期　E.中期和后期

10.“实”的病机最根本的是：

　　A.邪气亢盛　　B.正气旺盛　　C.气血瘀滞　　D.水液蓄积　　E.痰浊壅积

11.虚证的概念是：

　　A.以正气虚损为矛盾主要方面的病理状态　　　　B.邪气亢盛的病理变化

　　C.形质受损的病理变化　　　　　　　　　　　　D.脏腑功能紊乱的病理状态

　　E.正虚邪恋的病理状态

12.“大实有羸状”的病机是：

　　A.由实转虚　　B.实中夹虚　　C.真实假虚　　D.真虚假实　　E.虚实错杂

13.“至虚有盛候”的病机是：

　　A.由实转虚　　B.实中夹虚　　C.真实假虚　　D.真虚假实　　E.虚实错杂

14.导致病势处于迁延状态的病机变化是：

　　A.邪正相持　　B.邪盛正不虚　C.邪胜正衰　　D.邪去正虚　　E.正胜邪退

15.疾病后期，或遗留某些后遗症的病机是：

　　A.正盛邪退　　B.邪去正虚　　C.邪盛正虚　　D.邪正交争　　E.正虚邪恋

16.在下列阴阳失调病机中，最易出现虚阳外越的是：

　　A.阴损及阳　　B.阳损及阴　　C.阴盛格阳　　D.阳盛格阴　　E.阴虚阳亢

17.患者持续高热，突然出现面色苍白，四肢厥冷，脉微欲绝，其病机应是：

A.阳转化为阴　B.寒极生热　　C.阴阳格拒　　D.阳损及阴　　E.阳长阴消

18.患者先有阴虚内热病证，之后又出现畏寒肢冷，大便溏泄，其病机应是：

A.阴损及阳　　B.阳损及阴　　C.阴盛格阳　　D.阳盛格阴　　E.阴阳亡失

19.下列哪一种症状在亡阳时常见：

A.热汗多　　B.身热肢冷　　C.畏寒蜷卧　　D.烦躁不安　　E.脉数疾

20.下列哪一种症状在亡阴时常见：

A.烦躁不安　　B.面色苍白　　C.冷汗淋漓　　D.脉微欲绝　　E.以上皆非

21.阴阳不相维系，可出现：

A.阳胜则热，阴胜则寒　　　B.阳虚则寒，阴虚则热　　　C.阴盛格阳，阳盛格阴

D.阴损及阳，阳损及阴　　E.阴虚阳亢，阳虚阴盛

22.邪热内伏，反见四肢厥冷的病机是：

A.阳盛则阴病　　B.阴盛则寒　　C.阳虚则寒　　D.阴损及阳　　E.阳盛格阴

23.阴寒之邪壅盛于内，逼迫阳气浮越于外的病机变化是：

A.阴盛格阳　　B.阴损及阳　　C.阳盛格阴　　D.阳损及阴　　E.阴盛耗阴

24.阴偏衰的证候性质是指：

A.假热证　　B.假寒证　　C.虚热证　　D.实热证　　E.虚寒证

25.阳损及阴的病机，主要是指：

A.阳气虚损，气化不利，水湿阴寒病邪积聚

B.阳气偏盛，消灼阴液，阴液亏损

C.阳热内盛，深伏于里，格阴于外

D.阳气虚损，阴气失制而偏盛

E.阳气虚损，累及阴液化生不足

26.患者久病，畏寒喜暖，形寒肢冷，面色㿠白，嗜卧神疲，小便清长，下利清谷，偶见小腿浮肿，按之凹陷如泥，舌淡脉迟。其病机是：

A.阳气亡失　　B.阳盛格阴　　C.阳损及阴　　D.阳气偏衰　　E.阳盛耗阴

27.下列与失精无关的是：

A.房劳过度，耗伤肾气　　　B.久病及肾　　　C.肝气郁结

D.性欲过旺，相火偏亢　　E.脾气虚衰失于固摄

28.精瘀通常是指：

A.女子月经不行　　　B.精不生髓　　　C.肾失藏精

D.男子精道瘀阻　　E.精不化气

29.属于精瘀的主要临床表现是：

A.睾丸小腹重坠　　　B.下肢沉重　　　C.遗精

D.滑精　　　　E.耳鸣

30.元气耗损和功能减退，脏腑功能低下，抗病能力下降的病机是：

    A.气虚　　　　B.气脱　　　　C.血虚　　　　D.津亏　　　　E.气陷

31.不属于气机失调的病理变化是：

    A.气虚　　　　B.气滞　　　　C.气逆　　　　D.气闭　　　　E.气脱

32.机体局部之气流通不畅，郁滞不通的病机状态是：

    A.气虚　　　　B.气滞　　　　C.气逆　　　　D.气闭　　　　E.气脱

33.脏腑气滞病变多发生于：

    A.肺、脾胃、肾　　　　B.心、脾胃、肝　　　　C.肝、脾胃、肾

    D.肺、脾胃、肝　　　　E.肝胆、肺、肾

34.《内经》所说"大怒则形气绝，而血菀于上，使人薄厥"的病机，是指：

    A.气不摄血　　B.气机逆乱　　C.血随气脱　　D.血随气逆　　E.血随气结

35.气逆最常发作的脏腑是：

    A.肺、胃、肾　　　　B.心、胃、肝　　　　C.肝、胃、肾

    D.肺、胃、肝　　　　E.肝、肺、肾

36.恶心呕吐，呃逆嗳气等症频作，其病机是：

    A.痰浊上壅　　B.肺气上逆　　C.肝气上逆　　D.胃气上逆　　E.奔豚气逆

37.气闭的临床表现特点主要是：

    A.突然昏厥　　B.胸闷气短　　C.两胁胀痛　　D.头痛　　　　E.小便不通

38.与气不摄血密切相关的脏腑是：

    A.肝　　　　　B.心　　　　　C.脾　　　　　D.肺　　　　　E.肾

39.形成血虚病机的原因，下列哪项是不确切的：

    A.失血过多，血脉空虚　　B.脾虚气弱，生化无源　　C.肝气郁结影响气血化生

    D.久病不愈，慢性消耗　　E.思虑无穷而暗耗

40.何种气血关系失调，易出现人体某部瘫痪不用，甚至萎缩：

    A.气滞血瘀　　B.气虚血瘀　　C.气不摄血　　D.气随血脱　　E.气血两虚

41.形成津液不足病理状态的原因，下列哪一项是不确切的：

    A.燥热之邪灼伤　　　　B.体虚生成不足　　　　C.忧愁思虑而暗耗

    D.多汗、多尿　　　　　E.吐泻太过

42.内风与哪个脏关系最为密切：

    A.心　　　　　B.肝　　　　　C.脾　　　　　D.肾　　　　　E.肺

43.内湿与哪个脏关系最为密切：

    A.心　　　　　B.肝　　　　　C.脾　　　　　D.肾　　　　　E.肺

44.内风性质属于实证的是:

　　A.热极生风　　B.肝阳化风　　C.阴虚生风　　D.血虚生风　　E.血燥生风

45.哪一项不属于内寒所表现的症状:

　　A.手足不温　　B.面色苍白　　C.畏寒　　　　D.食欲不振　　E.少腹冷痛

46.哪一项不属于内湿所表现的症状:

　　A.头重如裹　　B.肢体重着　　C.舌苔厚腻　　D.恶寒　　　　E.水肿

47.哪一项不属于内燥所表现的症状:

　　A.肌肤干燥　　B.口燥咽干　　C.舌苔厚腻　　D.大便燥结　　E.干咳无痰

48.下列哪一个属于虚火所表现的症状:

　　A.口渴喜热　　B.舌红苔黄　　C.五心烦热　　D.脉洪数　　　E.大汗

49.温病病位传变至何处病情最为严重:

　　A.卫　　　　　B.气　　　　　C.营　　　　　D.血　　　　　E.中焦

50.三焦病位传变,当肺病逆传时,应传何脏:

　　A.肝　　　　　B.心　　　　　C.心包　　　　D.肾　　　　　E.脾

51.阳偏盛体质者感受湿邪从化,可形成:

　　A.寒湿　　　　B.湿瘀　　　　C.痰浊　　　　D.湿热　　　　E.水肿

(二) A2 型题

1.某女,56岁,有贫血病史,经常头晕乏力,劳作后心慌气短,面色苍白,口唇色淡,舌淡少苔,脉细弱。根据病史和症状,中医判断该患者的病证为:

　　A.虚证　　　B.实证　　　　C.虚实夹杂　　　D.真虚假实　　E.真实假虚

2.某男,25岁,3天前不慎外感后导致咳嗽并咳吐黄痰,伴发热、心烦不安、面红、脉数、苔黄等表现,服药后症状缓解,但兼有咽痒干咳,口干喜饮,舌红少苔等病证,根据上述表现,分析患者的病情虚实为:

　　A.虚证　　　B.实证　　　　C.虚中夹实　　　D.实中夹虚　　E.因虚致实

3.某男,5岁,在2～3岁时常喜食肉,多食而有脘满腹胀,消化不佳;后渐出现食欲下降,稍多食即腹胀不适。现面色淡黄,体偏瘦,口唇色淡,舌淡苔薄白,容易疲乏。根据上述表现,分析患者的虚实变化为:

　　A.由实转虚　　B.真实假虚　　C.真虚假实　　D.虚证　　　　E.因虚致实

4.某男,2岁,发热,体温38.7℃,面红,烦躁,口渴,脉数,苔黄。根据患儿的表现,判断其阴阳失调属于下列哪种情况:

　　A.阳偏胜　　　B.阴偏胜　　　C.阳偏衰　　　　D.阴偏衰　　　E.阴阳俱虚

5.某女,40岁,面白,形寒肢冷,喜食温,大便稀溏三年有余,脉沉迟,舌胖苔白,根据患者的表现,判断其阴阳失调属于下列哪种情况:

A. 阳偏胜　　B. 阴偏胜　　　C. 阳偏衰　　　　D. 阴偏衰　　　E. 阴阳俱虚

6. 某女，49岁，面红，容易盗汗，烦躁易怒，潮热，舌红少苔，脉细，月经量少。根据患者的表现，判断其阴阳失调属于下列哪种情况：

A. 阳偏胜　　B. 阴偏胜　　　C. 阳偏衰　　　　D. 阴偏衰　　　E. 阴阳俱虚

7. 某女，因为车祸大出血紧急救治入院数日，病情不稳定，突然出现汗出不止，手足尚温，烦躁不安，脉数疾等表现。根据患者的表现，判断其阴阳失调属于下列哪种情况：

A. 亡阴　　B. 亡阳　　　　C. 阳偏衰　　　　D. 阴偏衰　　　E. 阴阳俱虚

8. 某女，35岁，经前容易乳房胀痛，易怒烦闷，胁肋时有憋胀不适，大便不畅，面色偏暗，脉弦。根据患者表现，判断其病机应属于下列哪种情况：

A. 气虚　　B. 气滞　　　　C. 气闭　　　　D. 气逆　　　E. 血瘀

9. 某女，42岁，近期因为家庭琐事而情绪不佳，胃脘胀满泛酸，晨起时有恶心欲呕，饭后嗳气不断，脉弦。根据患者表现，判断其病机应属于下列哪种情况：

A. 气虚　　B. 气滞　　　　C. 气闭　　　　D. 气逆　　　E. 血瘀

10. 某女，59岁，形体消瘦，常眩晕乏力，气短心悸，胃口不佳，食量偏少，食后胃脘有下坠不适感，做B超示胃下垂，脉弱。根据患者表现，判断其病机应属于下列哪种情况：

A. 气虚　　B. 气滞　　　　C. 气陷　　　　D. 气逆　　　E. 血瘀

11. 某女，56岁，既往患有慢性胃炎，常胃隐痛，食不多，形体消瘦，容易头晕、乏力、倦怠，自汗，面白，口唇淡白，舌淡苔少，脉细弱。根据患者表现，判断其证属于何种气血关系失调：

A. 气虚血瘀　　B. 气滞血瘀　　　C. 气血两虚　　　D. 气陷　　　E. 气随血脱

12. 某男，55岁，近日出现下肢水肿，足面肿胀，按之凹陷不起，四肢沉重，舌苔厚白腻，脉沉迟。根据患者表现，判断其病机应属于下列哪种情况：

A. 气滞　　B. 津液不足　　C. 血瘀　　　　D. 津液输布障碍　　　E. 气闭

（三）B型题

A. 感受阳邪　　B. 正气的强弱　　C. 体质的强弱　　D. 正邪相搏的胜负

E. 邪气性质与感邪轻重

1. 病情的轻重主要与何项有关：

2. 抵御外邪的能力主要与何项有关：

A. 饮食不慎　　B. 情志失调　　C. 劳逸失度　　D. 邪未尽除　　E. 自然环境变化

3. 最易引起气机失调而发病的是：

4. 容易引起疾病复发的机制是：

5. 容易引起胃肠疾病的是：

　　A.痰涎壅盛，咳嗽气粗　　　　　B.脾失健运，水湿停聚，水肿

　　C.大实之病，反见羸状　　　　　D.久病心悸，面憔体倦

　　E.纳食减少，疲乏无力，腹满痛喜按

6.病机属真虚假实的是：

7.病机属虚的是：

8.病机属真实假虚的是：

　　A.气陷　　　　B.血热　　　　C.出血　　　　D.气脱　　　　E.血瘀

9.气滞会引起：

10.大出血会引起：

11.气不摄血会引起：

　　A.邪正盛衰变化　　　　B.体质因素　　　　C.生活状况

　　D.地区方域　　　　　　E.失治误治

12.对疾病传变起着决定作用的因素是：

13.对病理"从化"有重要影响的是：

14.导致损伤人体正气，助长邪气，变证迭起的是：

　　A.脏脏传变　　B.脏腑传变　　C.表病入里　　D.里病出表　　E.三焦传变

15.肝病传脾为：

16.温热病汗出热解，疹子透发为：

17.胃病传脾为：

（四）X型题

1.疾病复发的诱因是：

　　A.复感病邪　　B.食复　　　　C.劳复　　　　D.药复　　　　E.伏而后发

2.邪气对疾病的影响：

　　A.发病的性质　　B.证候类型　　C.发病特点　　D.病情轻重　　E.疾病的病位

3.影响发病的主要因素：

　　A.外界环境　　B.体质因素　　C.情志因素　　D.阴阳失调　　E.气血失常

4.发病类型包括：

　　A.感邪即发　　B.伏而后发　　C.徐发　　　　D.继发　　　　E.复发

5.邪气对正气的损害，主要表现在：

　　A.导致生理功能失常　　　　B.性格改变　　　　C.改变体质类型

　　D.情志过激　　　　　　　　E.造成形质损伤

6.正气抗邪主要表现于：

　　A.抵御外邪的入侵　　　　　B.病位的浅深　　　C.疾病的不药而愈

D.病情的轻重　　E.修复受损的机体

7.外环境中影响发病的因素：

　　A.气候因素　　　B.地域因素　　C.生活环境　　　　D.工作环境　　　E.情志因素

8.疾病复发的机制是：

　　A.新感病邪　　　B.过于劳累　　C.正虚未复　　　　D.邪未尽除　　　E.饮食不慎

9.疾病的轻重，除机体的正气状态外，常与哪些因素有关：

　　A.感邪的轻重　　B.邪气的性质　C.感受阴邪　　　　D.感受阳邪　　　E.治疗不当

10.体质对发病的影响有：

　　A.是否容易发病　　　B.是否容易复发　　　　C.证候的类型

　　D.对某些病邪易感　　E.情志容易不畅

11.邪气可以影响发病的：

　　A.病位　　　　　　　B.病情的轻重　　　　　C.发病的急缓

　　D.患病的人群　　　　E.病程的长短

12.在疾病过程中，其病理状态属邪盛与正衰同时并存的是：

　　A.大实有羸状　　　　B.至虚有盛候　　　　　C.因虚致实

　　D.虚中夹实　　　　　E.实中夹虚

13.属虚实错杂病理状态的是：

　　A.表虚里实　　　B.上实下虚　　C.至虚有盛候　　D.表实里虚　　　E.上虚下实

14.可造成实性病理变化的有：

　　A.经络闭塞　　　B.久病耗精　　C.脏腑功能亢奋　D.气机阻滞　　　E.脏腑功能减退

15.实证临床可见到：

　　A.二便不通　　　B.脉实有力　　C.瘀血内阻　　　D.心悸气短　　　E.水湿泛滥

16.形成阳偏胜的主要原因有：

　　A.食积郁而化热　　　B.外感温热之邪　　　　C.血瘀化热

　　D.寒邪入里化热　　　E.五志过极化火

17.形成阴偏胜的主要原因有：

　　A.感受寒湿阴邪　　　B.过食生冷　　　　　　C.情志抑郁

　　D.年老体弱　　　　　E.阴寒性病理产物积聚

18.阳盛格阴出现真热假寒，下列表现哪些为假象：

　　A.壮热面红　　B.呼吸气粗　　C.烦躁不安　　　D.四肢不温　　　E.脉象沉伏

19.阴盛格阳出现真寒假热，下列表现哪些为假象：

　　A.四肢逆冷　　B.畏寒蜷卧　　C.口渴　　　　　D.面色泛红　　　E.脉微细

20.形成阴阳两虚病机的是：

A.阴虚　　　　B.阳虚　　　　C.阴损及阳　　　　D.阳损及阴　　　　E.阴阳格拒

21.阴盛格阳出现真寒假热证，所见真寒表现是：

A.脉大而无根　B.精神萎靡　　C.畏寒蜷卧　　　　D.脉微欲绝　　　E.面色苍白

22.阳盛格阴出现真热假寒证，所见真热表现是：

A.面红　　　　B.气短　　　　C.烦躁　　　　　　D.舌红　　　　　E.脉数大有力

23.属气机升降失常病机的是：

A.气闭　　　　B.气脱　　　　C.气逆　　　　　　D.气滞　　　　　E.气陷

24.各种气滞病变，共同的病理表现是：

A.闷　　　　　B.胀　　　　　C.满　　　　　　　D.痛　　　　　　E.沉

25.气逆病变多见于下列哪些脏腑：

A.肾　　　　　B.心　　　　　C.肺　　　　　　　D.肝　　　　　　E.胃

26.血行失常病机主要有：

A.血虚　　　　B.血寒　　　　C.血热　　　　　　D.血瘀　　　　　E.出血

27.出血的形成因素有：

A.外伤损伤脉络　　　　B.寒邪阻滞　　　　　　C.气虚不摄

D.血分有热　　　　　　E.瘀血内阻

28.精血不足的临床表现有：

A.眩晕耳鸣　　　　　　B.毛发脱落稀疏　　　　C.腰膝酸软

D.经少　　　　　　　　E.咳嗽

29.形成气随血脱病机的原因有：

A.外伤大量失血　　　　B.肝病呕血　　　　　　C.大汗

D.妇女崩中　　　　　　E.产后大出血

30.气血两虚的主要临床表现为：

A.面色淡白或萎黄　　　B.少气懒言　　　　　　C.自汗

D.心悸　　　　　　　　E.失眠

31.形成津液不足的原因是：

A.热燥伤津　　B.吐泻　　　　C.大汗　　　　　　D.生成不足　　　E.外邪阻滞

32.津液的排泄与输布障碍，产生的病理变化有哪些：

A.湿浊困阻　　B.肌肤肿胀　　C.痰饮凝聚　　　　D.水液贮留　　　E.气滞血瘀

33.津液与气血的关系失调，产生的病理变化有哪些：

A.水停气阻　　B.血瘀水停　　C.气随津脱　　　　D.津亏血瘀　　　E.津枯血燥

34.下列哪些属于热极生风的表现：

A.抽搐　　　　B.肌肉震颤　　C.口眼㖞斜　　　　D.皮肤甲错　　　E.高热神昏

35. 下列哪些属于内寒的形成原因：

    A. 阳气素虚   B. 久病伤阳   C. 过食生冷   D. 瘀血阻滞   E. 情志不畅

36. 下列哪些属于内寒的表现：

    A. 发热恶寒   B. 无汗头痛   C. 脉浮紧   D. 四肢不温   E. 形寒喜暖

37. 内燥病变多见于下列哪些脏腑：

    A. 心   B. 肝   C. 胃   D. 肺   E. 大肠

38. 内火病理变化有：

    A. 阳气过盛化火   B. 邪郁化火   C. 五志过极化火

    D. 阴虚火旺   E. 壮火

39. 内伤病的传变形式主要有：

    A. 脏腑之间的传变   B. 表里传变   C. 经络与脏腑之间的传变

    D. 经络之间的传变   E. 卫气营血传变

40. 寒热转化指的是疾病过程中病机性质：

    A. 寒转为热   B. 由热转为寒   C. 由实转虚   D. 因虚致实   E. 由表转里

41. 影响传变的因素主要包括：

    A. 生活因素   B. 环境因素   C. 体质因素   D. 诊治因素   E. 病邪因素

42. 体质对疾病传变发生的主要作用是：

    A. 决定病邪的"从化"   B. 影响发病与传变的迟速

    C. 影响患者的情绪   D. 影响感邪的性质

    E. 影响病邪侵入途径和病位

43. 病邪对疾病传变的影响作用体现在：

    A. 病位   B. 病性传变   C. 疾病传变速度   D. 从化   E. 脏腑传变

二、填空题

1. _____是疾病发生的内在根据，_____是发病的重要条件。

2. 正邪相搏，_____则不发病，_____则发病。

3. 中医学认识发病既强调_____，又重视_____在发病中的作用。

4. 发病类型主要有感邪即发、_____、_____、复发等类型。

5. 中医发病学的基本观点："_____存内，邪不可干"，"邪之所凑，其气_____"。

6. 继发，是指在_____未愈的基础上，继而发生新的疾病。

7. 引起复发的机制是余邪未尽，_____，同时有_____的作用。

8. 基本病机包括_____、_____、_____三个方面。

9.实性病变，常见于外感六淫的＿＿＿＿＿＿＿＿＿期和＿＿＿＿＿＿＿＿＿期。

10.《素问·通评虚实论》曰："邪气盛则＿＿＿＿＿＿＿＿＿，＿＿＿＿＿＿＿＿＿则虚。"

11.虚实错杂包括＿＿＿＿＿＿＿＿和＿＿＿＿＿＿＿＿两种情况。

12.真实假虚指病机的本质为＿＿＿＿＿＿＿＿＿，但表现出"虚"的临床假象。

13.《素问·阴阳应象大论》曰："阳胜则＿＿＿＿＿＿＿＿＿，＿＿＿＿＿＿＿＿＿则寒。"

14.《素问·阴阳应象大论》曰："阴胜则＿＿＿＿＿＿＿＿＿，＿＿＿＿＿＿＿＿＿则阴病。"

15.阳盛的病机特点为＿＿＿＿＿＿盛而＿＿＿＿＿＿未虚，阴盛的病机特点为＿＿＿＿＿＿盛而＿＿＿＿＿＿＿＿未虚。

16.阳邪亢盛，以＿＿＿＿＿＿、＿＿＿＿＿＿、＿＿＿＿＿＿为临床特点，阴邪亢盛，以＿＿＿＿＿＿、＿＿＿＿＿＿、＿＿＿＿＿＿为其临床特点。

17.阴盛格阳，临床表现为真＿＿＿＿＿＿假＿＿＿＿＿＿证；阳盛格阴，临床表现为真＿＿＿＿＿＿假＿＿＿＿＿＿证。

18.精的失常包括＿＿＿＿＿＿、＿＿＿＿＿＿两方面。

19.精的施泄失常，可出现＿＿＿＿＿＿或＿＿＿＿＿＿的病机变化。

20.失精包括＿＿＿＿＿＿大量丢失和＿＿＿＿＿＿大量丢失。

21.气的失常主要包括两个方面：一是＿＿＿＿＿＿的病机变化；二是＿＿＿＿＿＿的病机变化。

22.气滞的表现有共同特点，表现为＿＿＿＿＿＿、＿＿＿＿＿＿、＿＿＿＿＿＿。

23.气逆最常见于＿＿＿＿＿＿、＿＿＿＿＿＿、＿＿＿＿＿＿等脏腑。

24.血热病变，临床既有＿＿＿＿＿＿，又有＿＿＿＿＿＿等为其特征。

25.《素问·至真要大论》说："诸湿肿满，皆属于＿＿＿＿＿＿。"

26.由于内风与＿＿＿＿＿＿（脏）的关系密切，故又称＿＿＿＿＿＿＿＿。

27.《素问·至真要大论》说："诸暴强直，皆属于＿＿＿＿＿＿。""诸风掉眩，皆属于＿＿＿＿＿＿。"

28.风气内动主要有＿＿＿＿＿＿，＿＿＿＿＿＿，＿＿＿＿＿＿和＿＿＿＿＿＿等。

29."诸寒收引，皆属于＿＿＿＿＿＿。"内寒主要与＿＿＿＿＿＿阳虚有关。

30.内寒是＿＿＿＿＿＿以为主，而兼＿＿＿＿＿＿象；外寒则以＿＿＿＿＿＿为主，或可兼＿＿＿＿＿＿。

31.《素问·至真要大论》说："诸病水液，澄澈清冷，皆属于＿＿＿＿＿＿。"

32.内燥病变可发生于各脏腑，而以＿＿＿＿＿＿、＿＿＿＿＿＿及＿＿＿＿＿＿为多见。

33.疾病的传变，可概括为＿＿＿＿＿＿、＿＿＿＿＿＿两个方面。

34.表邪入里，常见于外感病的＿＿＿＿＿＿＿＿＿期或＿＿＿＿＿＿＿＿＿期，是疾病向＿＿＿＿＿＿的反映。

35. 外感热病的病位传变形式主要有_____传变、_____传变和_____传变。

36. 脏腑之间的传变包括_____、_____、_____及_____传变。

37. 影响传变的因素主要包括_____、_____、_____、_____和_____。

38. 外感病的基本传变形式是表里传变，主要表现为_____或_____。

三、判断题

1. 邪气是泛指一切致病因素。　　　　　　　　　　　　　（　　）

2. 邪正斗争的胜负决定发病与不发病。　　　　　　　　（　　）

3. 食复是指因饮食因素而发病者。　　　　　　　　　　（　　）

4. 邪气是发病的根本原因。　　　　　　　　　　　　　（　　）

5. 不同病邪所引发的疾病特点、病位、病情轻重不同。（　　）

6. 在某些情况下，邪气可以对发病起着决定性作用。　（　　）

7. 邪正相持状态多见于重病的恢复期。　　　　　　　　（　　）

8. 所谓"实"的病机是指邪气亢盛而正气已衰。　　　　（　　）

9. 人体邪正盛衰变化可决定疾病的虚实病机。　　　　　（　　）

10. 实证较多见于体质比较壮实的患者。　　　　　　　（　　）

11. 虚证常见神疲体倦，声高气粗，自汗，脉虚无力等表现。（　　）

12. 阴阳失调是虚实病证的病机。　　　　　　　　　　（　　）

13. 肾阳虚衰在阳气偏衰病机中占有极其重要的地位。（　　）

14. 五心烦热、骨蒸潮热、咽干、舌红少苔、脉细数等表现属于"阴虚则阳亢"。（　　）

15. 阴虚或阳虚影响于肾阴阳失调时，才易发生阴阳互损的病机。（　　）

16. 阴阳失调的病机虽然很复杂，但其中最基本的病机是阴阳的偏胜和偏衰。（　　）

17. 亡阴可以迅速导致亡阳，但亡阳未必迅速导致亡阴。（　　）

18. 由阳转阴的形成，多发生于阴虚阳盛体质。　　　　（　　）

19. 由阴转阳，临床表现为由寒化热的病性转化。　　　（　　）

20. 阳盛格阴导致出现真热假寒。　　　　　　　　　　（　　）

21. 真寒假热证所表现出的热，仔细观察，身虽热，反喜盖衣被。（　　）

22. 造成精虚的原因是先天禀赋不足。　　　　　　　　（　　）

23. 精脱的治疗以固阳为要。　　　　　　　　　　　　（　　）

24. 无论何种气虚终将导致元气亏损。　　　　　　　　（　　）

25. 气逆最常见于肺、肾和肝等脏腑。　　　　　　　　（　　）

26. 气陷的形成，尤与脾气的关系最为密切。　　　　　（　　）

27. 一般而言，气逆于上以实证为主，也有因虚而气机上逆者。 （ ）

28. 突然遭受巨大精神创伤所致的昏厥，是由于气脱所致。 （ ）

29. 血寒的临床表现主要是畏寒怕冷。 （ ）

30. 突然大量出血，可致气随血脱的危象。 （ ）

31. 精血不足所影响的脏腑主要是肝和肾。 （ ）

32. 气随血脱，临床上多见于慢性小量出血的患者。 （ ）

33. 气滞血瘀与心的生理功能失调关系极为密切。 （ ）

34. 伤津未必脱液，脱液必兼伤津。 （ ）

35. 病理产物郁积如痰浊、瘀血等，亦能郁而化火。 （ ）

36. 外湿易伤脾生内湿，而内湿与感受外湿无关。 （ ）

37. 温病的病变部位可循上、中、下三焦而发生传移变化。 （ ）

38. 虚实转化取决于邪正盛衰。 （ ）

39. 影响疾病传变的生活因素包括家庭环境、工作环境、社会环境、天气因素。（ ）

40. 疾病传变与早期诊治关系并不密切。 （ ）

四、名词术语解释

1. 正气	2. 邪气	3. 药复	4. 食复	5. 复发	6. 伏而后发
7. 劳复	8. 继发	9. 徐发	10. 感邪即发	11. 邪正盛衰	12. 虚
13. 实	14. 虚实错杂	15. 虚中夹实	16. 实中夹虚	17. 虚实真假	18. 阴阳失调
19. 阳偏胜	20. 阴偏胜	21. 阳偏衰	22. 阴偏衰	23. 阴阳互损	24. 阴阳格拒
25. 阴盛格阳	26. 阳盛格阴	27. 阴阳转化	28. 亡阳	29. 亡阴	30. 失精
31. 精瘀	32. 气滞	33. 气逆	34. 气陷	35. 气闭	36. 气脱
37. 血虚	38. 血寒	39. 血热	40. 血瘀	41. 出血	42. 内燥
43. 内湿	44. 内寒	45. 内风	46. 内火	47. 传变	

参考答案

一、选择题

（一）A1 型题

1.E	2.A	3.B	4.A	5.E	6.B	7.E	8.D	9.D	10.A
11.A	12.C	13.D	14.A	15.E	16.C	17.A	18.A	19.C	20.A
21.C	22.E	23.A	24.C	25.E	26.D	27.C	28.D	29.A	30.A
31.A	32.B	33.D	34.D	35.D	36.D	37.A	38.C	39.C	40.B
41.C	42.B	43.C	44.A	45.D	46.D	47.C	48.C	49.D	50.C

51.D

（二）A2 型题

1.A   2.D   3.A   4.A   5.C   6.D   7.A   8.B   9.D   10.C

11.C   12.D

（三）B 型题

1.D   2.B   3.B   4.D   5.A   6.E   7.D   8.C   9.E   10.D

11.C   12.A   13.B   14.E   15.A   16.D   17.B

（四）X 型题

1.ABCD   2.ABCDE   3.ABC   4.ABCDE   5.ACE   6.ACE   7.ABCD   8.CD

9.AB   10.ACD   11.ABCE   12.CDE   13.ABDE   14.ACD   15.ABCE   16.ABCDE

17.ABE   18.DE   19.CD   20.CD   21.BCDE   22.ACDE   23.CE   24.ABD

25.CDE   26.BCDE   27.ACDE   28.ABCD   29.ABDE   30.ABCDE   31.ABCD   32.ACD

33.ABCDE   34.AE   35.ABC   36.DE   37.CDE   38.ABCD   39.ACD   40.AB

41.ABCDE   42.AB   43.ABC

二、填空题

1.正气不足　邪气　2.正胜邪退　邪胜正负　3.正气　邪气　4.徐发　伏而后发　继发　5.正气　必虚　6.原发疾病　7.正气未复　诱因　8.邪正盛衰　阴阳失调　精气血津液失常　9.初　中　10.实　精气夺　11.虚中夹实　实中夹虚　12.实　13.热　阴胜　14.阳病　阳胜　15.阳　阴　阴　阳　16.热　动　燥　寒　静　湿　17.寒　热　热　寒　18.精虚　精的施泄失常　19.失精　精瘀　20.生殖之精　水谷之精　21.气虚　气机失调　22.闷　胀　痛　23.肝　胃　肺　24.热象　动血　25.脾　26.肝　肝风内动（肝风）　27.风　肝　28.肝阳化风　热极生风　阴虚风动　血虚生风　29.肾　脾肾　30.虚寒　寒虚　31.寒　32.肺　胃　大肠　33.病位　病性　34.初　中　纵深发展　35.六经　卫气营血　三焦　36.脏与脏　脏与腑　腑与腑　形脏之间　37.环境因素　体质因素　诊治因素　病邪因素　生活因素　38.表病入里　里病出表

三、判断题

1.√   2.√   3.×   4.×   5.√   6.√   7.×   8.×   9.√   10.√

11.×   12.×   13.√   14.√   15.√   16.√   17.×   18.×   19.√   20.√

21.√   22.×   23.×   24.√   25.×   26.√   27.√   28.×   29.×   30.√

31.√   32.×   33.×   34.√   35.√   36.×   37.√   38.√   39.√   40.×

四、名词术语解释

1.正气，与邪气相对而言，即人体正常功能活动的统称，包括人体正常生理功能及所产生的各种维护健康的能力。

2.邪气，与正气相对，是各种致病因素的总称，包括存在于外界或由人体内产生的各种致病因素。

3.病后滥施补剂，或药物调理失当，而致疾病复发者，称为药复。

4.疾病初愈，因饮食不节、饮食不洁等因素导致疾病复发，称为食复。

5.复发，指疾病已愈，在病因或诱因的作用下，再次发病。

6.伏而后发，指感邪之后，邪藏体内，逾时而发的发病类型。

7.疾病初愈，因过劳使正气受损，而导致疾病复发，称为劳复。

8.继发，指在原发疾病未愈的基础上继而发生新的疾病。

9.徐发，徐缓而病的发病类型。

10.感邪即发，又称为卒发、顿发，指机体感受病邪后，随即发病。

11.邪正盛衰指在疾病的发生、发展过程中，机体正气的抗病能力与致病邪气之间相互斗争所发生的盛衰变化。

12.虚指正气不足，是以正气虚损为矛盾主要方面的病机变化。

13.实指邪气盛，是以邪气亢盛为矛盾主要方面的病机变化。

14.虚实错杂指在疾病过程中，邪盛和正虚同时存在的病机变化。

15.虚中夹实指以正虚为主，又兼有实邪为患的病机变化。

16.实中夹虚指以邪实为主，又兼有正气虚损的病机变化。

17.虚实真假指在某些特殊情况下，疾病的临床症状可出现与其病机的虚实本质不符的表象，主要有真实假虚和真虚假实两种情况。

18.阴阳失调指在疾病的发生发展过程中，由于各种致病因素的影响，导致机体的阴阳双方失去相对的平衡协调而出现的阴阳偏胜、偏衰、互损、格拒、亡失等一系列病机变化。

19.阳偏胜指机体在疾病过程中所出现的阳邪偏盛、功能亢奋、机体反应性增强而见热象的病机变化。

20.阴偏胜指机体在疾病过程中所出现的阴邪偏盛、功能抑制、机体反应性减弱而见寒象的病机变化。

21.阳偏衰指机体阳气虚损，温煦、推动、气化等功能减退，出现虚寒内生的病机变化。

22.阴偏衰指机体阴液不足，凉润、宁静、抑制等功能减退，阴不制阳，出现虚热内生的病机变化。

23.阴阳互损，指在阴或阳任何一方虚损的前提下，病变发展影响到相对的另一方，形成阴阳两虚的病机变化。

24.阴阳格拒指在阴阳偏盛或阴阳偏衰至极的基础上，由阴阳双方相互排斥而出现寒热真假的病机变化，包括阴盛格阳和阳盛格阴两方面。

25. 阴盛格阳指阳气极虚，导致阴寒之气偏盛，壅闭于里，逼迫阳气浮越于外，而出现内真寒外假热的病机变化。

26. 阳盛格阴指阳气偏盛至极，壅遏于内，排斥阴气于外，而出现内真热外假寒的病机变化。

27. 阴阳转化，指阴阳之间在"极"或"重"的条件下，证候性质向相反方面转化的病机过程，包括由阴转阳和由阳转阴两方面。

28. 亡阳指机体的阳气发生突然大量脱失，而致全身功能严重衰竭的病机变化。

29. 亡阴指由于机体阴气发生突然大量消耗或丢失，而致全身功能严重衰竭的病机变化。

30. 失精指生殖之精和水谷精微大量丢失的病机变化。

31. 精瘀指男子精滞精道，排精障碍的病机变化。

32. 气滞指气的运行不畅，郁滞不通的病机变化。

33. 气逆指气升之太过，或降之不及，以脏腑之气逆上为特征的病机变化。

34. 气陷指气的上升不足，或下降太过，以气虚升举无力而下陷为特征的病机变化。

35. 气闭指气闭阻于内，不能外出，以致清窍闭塞，出现昏厥的病机变化。

36. 气脱指气不内守，大量向外脱失，以致机体功能突然衰竭的病机变化。

37. 血虚指血液不足，血的濡养功能减退的病机变化。

38. 血寒指血脉受寒，血流滞缓，乃至停止不行的病机变化。

39. 血热指热入血脉，使血行加速，脉络扩张，或灼伤血脉，迫血妄行的病机变化。

40. 血瘀指血液循行迟缓，流行不畅，甚则血液停滞的病机变化。

41. 出血指血液逸出血脉的病机变化。

42. 内燥与外燥相对而言，指体内津液耗伤而干燥少津的病机变化。

43. 内湿指由于脾的运化水液功能障碍而引起湿浊蓄积停滞的病机变化。

44. 内寒指机体阳气虚衰，温煦气化功能减退，虚寒内生，或阴寒之气弥漫的病机变化。

45. 内风与外风相对而言，指脏腑阴阳气血失调，体内阳气亢逆而致风动之征的病机变化。

46. 内火与外火相对而言，指脏腑阴阳失调，而致火热内扰的病机变化。

47. 传变指疾病在机体脏腑经络组织中的传移和变化。

第九章　养生与防治原则

教学目标

1. 知识目标

（1）熟悉养生的概念与基本原则。

（2）了解天年、衰老的概念及衰老机制。

（3）掌握治未病的基本概念和基本原则。

（4）掌握治则的概念、治病求本的概念，以及正治反治、治标治本、扶正祛邪、调整阴阳和三因制宜等治疗原则。

（5）熟悉调和脏腑、调理精气血津液等治则。

2. 能力目标

（1）理解早期诊治和防止传变在中医临床的意义。

（2）掌握治病求本的治疗观，理解治则与治法的层次关系。

（3）理解中医治疗学着重扶助正气、协调阴阳平衡的中和思维模式。

3. 素质与思政目标

（1）加深对治未病观念的理解并实践治未病，为国家提出的"健康中国"行动贡献力量。

（2）治病求本，培养勇于钻研、求真务实的精神。

（3）养生重养神，而养神与养德相辅相成，使学生理解养生的效果与个人的德行修养成正比，在学习专业知识的同时，必须加强个人的道德修养。

目标导学

本章从养生、治未病与治则三个方面，介绍了中医学系统而丰富的养生、防治理论和方法。养生的目的是扶助人体正气，增强抗病能力，提高健康水平，减少疾病发生，从而延缓衰老、延长寿命。防治原则是预防和治疗疾病的基本原则，是在整体观念和辨证论治指导下制定的，反映中医预防和治疗学规律和特色的理论知识。独具特色的中医学养生与防治原则为中医临床实践提供指导。

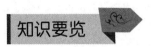

第一节　养生

一、养生的概念与衰老机制

1. 养生　古称"摄生""道生""保生""卫生"等。养生是研究增强体质，提高健康水平，预防疾病以及延缓衰老，延年益寿的理论。

2. 天年　人的自然寿命，谓之天年，亦即天赋之年寿。一般为120岁左右。

3. 衰老发生和发展的机制　主要包括阴阳失调、五脏虚衰、精气不足和情志失调、痰瘀毒邪侵害等。

二、养生的基本原则

养生的基本原则包括顺应自然、形神共养、保精护肾以及调养脾胃。

第二节　治未病

一、未病先防

1. 扶助机体正气　顺应自然、调畅情志、饮食有节、起居有常、形体锻炼。

2. 防止病邪侵害　避其邪气；药物预防。

二、既病防变

1. 早期诊治　疾病的初期，病情多轻，正气未衰，病较易治。

2. 防止传变

（1）阻截病传途径：根据疾病各自的传变规律，及时采取适当的防治措施，截断其传变途径，是阻断病情发展或恶化的有效方法。

（2）先安未受邪之地：根据不同病变的传变规律，实施预见性治疗，控制疾病的传变。

三、愈后防复

在疾病初愈、缓解或痊愈时，注意从整体上调理阴阳平衡，预防疾病复发及病情反复。

第三节 治则

一、正治与反治

1. 正治 又称"逆治",采用与疾病证候性质相反的方药以治疗的一种常用治则。包括:①寒者热之;②热者寒之;③实则泻之;④虚则补之。

2. 反治 又称"从治",方药性质顺从病证的外在假象而治的一种治疗原则。包括:①热因热用;②寒因寒用;③塞因塞用;④通因通用。

二、治标与治本

标本先后治则遵循"缓则治本、急则治标、标本兼治"的原则。一般来说,凡病势发展缓慢者,当从本治;标病危急者,首先治标;标本俱急或标本俱缓者,又当标本兼治,最终达到治病求本的目的。

三、扶正与祛邪

1. 把握以下原则 ①攻补应用合理;②注意先后主次;③扶正不留邪,祛邪不伤正。

2. 具体运用如下 ①单独运用;②同时运用;③先后运用。

四、调整阴阳

(一)损其有余

1. 热者寒之。

2. 寒者热之。

(二)补其不足

1. 阴阳互制之调补阴阳

(1)虚热证——滋阴以制阳(阳病治阴)。

(2)虚寒证——扶阳以制阴(阴病治阳)。

2. 阴阳互济之调补阴阳 阴中求阳;阳中求阴。

3. 阴阳并补 阴阳两虚证当阴阳双补,须分清主次而治。

4. 回阳救阴 亡阳者,当回阳以固脱;亡阴者,当救阴以固脱。

五、调和脏腑

在治疗脏腑病变时,注意顺应脏腑的生理特性,调和脏腑气血阴阳,根据五行生克规律和脏腑相合关系等调和脏腑之间的相互关系,使之恢复平衡状态。

（一）顺应脏腑生理特性

顺应脏腑的阴阳五行特性、气机升降出入规律、四时通应及喜恶、在志等不同而治。

（二）调和脏腑阴阳气血

根据脏腑病机变化，或虚或实，或寒或热，予以虚则补之，实则泻之，寒者热之，热者寒之。

（三）调和脏腑相互关系

1. 根据五行生克规律调和脏腑

（1）根据五行相生规律确立治则治法：其基本治疗原则是补母和泻子，即"虚则补其母，实则泻其子"。根据五行相生规律确立的治法，包括滋水涵木法、益火补土法、培土生金法、金水相生法、益木生火法。

（2）根据五行相克规律确立治则治法：其基本治疗原则是抑强和扶弱。依据五行相克规律确立的治法，包括抑木扶土法、泻火润金法、培土制水法、佐金平木法、泻南补北法。

2. 根据脏腑相合关系调理　人体脏与腑的配合，体现了阴阳、表里配合的关系，治疗脏腑病变，除了直接治疗本脏本腑之外，还可以或脏病治腑，或腑病治脏，或脏腑同治。

六、调理精气血津液

1. 调精　填精、固精、疏利精气。

2. 调气　补气；调理气机。

3. 调血　补血；调理血运。

4. 调津液　滋补津液；祛除水湿痰饮。

5. 调理精气血津液的关系　略。

七、三因制宜

1. 因时制宜　根据不同季节气候的特点，制定适宜治法和方药的原则。

2. 因地制宜　根据不同的地域环境特点，制定适宜治法和方药的原则。

3. 因人制宜　根据患者的年龄、性别、体质、生活习惯等不同特点，制定适宜治法和方药的原则。

学习指导

本章分为养生、治未病与治则三节。

1. 需要重点掌握的内容　治未病的基本概念和基本原则，治则的概念、治病求本的概念，以及正治反治、治标治本、扶正祛邪、调整阴阳和三因制宜等治疗原则。

2. 需要熟悉的内容　养生的概念与基本原则，调和脏腑、调理精气血津液等治则。

3. 需要了解的内容　天年、衰老的概念及衰老机制。

生长壮老已，是人类生命的自然规律，健康与长寿，自古以来就是人类普遍的愿望，中医学历来重视养生之道，并积累了系统的理论与丰富的经验。养生，指通过调摄保养，增强体质，提高正气，从而减少和避免疾病的发生。其目的一是要延年益寿，二是要健康生存。因此，需要多措并举来摄养生命。本节提出的养生原则，同样是在中医整体观的指导下，从天地人的角度来讨论养生。由于"人与天地相应"，因此，要顺应自然规律来养生，要注意避其邪气，防止病邪入侵；以人的生命活动而言，要从精神、饮食、锻炼等方面发挥人的主观能动性，以养天年。治未病，是中医学的预防思想，包括未病先防、既病防变和愈后防复三个方面。在学习中，要以养生原则为指导，同时也要注意既病防变，即早期诊治，防止传变，抓住重点，以点带面。

治则是中医治疗疾病的基本原则，其中以治病求本为主导思想，以正治反治、扶正祛邪、调理精气血津液、调整阴阳为重点，而反治则为本节的重点和难点，也是常考的内容。

中医学的治疗原则，是建立在阴阳五行、脏腑经络、精气血津液、病因病机等理论基础之上的。它是以整体观念和辨病辨证为基础，从探求病因，辨别虚实、寒热，结合患者的内在因素和自然环境等各方面的条件而制定出来。其中治病求本，是抓住疾病的本质，解决疾病主要矛盾的大法；扶正祛邪，是权衡邪正关系，处理疾病虚实的关键；调整阴阳，是总观患病机体阴阳盛衰，纠其所偏；调整精气血津液是针对精气血津液失调而设的治疗原则；因时、因地、因人制宜，是具体情况具体分析的治疗原则。以上治则，均为临床辨证施治必须遵循的总则，任何具体的治疗方法都是由它所规定，并从属于一定的治则。

重点难点释疑

1. 预防与治则的关系如何？

答：预防与治则都包含着防治疾病、增进人类健康臻于长寿的理论与方法。预防包含着对疾病的有效预防活动；治则及其指导下制定的治法、方药及其他治疗手段的实施，促进了疾病治愈和机体康复，有利于预防目标的实现。

2. 如何理解中医养生的概念和意义。

答：养生，即保养生命，古称"摄生""道生""保生""卫生"等。养生是根据生命发展的规律，采取适当措施来颐养心身，以达到增强体质，维护健康，延年益寿的目的，是医学研究的最高境界。

3. 衰老发生发展的机制有哪些？

答：衰老发生和发展的机制，包括阴阳失调、五脏虚衰、精气不足和情志失调、痰瘀毒邪侵害。以阴阳失调、五脏虚衰、精气不足为本，以情志失调、痰瘀毒内生为标。

4. 养生的基本原则有哪些？

答：养生的原则包括顺应自然、形神共养、保精护肾、调养脾胃。

5. 如何理解治未病的内涵？

答：治未病，是中医学的预防思想，包括未病先防、既病防变和愈后防复三个方面。

（1）未病先防：未病先防，必须从扶助人体正气和防止病邪侵害两方面入手。要求顺应自然、调畅情志、饮食有节、起居有常、锻炼身体以扶助人体正气；通过避其邪气、药物预防防止病邪侵害。

（2）既病防变：在疾病发生之后早期诊治，医者必须善于发现疾病苗头，做到早期正确的诊断，进行及时有效和彻底的治疗；防止传变，必须认识和掌握疾病发生发展规律及其传变途径，阻截病传途径，先安未受邪之地。

（3）愈后防复：在疾病初愈、缓解或痊愈时，要注意从整体上调理阴阳，维持并巩固阴阳平衡的状态，预防疾病复发，病情反复。避免劳累，注意饮食调护和禁忌，药物巩固疗效，谨防劳复、食复、药复及外感等。

6. 如何通过扶助机体正气来"未病先防"？

答：正气不足是疾病发生的主导因素，扶助机体正气要做到：①顺应自然；②调畅情志；③饮食有节；④起居有常；⑤形体锻炼。

7. 预防外邪侵害主要体现在哪些方面?

答: 邪气是发病的重要条件, 因此, 防止病邪侵害包括: ①避其邪气。包括顺应四时, 防止四时不正之气的侵害; 避疫毒; 防止外伤和虫兽伤害; 讲究卫生, 防止环境、水源和食物的污染等。②药物预防。提高机体的抗邪能力, 如古代人痘接种术预防天花, 用板蓝根、大青叶预防流感、腮腺炎等。

8. 为什么要治病求本?

答: "治病求本"是中医学治疗疾病的指导思想。治病求本, 指在治疗疾病时, 必须寻找出疾病的根本原因, 抓住疾病的本质, 并针对疾病的本质进行治疗的指导思想。

9. 治则与治法有何区别与联系?

答: 治则是治疗疾病时指导治法的总原则, 对治法的选择和运用具有指导意义; 治法则是从属于一定治则的具体治疗大法、治疗方法及治疗措施, 针对性较强, 灵活而多样, 是治则理论在临床实践中的具体运用。二者关系是: 治则指导治法, 治法从属于治则。

10. 正治法与反治法有何异同?

答: 正治与反治相同之处, 都是针对疾病的本质而治, 故同属于治病求本的范畴。正治与反治也有所不同: 一是概念内涵有别, 就各自采用方药的性质、效用与疾病的本质、现象间的关系而言, 方法上有逆从之分; 二是适应病证有别, 病变本质与临床表现相符者, 采用正治; 病变本质与临床表现不完全一致者, 则适于用反治。

11. 什么是反治? 其临床应用有哪些?

答: 反治, 又称"从治", 指顺从病证的外在假象而治的治则。采用方药的性质与病证中的假象性质相同。适用于疾病的征象与其本质不完全符合的病证。反治用药虽然是顺从病证的假象, 却是与证候本质相反, 故属于"治病求本"范畴。主要包括以下四个方面: 热因热用、寒因寒用、塞因塞用、通因通用。

12. 临床如何运用标本治则?

答: ①急则治标。当标病甚急, 危及生命, 或者标病不除, 影响对本病的治疗, 此时先治标。②缓则治本。标病不急, 病势缓和, 就治病求本。③标本兼治。标病和本病俱急, 标本并重, 或者标病和本病俱缓, 单纯治标或治本不能适应病证的要求时, 可以标本兼顾治疗。

13. 标病危急时，如何处理治标与治本的先后关系？

答：病证急重时的标本取舍原则是标病急重，则当先治，急治其标。标急的情况多出现在疾病过程中出现的急重甚或危重症状，或卒病病情非常严重时。如病因明确的剧痛，可先缓急止痛，痛止再图其本。又如肝病已发展成臌胀，肝病为本，腹水为标，腹水证急，在患者诸多症状中，腹水的消退是病情能否好转的关键，故宜先化瘀利水，待腹水减退，病情稳定后，再治其肝病。

14. 病证缓和时，治疗中标本如何取舍？

答：病证缓和时，则先治其本。在病情缓和，病势迁延，暂无急重病的情况下，必须着眼于疾病本质的治疗。如痨病肺肾阴虚之咳嗽，肺肾阴虚是本，咳嗽是标，应先滋养肺肾以治本，本病得愈，咳嗽自消。

15. 扶正与祛邪治则指导下的常用治法有哪些？

答：扶正指导下确立的治疗方法有：益气、滋阴、养血、温阳及脏腑补法等。祛邪治则指导下确立的治疗方法有：发汗、涌吐、攻下、清热、利湿、逐水、消导、祛痰、活血化瘀等。

16. 扶正祛邪临床运用的原则是什么？

答：扶正祛邪临床运用的原则有：①虚证宜扶正，实证宜祛邪。②辨清先后主次：对虚实错杂证，应根据虚实的主次与缓急，决定扶正祛邪运用的先后与主次。③应注意扶正不留（助）邪，祛邪不伤正。

17. 调整阴阳的治则有哪些？各适用于什么病证？

答：调整阴阳的治则主要有：①损其有余，又称损其偏盛，适用于阴或阳偏盛有余的实证。②补其不足，适用于阴或阳偏衰不足的虚证。包括阴阳互制之调补阴阳，阴阳互济之调补阴阳，阴阳并补，回阳救阴。

18. 如何理解实则泻腑、虚则补脏？

答：①脏腑的生理功能与特性不同：五脏主藏精气而不泻，以藏为贵。邪客于五脏，祛邪泻实，须经腑而去，邪方有去路。六腑主传化物而不藏，以通为用。如六腑病属虚证，则又不宜通泻，当着眼于补脏。②脏腑病情属性各有特点：外邪多病有余，故阳、热、实证常系于六腑；内伤多伤及脏而不足，故阴、寒、虚证多关乎五脏。例如：中焦脾胃阳热实证，常宜清胃泻胃；中焦脾胃虚寒，温补脾阳，则胃阳亦复；膀胱虚寒证，温补肾阳则虚寒自除。

19. 依据五行相生规律确定的治则和常用治法有哪些？依据五行相克规律确定的治则和常用治法有哪些？

答：依据五行相生规律确定的治则是：补母和泻子，即"虚则补其母，实则泻其子"。依据五行相生规律确定的治法主要有：滋水涵木法、益火补土法、培土生金法、金水相生法、益木生火法。依据五行相克规律确定的治则是：抑强和扶弱。抑强，适用于相克太过引起的相乘和相侮；扶弱，适用于不及引起的相乘和相侮。依据五行相克规律确定的治法主要有：抑木扶土法、泻火润金法、培土制水法、佐金平木法、泻南补北法。

20. 为什么临床上强调三因制宜？

答：三因制宜，是因时制宜、因地制宜、因人制宜的统称，是指临床治病要根据时令、地域、患者等具体情况，制订适宜的治疗方法。由于天时气候因素，地域环境因素，患病个体的性别、年龄、体质、生活习惯等因素，对于疾病的发生、发展变化与归转都有着不同程度的影响，因而在治疗疾病时，应全面地看问题，把这些因素同疾病的病理变化结合起来具体分析，区别对待，从而制订出适宜的治法与方药等。这也是整体观念和辨证论治的具体应用。

测试练习

一、选择题

（一）A1 型题

1. 五脏虚衰与衰老有关，其中在衰老过程中起着至关重要作用的两脏是：

A. 心肺   B. 肺脾   C. 心脾   D. 心肾   E. 脾肾

2. 不属于顺应自然养生的是：

A. 用寒远寒，用热远热   B. 春夏养阳、秋冬养阴   C. 顺应四时调摄

D. 昼夜晨昏调养   E. 起居有常

3. 中医饮食养生不包含：

A. 药膳保健   B. 注意饮食卫生   C. 提倡饮食有节

D. 克服饮食偏嗜   E. 强调高营养饮食

4. 中医学认为人的天年限度一般是：

A. 70 岁   B. 80 岁   C. 100 岁   D. 120 岁   E. 以上均不是

5. 不属于"既病防变"的是：

A. 人工免疫   B. 早期诊断   C. 早期治疗

D. 先安未受邪之地　　　　　E. 阻截病传途径

6. 不属于治则的是：

　　A. 调理精血　　B. 扶正祛邪　　C. 调理气血　　D. 活血化瘀　　E. 调整阴阳

7. "见肝之病，当先实脾"的治疗原则当属：

　　A. 早治防变　　B. 治病求本　　C. 调理脏腑　　D. 调理气血　　E. 三因制宜

8. 中医学"治未病"思想最早见于：

　　A.《难经》　　B.《伤寒论》　　C.《内经》　　　D.《金匮要略》　E.《备急千金要方》

9. 愈后防复的不适宜的方法是：

　　A. 多食肉食　　B. 饮食清淡　　C. 适当锻炼　　D. 避免劳累　　E. 巩固用药

10. 人体衰老发生和发展机制中，常见的内生病理产物是：

　　A. 精气不足　　B. 痰瘀阻滞　　C. 五脏虚衰　　D. 结石内生　　E. 情志失调

11.《灵枢·本神》说："智者之养生也，必顺四时而适寒暑，和喜怒而安居处，节阴阳而调刚柔，如是则僻邪不至，长生久视。"所体现的养生基本原则是：

　　A. 形神共养　　B. 三因制宜　　C. 固护精气　　D. 顺应自然　　E. 调补脾肾

12. "阴中求阳"的治疗方法是：

　　A. 在扶阳剂中适当佐以滋阴药　　　　B. 滋阴剂中适当佐以扶阳药

　　C. 在温阳散寒同时佐以扶阳　　　　　D. 在清泻阳热同时佐以滋阴

　　E. 以上皆是

13. "壮水之主，以制阳光"指：

　　A. 阴中求阳　　B. 阳中求阴　　C. 阳病治阴　　D. 阴病治阳　　E. 治寒以热

14. 攻补兼施治则适用于：

　　A. 虚证　　　B. 真实假虚证　　C. 实证　　　D. 真虚假实证　E. 虚实夹杂证

15. 真实假虚证的治疗原则应是：

　　A. 祛邪兼扶正　　B. 扶正兼祛邪　　　　C. 先祛邪后扶正

　　D. 单独祛邪　　　E. 先扶正后祛邪

16. 真虚假实证的治疗原则应是：

　　A. 单独祛邪　　　B. 单独扶正　　　　　C. 先扶正后祛邪

　　D. 扶正兼祛邪　　E. 祛邪扶正并重

17. "通因通用"适用于：

　　A. 脾虚泄泻　　B. 肾虚泄泻　　C. 食积泄泻　　D. 气虚泄泻　　E. 寒湿泄泻

18. "塞因塞用"不适用于：

　　A. 脾虚腹胀　　B. 血枯经闭　　C. 肾虚尿闭　　D. 气郁腹胀　　E. 阴虚便秘

19. 阳中求阴的治疗方法是指：

A.在扶阳剂中适当佐以滋阴药　　B.在滋阴剂中适当佐以扶阳药

C.温阳散寒同时佐以扶阳　　　　D.充分滋阴的基础上配以清热剂　E.以上皆不是

20.阴病治阳适用于:

　A.实热证　　　B.实寒证　　　　C.阴阳两虚　　　D.虚寒证　　　　E.虚热证

21."益火之源,以消阴翳"指:

　A.阴中求阳　B.阳中求阴　　　C.阳病治阴　　　D.阴病治阳　　　E.阴阳双补

22.调理脏腑治则不包含:

　A.用寒远寒,用热远热　　　　B.实则泻腑,虚则补脏　　　　C.脏病治腑

　D.虚则补其母,实则泻其子　　E.腑病治脏

23.调神养生的错误方法是:

　A.四气调神　B.清静养神　　C.用药宁神　　D.修性怡神　　E.气功练神

24.一般被视为老年期开始年龄的是:

　A.50~55岁　　B.55~60岁　　C.60~65岁　　D.65~70岁　　E.70~80岁

25.骨和髓之病变,论治常从:

　A.心　　　　　B.肺　　　　　C.脾　　　　D.肝　　　　E.肾

26.单纯的气虚证论治常从:

　A.心肝肺　　B.肝肾　　　　C.心肝肾　　　D.心肾　　　E.肺脾肾

27.水湿痰饮论治常从:

　A.心肾　　　B.肺脾肾　　　C.心脾肝肾　　　D.肺肝脾肾　　E.心肝脾肺肾

28.气滞治宜:

　A.益气　　　B.活血　　　　C.降逆　　　　D.行气　　　　E.补气

29.亡阳治宜:

　A.滋阴制阳　B.扶阳消阴　　C.回阳救逆　　D.救阴固脱　　E.阴中求阳

30."老年慎泻,少年慎补"原则属于:

　A.因时制宜　B.因地制宜　C.因人制宜　　D.标本同治　　E.治病求本

31."泻南补北"法适用于:

　A.肾阴虚而相火妄动　　　B.心阴虚而心阳亢盛　　　C.肾阴虚而心火上炎

　D.肾阴虚而肝阳上亢　　　E.肝阴虚而心火上炎

32."用寒远寒,用热远热"属于:

　A.扶正祛邪　B.因地制宜　C.因人制宜　　D.因时制宜　　E.未病先防

33."益火之源,以消阴翳"适用于:

　A.阴虚阳亢　B.阴阳两虚　C.阳盛伤阴　　D.阴盛伤阳　　E.阳虚阴盛

34."阴中求阳,阳中求阴"治法的理论依据是:

A. 阴阳对立制约   B. 阴阳互根互用   C. 阴阳互为消长

D. 阴阳相互转化   E. 阴阳协调平衡

35.《景岳全书·新方八略》所说"阴得阳升而泉源不竭"的治疗法则，是指：

A. 益火之源，以消阴翳   B. 壮水之主，以制阳光   C. 阳中求阴，阴气得复

D. 阴中求阳，阳气充盛   E. 阳病治阴，阴阳平衡

36."先安未受邪之地"属于：

A. 治病求本   B. 急则治标   C. 未病先防   D. 既病防变   E. 因时制宜

37. 正治指的是：

A. 正确的治疗法则   B. 顺从疾病的某些假象而治的方法

C. 逆其疾病证候性质而治的方法   D. 扶助正气而治的方法

E. 祛除邪气而治的方法

38. 属于正治的是：

A. 热因热用   B. 以通治通   C. 热者寒之   D. 用热远热   E. 以补开塞

39. 反治法是：

A. 顺从疾病的本质而治   B. 逆着疾病的症状而治   C. 逆其疾病的现象而治

D. 顺从疾病的假象而治   E. 反常的治疗方法

40. 属于反治的是：

A. 寒者热之   B. 以寒治寒   C. 以寒治热   D. 以热治寒   E. 热者寒之

41. 属于从治的是：

A. 治热以寒   B. 寒者热之   C. 阳病治阴   D. 用热远热   E. 以通治通

42. 寒因寒用适用于：

A. 真寒假热证   B. 表热里寒证   C. 真热假寒证   D. 寒热错杂证   E. 表寒里热证

43. 热因热用适用于：

A. 实热证   B. 虚热证   C. 真热假寒证   D. 真寒假热证   E. 寒热错杂证

44. 脾虚运化无力所引起的腹部胀满，宜选用的治法是：

A. 通因通用   B. 寒因寒用   C. 热因热用   D. 塞因塞用   E. 寒者热之

45. 瘀血引起的崩漏，治疗宜选用的治法是：

A. 塞因塞用   B. 通因通用   C. 补气摄血   D. 清热凉血   E. 热者寒之

46. 痢疾患者，饮食不进是正气虚，下痢不止是邪气盛，应采取的是：

A. 治标   B. 治本   C. 标本兼治   D. 先治本后治标   E. 反治

47.《医学心悟·医中百误歌》谓："见微知著，弥患于未萌，是为上工。"所体现的治未病内容是：

A. 避其邪气   B. 药物预防   C. 早期诊治   D. 愈后防复   E. 治病求本

48.符合"用寒远寒"的是：

　　A.阳虚之人慎用寒凉药物　　　　B.寒冬季节慎用寒凉药物

　　C.阳虚之证慎用寒凉药物　　　　D.寒热错杂慎用寒凉药物

　　E.寒热真假慎用寒凉药物

49.我国东南地区多用辛凉解表，西北地区则常用辛温解表，所体现的治则是：

　　A.既病防变　B.治病求本　C.因人制宜　　D.因时制宜　　E.因地制宜

50.不属于依据五行相克规律确立的治法是：

　　A.滋水涵木法　B.抑木扶土法　B.培土制水法　D.泻南补北法　E.佐金平木法

（二）A2 型题

1.某女，68 岁。四肢厥冷，但壮热，面红，气粗，烦躁，舌红，脉数大有力。应使用的治法是：

　　A.寒者热之　B.实则泻之　　C.热因热用　　D.寒因寒用　　E.通因通用

2.某男，70 岁。肝病日久形成鼓胀，现腹水严重，腹部胀满，呼吸急促，二便不利，先治标病之腹水，待腹水减退，病情稳定后，再治其肝病，其遵循的治疗原则是：

　　A.单用扶正　　　　　B.单用祛邪　　　　　C.先扶正后祛邪

　　D.先祛邪后扶正　　　E.扶正兼祛邪

3.新冠肺炎流行之际，某校用"新型冠状病毒肺炎预防方"煎汤给予学生服用，所体现的"治未病"原则是：

　　A.早期诊治　　　　　B.阻截病传途径　　　C.先安未受邪之地

　　D.药物预防　　　　　E.避其邪气

4.中国传统养生运动八段锦、太极拳，动以养形，静以养神，动静结合，刚柔相济，所体现的中医养生原则是：

　　A.顺应自然　B.形神共养　　C.保精护肾　　D.调养脾胃　　E.未病先防

5.某女，44 岁。久病水肿，唇舌色淡，语言低怯，手足不温，小便不利或清长，脉沉迟。医生治以温补脾肾之法，其治法属于：

　　A.阳病治阴　B.阴病治阳　　C.阳中求阴　　D.阴中求阳　　E.阴阳双补

6.某男，45 岁。温热病后期，肝肾阴伤，出现身热面红，口干舌燥，甚则齿燥唇裂，手足心热，脉虚大。医生治以用甘润滋阴之剂，其治法属于：

　　A.阳病治阴　B.阴病治阳　　C.阳中求阴　　D.阴中求阳　　E.阴阳双补

7.某男，45 岁。肝火炽盛，治疗时使用清泻肝火药物的同时，还可用清泻心火的药物，其原理是：

　　A.虚则补母　B.实则泻子　　C.阳中求阴　　D.阴中求阳　　E.抑强扶弱

8.某女，6 岁。肺气虚弱，可通过补益脾气的方法来进行治疗，其原理是：

A. 虚则补母　B. 实则泻子　　C. 阳中求阴　　D. 阴中求阳　　E. 抑强扶弱

9. 妇女月经期慎用或禁用峻下、破血、重坠、开窍、滑利、走窜及有毒药物所体现的治则是：

A. 未病先防　B. 既病防变　　C. 因人制宜　　D. 治病求本　　E. 调和气血

10. 春夏季节，气候由温渐热，阳气升发，人体腠理疏松开泄，即使外感风寒，也应注意慎用麻黄、桂枝等发汗力强的辛温发散之品所体现的治则是：

A. 治病求本　B. 未病先防　　C. 既病防变　　D. 因时制宜　　E. 异法方宜

11. 温热病过程中，邪势亢盛，阴液被耗，表现为壮热汗多，心烦口渴，咽干舌燥，可用清热为主，兼以养阴液之法，属于：

A. 祛邪兼扶正　B. 扶正兼祛邪　　C. 单用祛邪　　D. 先祛邪后扶正　E. 先扶正后祛邪

12. 素体阳虚又感受寒邪的患者，治以助阳解表法，属于：

A. 急则治其标　B. 缓则治其本　　C. 标本兼治　　D. 虚则补之　　　E. 本急先治其本

（三）B 型题

A. 表寒证运用温热的方药　　　　　B. 里热证采用辛凉清里的方药

C. 阳气虚衰运用扶阳益气的方药　　D. 瘀血证采用活血化瘀的方药

E. 里寒证运用辛热温里的方药

1. 上述何项属虚则补之的具体运用：

2. 上述何项属实则泻之的具体运用：

A. 热者寒之　B. 寒者热之　　C. 热因热用　　D. 塞因塞用　　E. 通因通用

3. 用消导积滞的方法治疗腹泄病证，其治则当属：

4. 用温热性质的方药治疗寒证的方法，其治则当属：

5. 用温热性质的药物治疗阴盛格阳病证，其治则当属：

A. 寒者热之　B. 热者寒之　　C. 阳病治阴　　D. 阴病治阳　　E. 阳中求阴

6. 治疗阴虚阳亢的病证，应采用的治则是：

7. 治疗阳虚阴盛的病证，应采用的治则是：

A. 热病见热象　B. 寒病见热象　　C. 阴虚见热象　　D. 热病见寒象　　E. 寒病见寒象

8. 适用"寒者热之"治则的是：

9. 适用"热因热用"治则的是：

10. 适用"阳病治阴"治则的是：

A. 阳虚阴盛，格阳于外的真寒假热证　　B. 里热盛极，格阴于外的真热假寒证

C. 瘀血内阻所致的出血证　　　　　　　D. 中气不足所致的脘腹胀满

E. 实热壅积的阳明腑实证

11. "通因通用"的治则适用于：

12. "塞因塞用"的治则适用于：

13. "寒因寒用"的治则适用于：

    A.行气开郁　B.开窍通闭　　　C.降逆和胃　　　D.益气固脱　　　E.益气升提

14. 气闭者，治宜：

15. 脾气下陷者，治宜：

    A.活血化瘀　B.温经散寒　　　C.清热补气　　　D.益气活血　　　E.活血通络

16. 血瘀者，治宜：

17. 血寒者，治宜：

    A.补髓填精　　　B.补益肾气以摄精　　　C.疏利精气

    D.通络散结　　　E.活血化瘀

18. 小儿五迟者，治宜：

19. 男子滑精、早泄者，治宜：

    A.补气填精　B.疏利精气　　　C.益气摄津　　　D.补血养津　　　E.滋补肾阴

20. 气滞精阻者，治当：

21. 津血亏少者，治当：

    A.单纯扶正　B.单纯祛邪　　　C.扶正兼祛邪　　　D.祛邪兼扶正　　　E.扶正祛邪并重

22. 真虚假实证，应采用何种治则：

23. 邪盛较重急的虚实夹杂证，应采用何种治则：

    A.真实假虚　　　　　　B.邪盛正虚，正气尚可耐攻，邪气盛为主要矛盾

    C.虚实夹杂且以正虚为主　D.邪实正未衰

    E.虚实夹杂且甚虚甚实，病邪胶固不易扩散

24. 扶正兼祛邪的治则，适用于：

25. 先祛邪后扶正的治则，适用于：

    A.因人制宜　B.因地制宜　　　C.因时制宜　　　D.既病防变　　　E.未病先防

26. "用温远温"属于：

27. "见肝之病，当先实脾"属于：

28. 治疗小儿疾病，药量宜轻，疗程宜短，忌用峻剂，属于：

    A.春季　　　B.夏季　　　C.长夏　　　D.秋季　　　E.冬季

29. 临床治疗时应慎用寒性药物的季节是：

30. 临床治疗时应慎用热性药物的季节是：

31. 临床治疗时应慎用滋腻药物的季节是：

    A.肝　　　B.心　　　C.脾　　　D.肺　　　E.肾

32. 泻南补北法的"南"指的是：

33. 泻南补北法的"北"指的是：

34. 泻火润金法的"火"指的是：

35. 益木生火法的"火"指的是：

    A. 因时制宜　B. 因地制宜　　C. 因人制宜　　D. 治病求本　　E. 正治反治

36. "用寒远寒"所属治则是：

37. 阳虚之体慎用寒凉之品是：

    A. 顺应自然　B. 形神共养　　C. 保精护肾　　D. 调养脾胃　　E. 体魄锻炼

38. 起居有常所属的养生原则是：

39. 春夏养阳所属的养生原则是：

    A. 脏病治腑　B. 腑病治脏　　C. 脏腑同治　　D. 虚则补其母　E. 实则泻其子

40. 心火上炎之证，可以通利小肠而直泻心火，导心经之热从下而出，属于：

41. 膀胱气化无权而小便频多，甚则遗溺，多从补肾固摄而治，属于：

42. 大便秘结，腑气不通，则肺气壅塞，而宜降肺气，亦可使腑气得顺，大便自通，属于：

    A. 治病求本　B. 未病先防　　C. 既病防变　　D. 因地制宜　　E. 愈后防复

43. "恬淡虚无，真气从之，精神内守，病安从来"所属的治未病方法是：

44. "病热少愈，食肉则复，多食则遗，此其禁也"所属的治未病方法是：

45. "见微知著，弥患于未萌，是为上工"所属的治未病方法是：

（四）X 型题

1. 养生的基本原则是：

    A. 顺应自然　　B. 形神共养　　C. 保精护肾　　D. 锻炼身体　　E. 调养脾胃

2. 衰老发生和发展的机制包括：

    A. 阴阳失调　　B. 五脏虚衰　　C. 精气不足　　D. 情志失调　　E. 痰瘀及毒邪侵害

3. 衰老的根本原因是：

    A. 阴阳失调　　B. 五脏虚衰　　C. 精气不足　　D. 情志失调　　E. 毒邪侵害

4. 导致人体衰老的重要因素有：

    A. 痰浊　　　　B. 瘀血　　　　C 毒邪　　　　D. 饮食失宜　　E. 劳逸失度

5. 调补何脏是药物养生的中心环节：

    A. 肝　　　　　B. 脾　　　　　C. 心　　　　　D. 肺　　　　　E. 肾

6. 养神的方法，包括：

    A. 清静养神　　B. 四气调神　　C. 积精养神　　D. 修性怡神　　E. 气功练神

7. 虚证的治法主要有：

    A. 益气　　　　B. 养血　　　　C. 滋阴　　　　D. 扶阳　　　　E. 清热

8. 下列宜先治其标的病证是：

    A. 抽搐   B. 大出血不止者   C. 大便数日不通

    D. 食积所致泄泻者   E. 尿闭

9. "寒因寒用"适用于：

    A. 寒热错杂证   B. 真热假寒证   C. 阳偏盛的实热证

    D. 真寒假热证   E. 格阴证

10. "热因热用"适用于：

    A. 真寒假热证   B. 寒热错杂证   C. 真热假寒证   D. 格阳证   E. 阴偏盛之实寒证

11. "塞因塞用"适用于：

    A. 阳明腑实证   B. 气郁腹胀   C. 阴虚便秘   D. 血枯经闭   E. 食滞腹胀

12. "通因通用"适用于：

    A. 脾虚泄泻   B. 食滞泄泻   C. 瘀血崩漏   D. 肾虚泄泻   E. 气虚泄泻

13. 从治法适用于：

    A. 脾虚腹胀   B. 肾虚癃闭   C. 肺虚多汗

    D. 瘀血所致的崩漏   E. 格阳证

14. 扶正单独使用适用于：

    A. 纯虚证   B. 虚实夹杂证   C. 纯实证   D. 真虚假实证   E. 真热假寒证

15. 治疗血虚病证时，常在补血药中配伍补气药，其原理是：

    A. 气能行血   B. 气能生血   C. 气能摄血   D. 阳中求阴   E. 阴中求阳

16. "因人制宜"主要根据人的哪些不同特点来考虑治疗用药：

    A. 饮食偏嗜   B. 性别   C. 劳逸损伤   D. 年龄   E. 体质

17. 下列属于因时制宜范畴的是：

    A. 夏季慎用温热   B. 冬季慎用寒凉   C. 暑邪致病应解暑化湿

    D. "春不用桂枝"   E. "夏不用麻黄"

18. 临床治疗时，应慎用寒凉药物的季节是：

    A. 春   B. 夏   C. 长夏   D. 秋   E. 冬

19. 中医的基本治则，主要有：

    A. 正治与反治   B. 治标与治本   C. 扶正与祛邪

    D. 调整阴阳   E. 三因制宜

20. 中医养生的主要作用为：

    A. 增强体质   B. 预防疾病   C. 提高健康水平

    D. 延缓衰老   E. 促进病体康复

21. 阴阳互济之调补阴阳的方法，包括：

A. 阳病治阴　　B. 阴病治阳　　C. 阳中求阴　　D. 阴中求阳　　E. 回阳固脱

22. 保精护肾之法甚多,除节制房事外,尚有:

　　A. 运动保健　　B. 导引固肾　　C. 按摩益肾　　D. 食疗补肾　　E. 药物调治

23. 除了劳动外,还可以通过哪些方式运动形体:

　　A. 舞蹈　　　　B. 散步　　　　C. 导引　　　　D. 按摩　　　　E. 慢跑

24. 正治法适用于:

　　A. 脾虚腹胀　　B. 肾虚癃闭　　C. 肺虚多汗

　　D. 瘀血所致的闭经　　　　　　E. 虚寒证

25. 中医"治未病"思想主要指:

　　A. 锻炼身体　　B. 药物预防　　C. 未病先防　　D. 既病防变　　E. 愈后防复

26. 以下何项应先治疗标证:

　　A. 食滞泄泻　　B. 血虚经闭　　C. 肝病臌胀　　D. 肝病吐血　　E. 湿滞泄泻

27. 属损其有余的治疗方法是:

　　A. 清泻阳热法　　B. 滋阴法　　C. 温散阴寒法　　D. 益气回阳固脱E. 补阳法

28. 根据"虚则补其母"确立的治法是:

　　A. 培土制水法　　　　B. 益火补土法　　　　　C. 滋水涵木法

　　D. 佐金平木法　　　　E. 培土生金法

29. "补母泻子"的治疗原则适用于:

　　A. 子病犯母　　B. 母病及子　　C. 肺病及肝　　D. 肾病及脾　　E. 单纯一脏有病

30. 能够体现辨证论治原则性和灵活性的有:

　　A. 因时制宜　　B. 异法方宜　　C. 因人制宜　　D. 异病同治　　E. 因地制宜

31. 损其有余、兼顾不足的方法,适用于哪些情况:

　　A. 阳损及阴　　B. 阴损及阳　　C. 阴胜则阳病　　D. 阳胜则阴病　　E. 阴阳亡失

32. 属于未病先防的方法有:

　　A. 药物预防　　B. 人工免疫　　C. 防止病邪侵害

　　D. 调畅情志　　E. 先安未受邪之地

33. 调和脏腑辨证论治的正确表述有:

　　A. 实则泻腑　　B. 虚则补脏　　C. 虚则补其母　　D. 实则泻其子　　E. 抑强扶弱

34. 有关调气辨证论治的正确表述有:

　　A. 气虚宜补　　B. 气滞宜疏　　C. 气逆宜降　　D. 气脱宜散　　E. 气闭则开

35. 扶正祛邪的运用原则有:

　　A. 扶正用于虚证　　　　B. 祛邪用于实证　　　　　C. 扶正不留邪

　　D. 祛邪不伤正　　　　　E. 辨清主次先后

36. 下列情况，应治标的是：

　　A. 剧烈吐泻　　B. 结石绞痛　　C. 大小便数日不通

　　D. 大出血　　　E. 慢性皮下出血

二、填空题

1. 《素问·四气调神大论》说："春夏养_____，秋冬养_____。"

2. _____因素可以通过对人的精神状态和身体素质的影响而影响人的健康。

3. 中医养生的方法很多，不外静神与动形两端，即所谓"_____"和"_____"。

4. 养生的基本原则包括_____、_____、_____、_____四个方面。

5. _____是中医治疗疾病的指导思想，也是整体观念与辨证论治在治疗观中的体现。

6. 调养脾胃之法，原则是_____、_____。

7. 疾病发生的初期阶段，应力求做到_____，_____。

8. _____指导治法，治法从属于_____。

9. 标和本是一个相对的概念，从邪正关系来说，_____为本，_____为标；从病因与症状关系来说，_____为本，_____为标。

10. 正治与反治都是针对疾病的_____而治的，同属于_____的范畴。

11. 正治又称_____，常用的正治法有_____、_____、_____、_____。

12. 反治又称_____，常用的反治法有_____、_____、_____、_____。

13. 根据阴阳互根原理，治疗阳偏衰时，在扶阳剂中适当佐用滋阴药，称为_____；治疗阴偏衰时，在滋阴剂中适当佐用扶阳药，称为_____。

14. 扶正主要适用于_____，即所谓_____；祛邪主要适用于_____，即所谓_____。

15. 三因制宜包括_____、_____和_____。

16. 根据因时制宜的原则，春夏不宜过用_____药，秋冬当慎用_____药。

17. 扶正祛邪治则在运用时应注意_____，_____。

18. 亡阳与亡阴皆属气脱病机，治疗时都要用_____之法。亡阳者当以_____之法急治，亡阴者又当以_____之法急治。

19. 运用五行相克规律来治疗疾病，其基本治疗原则是_____和_____。

20. 中医养生学主张动以养形，以_____为度。

21. 《素问·上古天真论》说："上古之人，其知道者，法于_____，和于_____，食饮有节，起居有常，不妄_____，故能形与神俱，而尽终其_____，度_____乃去。"

22. 《金匮要略·脏腑经络先后病脉证》说："见肝之病，_____，_____。"

23. 标本先后的基本治则包括_____、_____、_____三个方面。

24.《景岳全书·新方八阵》说："善补阳者，必于＿＿＿＿＿＿＿，则阳得阴助而生化无穷；善补阴者，必于＿＿＿＿＿＿＿，则阴得阳升而泉源不竭。"

25.《素问·四气调神大论》指出："圣人＿＿＿＿＿＿＿＿＿＿，不治已乱治未乱。"

26.既病防变包括＿＿＿＿＿＿＿＿＿＿和＿＿＿＿＿＿＿＿＿＿两个方面。

27.防止传变主要包括＿＿＿＿＿＿＿＿＿＿与＿＿＿＿＿＿＿＿＿＿两个方面。

28.调整阴阳是指根据机体阴阳盛衰的变化而＿＿＿＿＿＿＿＿或＿＿＿＿＿＿＿＿，使之重归于和谐平衡。

29.补气主要是补＿＿＿＿＿＿＿之气，而尤以培补中气为重。若气虚之极，又要从＿＿＿＿＿＿＿入手。

30.调和脏腑的治则，应从＿＿＿＿＿＿、＿＿＿＿＿＿、＿＿＿＿＿＿三方面着手。

三、判断题

1. 中医养生学反映了预防医学的鲜明特色。　　　　（　　）

2. "顺应自然"的原则，即是顺应四时气候和阴阳变化的规律进行养生。（　　）

3. 顺应自然的养生活动应注意坚持春夏养阴，秋冬养阳的原则。（　　）

4. 益火补土法中的"火"指的是心阳。　　　　（　　）

5. 养静藏神的同时，中医养生学并不排斥顺情从欲以养神。（　　）

6. 肾中精气的盛衰和脾胃功能状态，是探索衰老机制的中心环节。（　　）

7. 惜精养生即要禁欲。　　　　（　　）

8. 祛邪扶正是药物养生的基本法则。　　　　（　　）

9. 伤寒的早治必须把握住太阳病这一关键。　　　　（　　）

10. 卫分证的治疗是温病早期治疗的关键。　　　　（　　）

11. 正治即从治，反治即逆治。　　　　（　　）

12. 反治法与正治法的实质无异。　　　　（　　）

13. 病变本质与临床表现相符者，应采用从治法。　　　　（　　）

14. 塞因塞用即用补益、固涩的药物或措施治疗具有闭塞不通症状的虚证。（　　）

15. 对阳虚无以制阴而阴盛的虚寒证，采取扶阳以制阴的方法，称为"阳病治阴"。

　　　　（　　）

16. 对阴虚无以制阳而阳亢的虚热证，采用滋阴的方法以制阳亢，称为"阴病治阳"。

　　　　（　　）

17. 阴胜则阳病，则宜在温散阴寒的同时佐以扶阳。　　　　（　　）

18. 补气时，主要是以培补中气为重点。　　　　（　　）

19. 补血时，以调补心肝为重点。　　　　（　　）

20. 气虚致血虚者，应以补气为主，辅以补血。　　　　（　　）

21. 骨与髓之病，多从肾论治。 （ ）

22. 三因制宜是针对不同病因而治疗的法则。 （ ）

23. 血病在先，应以理血为主，故气随血脱者，应先补血，病势缓后再进补气之剂。

（ ）

24. 气闭者宜行气，气脱者宜升提固脱。 （ ）

25. 脏病不可以治腑，但腑病可以治脏，例如膀胱虚寒证，温补肾阳则虚寒自除。（ ）

26. 推拿、针灸只能治疗疾病，不能用以养生。 （ ）

27. 养生是最积极的预防措施，是医学研究的最高境界。 （ ）

28. 凡是崩漏证，都应先活血化瘀，然后再行补血治疗。 （ ）

29. 气虚感冒的治疗，应祛邪为主，辅以扶正。 （ ）

30. 标本先后的治则，临床只能采取"急则治标，缓则治本，标本兼治"的法则。（ ）

四、名词术语解释

1. 养生	2. 治则	3. 治法	4. 天年	5. 顺应自然
6. 早期诊治	7. 治病求本	8. 正治	9. 反治	10. 寒者热之
11. 热者寒之	12. 虚则补之	13. 实则泻之	14. 寒因寒用	15. 热因热用
16. 通因通用	17. 塞因塞用	18. 扶正	19. 祛邪	20. 调整阴阳
21. 因时制宜	22. 因地制宜	23. 因人制宜	24. 虚则补其母	25. 实则泻其子
26. 滋水涵木法	27. 益火补土法	28. 培土生金法	29. 金水相生法	30. 抑强扶弱
31. 抑木扶土法	32. 培土制水法	33. 佐金平木法	34. 泻南补北法	35. 治未病
36. 衰老	37. 益木生火法	38. 泻火润金法	39. 阳病治阴	40. 阴病治阳
41. 阳中求阴	42. 阴中求阳	43. 用温远温	44. 用热远热	45. 用凉远凉
46. 用寒远寒				

参考答案

一、选择题

（一）A1 型题

1.E	2.A	3.E	4.D	5.A	6.D	7.A	8.C	9.A	10.B
11.D	12.A	13.C	14.E	15.D	16.B	17.C	18.D	19.B	20.D
21.D	22.A	23.C	24.C	25.E	26.E	27.B	28.D	29.C	30.C
31.C	32.D	33.E	34.B	35.C	36.D	37.C	38.C	39.D	40.B
41.E	42.C	43.D	44.D	45.B	46.C	47.C	48.B	49.E	50.A

（二）A2 型题

1.D　　2.D　　3.D　　4.B　　5.B　　6.A　　7.B　　8.A　　9.C　　10.D

11.A　　12.C

（三）B 型题

1.C　　2.D　　3.E　　4.B　　5.C　　6.C　　7.D　　8.E　　9.B　　10.C

11.C　　12.D　　13.B　　14.B　　15.E　　16.A　　17.B　　18.A　　19.B　　20.B

21.D　　22.A　　23.D　　24.C　　25.B　　26.C　　27.D　　28.A　　29.E　　30.B

31.C　　32.B　　33.E　　34.B　　35.B　　36.A　　37.C　　38.B　　39.A　　40.A

41.B　　42.B　　43.B　　44.E　　45.C

（四）X 型题

1.ABCE　　2.ABCDE　　3.ABC　　4.ABC　　5.BE　　6.ABCDE　　7.ABCD　　8.ABCE

9.BE　　10.AD　　11.CD　　12.BC　　13.ABDE　　14.AD　　15.BD　　16.BDE

17.ABCDE　　18.DE　　19.ABCDE　　20.ABCD　　21.CD　　22.ABCDE　　23.ABCDE　　24.CDE

25.CDE　　26.CD　　27.AC　　28.BCE　　29.ABE　　30.ABCDE　　31.CD　　32.ABCD

33.ABCDE　　34.ABCE　　35.ABCDE　　36.ABCD

二、填空题

1.阳　　阴　　2.社会　　3.守神全形　　养形全神　　4.顺应自然　　形神共养　　保精护肾　　调养脾胃　　5.治病求本　　6.益脾气　　养胃阴　　7.早期诊断　　早期治疗　　8.治则　　治则　　9.（人体）正气　　（致病）邪气　　病因　　症状　　10.本质　　治病求本　　11.逆治　　寒者热之　　热者寒之　　虚则补之　　实则泻之　　12.从治　　寒因寒用　　热因热用　　塞因塞用　　通因通用　　13.阴中求阳　　阳中求阴　　14.虚证或真虚假实证　　虚则补之　　实证或真实假虚证　　实则泻之　　15.因时制宜　　因地制宜　　因人制宜　　16.辛温（温热）　　寒凉　　17.扶正不留邪　　祛邪不伤正　　18.补气固脱　　（益气）回阳固脱　　（益气）救阴固脱　　19.抑强　　扶弱　　20.形劳而不倦　　21.阴阳　　术数　　作劳　　天年　　百岁　　22.知肝传脾　　当先实脾　　23.急则治标　　缓则治本　　标本兼治　　24.阴中求阳　　阳中求阴　　25.不治已病治未病　　26.早期诊治　　防止传变　　27.阻截病传途径　　先安未受邪之地　　28.损其有余（实则泻之）　　补其不足（虚则补之）　　29.脾肺　　补肾　　30.顺应脏腑生理特性　　调和脏腑阴阳气血　　调和脏腑相互关系

三、判断题

1.√　　2.√　　3.×　　4.×　　5.√　　6.√　　7.×　　8.×　　9.√　　10.√

11.×　　12.√　　13.×　　14.√　　15.×　　16.×　　17.√　　18.√　　19.×　　20.√

21.√　　22.×　　23.×　　24.×　　25.×　　26.×　　27.√　　28.×　　29.×　　30.×

四、名词术词解释

1. 养生又称摄生、道生、保生等，即调摄保养生命之义。

2. 治则指治疗疾病时所必须遵循的基本原则。

3. 治法指在一定治则指导下制订的针对疾病证候的具体治疗大法及治疗方法。

4. 人的天赋寿命或生理寿命，谓之天年。

5. 顺应自然指人体的生理活动与自然界的变化规律相适应。

6. 早期诊治是指在疾病发生的初期阶段，应力求做到早期诊断、早期治疗，把疾病消灭于萌芽状态，防止其深入传变或危变。

7. 治病求本指在治疗疾病时，必须寻求出疾病的本质，并针对其本质进行治疗。

8. 正治指逆疾病的临床表现性质而治的一种最常用的治疗法则，即采用与疾病证候性质相反的方药进行治疗的一种治则。

9. 反治指顺从疾病外在表现的假象性质而治的一种治疗原则，所采用的方药性质与疾病证候中假象的性质相同。

10. 寒者热之指寒性病证表现寒象，用温热性质的方药来治疗。

11. 热者寒之指热性病证表现热象，用寒凉性质的方药来治疗。

12. 虚则补之指虚损病证表现虚候，用补益功用的方药来治疗。

13. 实则泻之指邪实病证表现实证的征象，采用攻邪泻实的方药来治疗。

14. 寒因寒用指用寒凉性质的药物治疗具有假寒征象的病证，又称以寒治寒。适用于真热假寒证。

15. 热因热用指用温热性质药物治疗具有假热征象的病证，又称以热治热。适用于真寒假热证。

16. 通因通用指用具有通利作用的药物治疗具有通泻症状的实证，又简称为以通治通。

17. 塞因塞用指用补益作用的药物治疗具有闭塞不通症状的虚证，又简称为以补开塞。

18. 扶正是扶助机体的正气，增强体质，提高机体抗邪、抗病及康复能力的一种治疗原则。

19. 祛邪是祛除邪气，排除或削弱病邪侵袭和损害，抑制亢奋有余的病理反应。

20. 调整阴阳系指纠正疾病过程中机体阴阳的偏盛偏衰，损其有余而补其不足，恢复和重建人体阴阳的相对平衡。

21. 因时制宜指根据不同季节的天时气候特点，来制订适宜的治法与方药等的治疗原则。

22. 因地制宜指根据不同的地域环境特点，来制订适宜的治法和方药等的治疗原则。

23. 因人制宜指根据患者的年龄、性别、体质等不同特点，来制订适宜的治法与方药等的治疗原则。

24. 虚则补其母是根据五行相生规律确定的治疗原则，用于母子关系的虚证。因补母能令子实（母能生子），故虚则补其母。

25. 实则泻其子是根据五行相生规律确定的治疗原则，用于母子关系的实证。因泻子能令母虚（子盗母气），故实则泻其子。

26. 滋水涵木法即滋肾阴以养肝阴的方法，又称滋肾养肝法，滋补肝肾法。适用于肾阴亏损而肝阴不足，甚或肝阳上亢之证。

27. 益火补土法是温肾阳以补脾阳的一种方法，又称温肾健脾法，温补脾肾法。适用于肾阳衰微而致脾阳不振之证。

28. 培土生金法即补脾益气以补益肺气的方法，主要用于肺气虚弱或肺脾两虚之证。

29. 金水相生法亦称滋养肺肾法。肺属金，肾属水，金能生水，故补肺阴即可以滋肾阴。另一方面，肾阴是五脏之阴根本，所以滋肾阴又可以达到补肺阴的目的。因而临床上对于肺肾阴虚者多采用两脏同补，金水互生以治两脏之阴虚。

30. 抑强扶弱是根据五行相克规律确定的治则。"抑强"主要用于太过引起的相乘和相侮。抑其强者，则弱者自然易于恢复。"扶弱"主要用于不及引起的相乘和相侮。扶助弱者，加强其力量，可以恢复脏腑的正常功能。

31. 抑木扶土法是疏肝与健脾相结合治疗肝旺脾虚的一种治法，又称疏肝健脾法，调理肝脾法，平肝和胃法。适用木旺乘土或土虚木乘之证。

32. 培土制水法是健脾利水以治疗水湿停聚病证的一种治法，又称敦土利水法。适用于脾虚不运，水湿泛滥而致水肿胀满之证。

33. 佐金平木法是滋肺阴清肝火治疗肝火犯肺病证的治法，又称"滋肺清肝法"。适用于肺阴不足、无力制肝而肝火犯肺者。

34. 泻南补北法：心主火，火属南方；肾主水，水属北方。泻南补北即泻心火滋肾水，又称泻火补水法，滋阴降火法。用于肾阴不足，心火偏旺，水火不济，心肾不交之证。

35. 治未病是中医学预防疾病的思想，包括未病先防、既病防变、愈后防复。

36. 衰老是随着年龄的增长，机体脏腑组织器官的生理功能全面地逐渐地降低的生命过程。

37. 益木生火法，是补肝血以养心血的治法。主要用于肝血不足，不能滋养心血，以致心肝血虚之证。

38. 泻火润金法，是清泻心火以润肺金的治法。适用于火旺乘金之证，即心火过旺以消灼肺阴，以致肺热伤津之证。

39. 虚热证治宜滋阴以抑阳，《内经》称之为"阳病治阴"。"阳病"指的是阴虚导致阳气相对偏亢，治阴即补阴之意。

40.虚寒证治宜扶阳以抑阴,《内经》称之为"阴病治阳"。"阴病"指的是阳虚导致阴气相对偏盛,治阳即补阳之意。

41.治疗阴虚证时,在滋阴剂中适当佐以补阳药,即所谓"阳中求阴"

42.治疗阳虚证时,在助阳剂中适当佐以补阴药,即所谓"阴中求阳"。

43.用温远温:用温远温指用温性药时,当避其气候之温。

44.用热远热:用热远热指用热性药时,当避其气候之热。

45.用凉远凉:用凉远凉指用凉性药时,当避其气候之凉。

46.用寒远寒:用寒远寒指用寒性药时,当避其气候之寒。

模拟试题一

一、单选题（每小题 1 分，共 40 分）（在下列五个备选答案中，选出一个最佳答案，将其字母写在题后的括号内）

（一）A1 型题

1. 下列哪部著作为我国第一部病因病机证候学专著：（　　）

A.《伤寒杂病论》　　　　　B.《黄帝内经》　　　　　C.《千金要方》

D.《中藏经》　　　　　　　E.《诸病源候论》

2. 人体是一个有机整体，其生理病理以何为中心：（　　）

A. 六腑　　　B. 精　　　C. 经络　　　D. 气血　　　E. 五脏

3. 按五行生克规律，心的所不胜是：（　　）

A. 心　　　B. 肾　　　C. 肺　　　D. 胆　　　E. 脾

4. 肝火犯肺属于：（　　）

A. 母病及子　　B. 子病犯母　　C. 相乘　　　D. 相侮　　　E. 相克

5. 根据阴阳属性的可分性，五脏中属于阴中之阴的脏是：（　　）

A. 心　　　B. 脾　　　C. 肝　　　D. 肾　　　E. 肺

6. 下列关系不属于"母病及子"的是：（　　）

A. 脾病及肺　　　　　B. 心病及脾　　　　　C. 肝病及肾

D. 肝病及心　　　　　E. 肺病及肾

7. 六腑的生理功能特点是：（　　）

A. 传化物而不藏，实而不能满　　B. 藏精气而不泻，实而不能满

C. 藏精气而不泻，满而不能实　　D. 传化物而不藏，满而不能实

E. 虚实交替，藏而不泻

8. "胃之关"指的是：（　　）

A. 肾　　　B. 脾　　　C. 肺　　　D. 膀胱　　　E. 三焦

9. 具有喜燥恶湿特点的脏腑是：（　　）

A. 小肠　　　B. 脾　　　C. 肺　　　D. 肝　　　E. 胃

10. 下列哪项有误：（　　）

A. 心在体合脉　　　　　　B. 肺在体合鼻　　　　　　C. 脾在体合肉

D. 肝在体合筋　　　　　　E. 肾在体合骨

11. 有通行元气和运行津液生理功能的腑是：（　　）

A. 三焦　　　B. 脾　　　C. 肺　　　D. 膀胱　　　E. 肾

12.《素问·五脏生成》认为：人卧血归于_____。（　　）

A. 心　　　B. 肺　　　C. 脾　　　D. 肝　　　E. 肾

13. 与脾胃升降关系最密切的是：（　　）

A. 心　　　B. 肺　　　C. 肝　　　D. 肾　　　E. 膀胱

14. "精血同源"是指哪两脏的关系：（　　）

A. 心肺关系　　　　　　　B. 心肾关系　　　　　　　C. 肝肾关系

D. 肺肾关系　　　　　　　E. 脾肾关系

15. "水火既济"是指哪两脏的关系：（　　）

A. 心与肾　　　B. 肺与肾　　　C. 脾与肾　　　D. 肝与肾　　　E. 肝与脾

16. 肺朝百脉是指：（　　）

A. 百脉由肺统帅　　　　　　B. 肺将血液输送至全身

C. 百脉之血汇聚于肺，经气体交换，输布全身

D. 百脉会聚于肺　　　　　　E. 其功能与心主血脉相同

17. "畏寒肢冷"是以下哪项功能失常引起的：（　　）

A. 推动功能　　　　　　　B. 防御作用　　　　　　　C. 固摄作用

D. 温煦作用　　　　　　　E. 营养作用

18. 具有化生血液营养全身功能的气是：（　　）

A. 元气　　　B. 宗气　　　C. 卫气　　　D. 营气　　　E. 中气

19. 影响人体的生长发育或出现早衰，是气的哪一项功能失常：（　　）

A. 推动作用　　B. 温煦作用　　C. 防御作用　　D. 固摄作用　　E. 中介作用

20. "夺血者无汗"的生理基础是：（　　）

A. 肝肾同源　　　　　　　B. 乙癸同源　　　　　　　C. 津血同源

D. 精血同源　　　　　　　E. 以上均非

21. 通因通用适用于下列哪种病证：（　　）

A. 脾虚泄泻　　　　　　　B. 肾虚泄泻　　　　　　　C. 食积泄泻

D. 气虚泄泻　　　　　　　E. 寒湿泄泻

22. 阳明经在头部经过的部位是：（   ）

A. 头后部   B. 头侧部   C. 头顶部   D. 前额部   E. 巅顶

23. 以下哪项是津液排泄的最主要途径：（   ）

A. 汗   B. 尿   C. 粪   D. 呼气   E. 以上均非

24. 经络系统中，与脏腑有直接络属关系的是：（   ）

A. 奇经八脉   B. 十二经别   C. 十五别络

D. 十二经筋   E. 十二正经

25. 被称为"阴脉之海"的经脉是：（   ）

A. 督脉   B. 带脉   C. 任脉   D. 阴维脉   E. 阳维脉

26. 病情随体质而发生的转化称为：（   ）

A. 传化   B. 病势   C. 从化   D. 传变   E. 易感性

27. 中医病因学说中明确提出"三因学说"的医家是：（   ）

A. 张仲景   B. 陶弘景   C. 陈无择   D. 巢元方   E. 刘完素

28. 六淫中具有病程长，难以速愈的邪气是：（   ）

A. 寒邪   B. 火（热）邪   C. 风邪

D. 暑邪   E. 湿邪

29. 下列哪项不属火（热）邪的致病特点：（   ）

A. 易伤津耗气   B. 易生风动血   C. 易扰乱神明

D. 易致肿疡   E. 易阻遏气机

30. 具有升散而又挟湿特性的邪气是：（   ）

A. 湿邪   B. 燥邪   C. 火（热）邪

D. 暑邪   E. 寒邪

31. "虚则补之，实则泻之"属于：（   ）

A. 反治   B. 正治   C. 治标   D. 标本兼顾   E. 以上都不是

32. 导致心气涣散，神不守舍，出现精神不集中的原因是：（   ）

A. 恐则气下   B. 惊则气乱   C. 怒则气上

D. 喜则气缓   E. 悲则气消

33. 痰致病广泛，变化多端的原因是：（   ）

A. 痰可扰乱神明   B. 痰可化火化风   C. 痰阻碍气血运行

D. 痰似风善行数变   E. 痰可随气升降无处不到

34. 证候虚实的"实"是指：（   ）

A. 体质壮实　　　　　　B. 正气旺盛　　　　　　C. 邪气亢盛

D. 病邪内生　　　　　　E. 外邪侵袭

35. 疾病发生的内在因素是:(　　)

A. 邪气强盛　　　　　　B. 正气不足　　　　　　C. 邪胜正负

D. 正虚邪不胜　　　　　E. 正胜邪衰

36. 既是病理产物,又是致病因素的是:(　　)

A. 饮食　　　B. 六淫　　　C. 七情　　　D. 瘀血　　　E. 疫疠

37. "大实有羸状"的病机应属于:(　　)

A. 虚中夹实　　　　　　B. 真虚假实　　　　　　C. 真实假虚

D. 虚实夹杂　　　　　　E. 虚证

38. 患者先有阴虚内热病证,后又出现畏寒肢冷,大便溏泄,其病机应是:
(　　)

A. 阴损及阳　　　　　　B. 阳损及阴　　　　　　C. 阴盛格阳

D. 阳盛格阴　　　　　　E. 阴阳亡失

(二)A2型题

39. 一患儿因感冒而汗出恶风、咽痒咳嗽,次日晨起即现面目、一身悉肿及小便少、舌淡红、苔薄白、脉浮缓等症。此发病与下列哪项关系最密切?
(　　)

A. 湿浊停滞　　　　　　B. 风性主动　　　　　　C. 热邪郁闭

D. 风性数变　　　　　　E. 湿性趋下

40. 某女,56岁,既往患有慢性胃炎,常胃隐痛,食不多,形体消瘦,容易头晕乏力倦怠,自汗,面白,口唇淡白,舌淡苔少,脉细弱。根据患者表现,判断其证属于何种气血关系失调:(　　)

A. 气虚血瘀　　　　　　B. 气滞血瘀　　　　　　C. 气血两虚

D. 气陷　　　E. 气随血脱

二、多选题(每小题1分,共10分)(在下列五个备选答案中选2~5个正确答案,将其所选字母写在题干后的括号内)

41. 体质一般可分为哪几类:(　　)

A. 阴阳平和质　　　　　B. 阴阳偏虚质　　　　　C. 偏阳质

D. 偏阴质　　　　　　　E. 以上均是

42. 六淫之中,属阴的邪气有:(　　)

A. 风　　　　B. 寒　　　　C. 湿　　　　D. 暑　　　　E. 火（热）

43. 形成阳偏胜的主要原因有：（　　）

A. 食积郁而化热　　　　B. 外感温热之邪　　　　C. 血瘀化热

D. 寒邪入里化热　　　　E. 五志过极化火

44. 肾中精气不足可出现：（　　）

A. 小儿囟门迟闭　　　　B. 小儿骨软无力　　　　C. 牙齿松动脱落

D. 老年人骨质脆弱　　　　E. 脑转耳鸣

45. 环境中影响发病的因素是：（　　）

A. 气候因素　　　　B. 地域因素　　　　C. 生活环境

D. 工作环境　　　　E. 情志因素

46. 实证临床可见到：（　　）

A. 二便不通　　　　B. 脉实有力　　　　C. 瘀血内阻

D. 心悸气短　　　　E. 水湿泛滥

47. 下列属于风邪致病特征的是：（　　）

A. 易袭人体阳位　　　　B. 其性数变　　　　C. 其性主动

D. 其性善行　　　　E. 为百病之长

48. 六淫致病的共同特点是：（　　）

A. 外感性　　　B. 季节性　　　C. 地域性　　　D. 相兼性　　　E. 易变性

49. 人体之气的生成来源有：（　　）

A. 先天之气　　　　B. 水谷之气　　　　C. 脏腑之气

D. 自然界清气　　　　E. 经络之气

50. 影响大肠传导变化作用的因素有：（　　）

A. 肺气的肃降　　　　B. 胃气的通降　　　　C. 肾气的推动

D. 肾气的固摄　　　　E. 脾气的运化

三、判断题（每小题 1 分，共 10 分，你认为正确的在题后括号内划"√"，反之划"×"）

51. 阴阳交感是在阴阳二气的运动过程中得以实现的。　　　　　　（　　）

52. 劳神过度伤脾气耗心血。　　　　　　　　　　　　　　　　　（　　）

53. 心为君主之官，生之本，最易受邪而发病，故称娇脏。　　　　（　　）

54. 脾为先天之本。故脾气的盛衰决定着机体生、长、壮、老、已。（　　）

55. 肾阳虚损，既可致泄泻，又可致便秘。　　　　　　　　　　　（　　）

56. 小肠受盛化物和泌别清浊的功能，实际上是脾胃升清降浊功能的具体体现。 （　）

57. 肺的宣发，是卫气得以布散的基本动力。 （　）

58. 宗气由自然界清气和先天之精气结合而成。 （　）

59. 热因热用属于反治法。 （　）

60. 外感六淫、疠气、外伤等均属于外感病因。 （　）

四、填空题（每空 1 分，共 8 分）

61. 经络，是 _____ 和 _____ 的总称。

62. 中医学的两个基本特点是 _____ 和 _____。

63. 血为气之母，包括 _____ 和 _____ 两个方面。

64. 气机升降之枢纽为 _____ 与 _____。

五、名词术语解释（每小题 2 分，共 8 分）

65. 泻南补北　66. 后天之本　67. 天癸　68. 辨证求因

六、简答题（每题 3 分，共 9 分）

69. 阴阳学说的基本内容包括哪些？（3 分）

70. 卫气有什么生理功能？（3 分）

71. 你对"满而不实""实而不满"是如何理解的？（3 分）

七、论述题（每题 5 分，共 15 分）

72. 何谓肺主行水？其生理作用和病变表现如何？（5 分）

73. 瘀血致病的共同症状特点是什么？（5 分）

74. 试述气和津液在生理方面的联系。（5 分）

参考答案及评分标准（按试题顺序排列）

一、单选题（每小题 1 分，共 40 分）

（一）A1 型题

1.E	2.E	3.B	4.D	5.D	6.C	7.A	8.A	9.B	10.B
11.A	12.D	13.C	14.C	15.A	16.C	17.D	18.D	19.A	20.C
21.C	22.D	23.B	24.E	25.C	26.C	27.C	28.E	29.E	30.D
31.B	32.D	33.E	34.C	35.B	36.D	37.C	38.A		

（二）A2 型题

39.D　40.C

二、多选题（每小题 1 分，共 10 分）

41.ACD　　42.BC　　43.ABCDE　　44.ABCDE　　45.ABCD

46.ABCE　　47.ABCDE　　48.ABCD　　49.ABD　　50.ABCDE

三、判断题（每小题 1 分，共 10 分）

51.√　52.√　53.×　54.×　55.√　56.√　57.√　58.×

59.√　60.×

四、填空题（每空 1 分，共 8 分）

61. 经脉　络脉　62. 整体观念　　辨证论治　63. 血能载气　血能养气

64. 脾　胃

五、名词术语解释（每小题 2 分，共 8 分）

65. 心主火，火属南方；肾主水，水属北方。泻南补北即泻心火滋肾水，又称泻火补水法，滋阴降火法。用于肾阴不足，心火偏旺，水火不济，心肾不交之证。

66. 后天之本指脾（胃）。人出生之后，机体生命活动的维持和气血津液的化生都有赖于脾胃运化的水谷精微，所以称脾胃为气血生化之源，后天之本。

67. 天癸是随着肾中精气的不断充盛，产生的一种具有促进生殖功能成熟的物质。

68. 主要以病证的临床表现为依据，对病证的症状、体征进行综合分析，推求病因，称为辨证求因。

六、简答题（每题 3 分，共 9 分）

69. 阴阳交感、阴阳对立、阴阳互根、阴阳消长、阴阳转化、阴阳自和。（3 分）

70. 一是防御外邪入侵。二是温煦全身，内而脏腑外而肌肤均得到卫气的温养，维持人体体温的恒定。三是调节控制腠理的开阖，促使汗液有节制地排泄。四是通过营卫之气昼夜的循行调节人体睡眠与觉醒状态。（3 分）

71. "满而不实"是对五脏共同生理特点的概括。五脏共同的生理特点是化生和贮藏精气，所以五脏的精气宜保持充满，但必须要流通布散而不应郁滞。（1.5 分）"实而不满"是对六腑共同生理特点的概括，六腑共同的生理特点是受盛和传化水谷，所以六腑内应有水谷食物，但必须不断传导变化，以保持虚实更替永不塞满的状态。（1.5 分）

七、论述题（每题 5 分，共 15 分）

72.肺主行水又称肺通调水道，指肺气宣发与肃降对体内水液运行、输布和排泄具有疏通调节作用。（1分）主要有两个方面：①通过肺气的宣发作用，将脾气转输至肺的水液和水谷之精中的较轻清部分，向上向外布散，上至头面诸窍，外达全身皮毛肌腠以濡润之；输送到皮毛肌腠的水液在卫气的推动作用下化为汗液，并在卫气的调节作用下有节制地排出体外。（2分）②通过肺气的肃降作用，将脾气转输至肺的水液和水谷精微中的较稠厚部分，向内向下输送到其他脏腑以濡润之，并将脏腑代谢所产生的浊液下输至肾（或膀胱），成为尿液生成之源。肺以其气的宣发与肃降作用输布水液，故曰："肺主行水"。若肺失宣降则可现无汗、痰饮、面肿或全身水肿等。（2分）

73.瘀血致病具有共同的症状特点，可概括为五点：①疼痛：以刺痛、痛处拒按、固定不移、夜间病势尤甚。（1分）②肿块：外伤局部青紫肿胀，瘀积体内，久聚不散，可成癥积，即按之有形，肿块较硬或有压痛，固定不移。（1分）③出血：血色多紫暗，伴有血块。（1分）④色紫黯：一是面色紫黯，口唇、爪甲青紫等；二是舌质紫暗，或有瘀点瘀斑。（1分）⑤肌肤甲错及脉象异常，如涩脉或结代脉。（1分）

74.①气能生津，指气的气化作用是津液化生的动力。（1分）②气能行津，指气的运动是津液输布和排泄的动力。如脾气的散精；肺气的宣发肃降；肾气的蒸腾气化、升清降浊；三焦之气的决渎行水等。（1分）③气能摄津，指气的固摄作用可以控制和调节津液的分泌和排泄。（1分）④津能生气，指津液受到各脏腑阳气的升腾气化，可化生为气。（1分）⑤津能载气，指气必须依附于津液之中才能存于体内。（1分）

模拟试题二

一、单选题（每小题 1 分，共 40 分）（在下列五个备选答案中，选出一个最佳答案，将其字母写在题后的括号内）

（一）A1 型题

1. 著《温疫论》、创"疠气"理论的医家是：（　　）

A. 张仲景　　　　B. 吴有性　　　　C. 叶天士　　　　D. 吴鞠通　　　　E. 薛雪

2. 以补阴药为主适当配伍补阳药的治疗方法属于：（　　）

A. 阴中求阳　　B. 阳中求阴　　　C. 阴病治阳　　　D. 阳病治阴　　　E. 滋阴潜阳

3. 根据阴阳属性的可分性，一日之中属于阴中之阳的是：（　　）

A. 上午　　　　B. 后半夜　　　C. 前半夜　　　D. 下午　　　　E. 中午

4. 五脏变动，下列选项错误的是：（　　）

A. 心之变动为笑　　　　　　B. 肝之变动为握

C. 脾之变动为哕　　　　　　D. 肾之变动为栗

E. 肺之变动为咳

5. 五行中"土"的"所不胜"之行是：（　　）

A. 金　　　　B. 水　　　　C. 土　　　　D. 木　　　　E. 火

6.《灵枢·本神》说："所以任物者谓之_____。"（　　）

A. 心　　　　B. 脾　　　　C. 肺　　　　D. 肾　　　　E. 肝

7. 下列哪项是错误的：（　　）

A. 脾在体合肉　　　　　　B. 肺在体合鼻

C. 心在体合脉　　　　　　D. 肝在体合筋

E. 肾在体合骨

8. 肺在志为：（　　）

A. 怒　　　　B. 恐　　　　C. 忧　　　　D. 思　　　　E. 喜

9. 脾其华在：（　　）

A. 涎　　　　B. 面　　　　C. 唇　　　　D. 发　　　　E. 皮毛

10.《素问·五脏生成》认为：人卧血归于_____。（　　）

A. 心　　　　B 肺　　　　C. 脾　　　　D. 肝　　　　E. 肾

11. "决渎之官"指的是:（　　）

A. 大肠　　　B. 小肠　　　C. 膀胱　　　D. 三焦　　　E. 肾

12. 据《灵枢·本神》所载:"肝藏血,血舍_____。"（　　）

A. 神　　　　B. 魂　　　　C. 志　　　　D. 魄　　　　E. 意

13. "乙癸同源"是指哪两脏的关系:（　　）

A. 心肺关系　　B. 心肾关系　　C. 肝肾关系　　D. 肺肾关系　　E. 脾肾关系

14. 在呼吸运动中密切配合的两脏是:（　　）

A. 肺与心　　B. 肺与肝　　C. 脾与肺　　D. 肺与肾　　E. 肝与肾

15. 梅核气的形成主要是由于:（　　）

A. 肺失宣降,咳喘上逆　　　B. 肾精不足,骨髓空虚

C. 肝失疏泄,痰气交阻　　　D. 脾虚津停　　　　　　E. 心神不安

16. 食管与胃交接处是:（　　）

A. 阑门　　　B. 贲门　　　C. 魄门　　　D. 幽门　　　E. 吸门

17. 易于感冒,是气的什么功能减弱的表现:（　　）

A. 推动作用　　B. 温煦作用　　C. 防御作用　　D. 固摄作用　　E. 中介作用

18. 治疗血虚时,用补气之品的机制是:（　　）

A. 气能生血　　B. 气能行血　　C. 气能摄血　　D. 血能生气　　E. 血能载气

19. "筋骨肾,发长极,身体盛壮"等生理表现是人体生命周期中哪个时段的表现:（　　）

A. 男子三七　　B. 男子四七　　C. 女子三七　　D. 女子四七　　E. 女子二七

20. 津液排泄途径中,最为重要的途径是:（　　）

A. 汗　　　　B. 尿　　　　C. 粪　　　　D. 呼气　　　　E. 涕

21. 肾主纳气的生理作用,主要体现于:（　　）

A. 有助于元气的生成　　　　B. 有助于肺气的宣发

C. 有助于气道的清洁　　　　D. 有助于保持吸气的深度

E. 有助于肺气的肃降

22. 下列十二经脉气血流注次序中哪个环节是错误的:（　　）

A. 手太阴→手阳明→足阳明→　　　B. 足阳明→足少阳→足厥阴→

C. 手厥阴→手少阳→足少阳→　　　D. 足少阳→足厥阴→手太阴→

E. 足太阳→足少阴→手厥阴→

23. 经络系统中，与脏腑有直接络属关系的是：（　　）

A. 奇经八脉　　B. 十二经别　　C. 十五别络　　D. 十二经脉　　E. 十二皮部

24. 病情随体质而发生的转化称为：（　　）

A. 质势　　　　B. 病势　　　　C. 从化　　　　D. 传变　　　　E. 转变

25. 常引起筋脉拘挛、屈伸不利、腠理闭塞、气机收敛的邪气是：（　　）

A. 风邪　　　　B. 寒邪　　　　C. 湿邪　　　　D. 瘀血　　　　E. 暑邪

26. 引起"着痹"的病邪主要是：（　　）

A. 风邪　　　　B. 寒邪　　　　C. 暑邪　　　　D. 湿邪　　　　E. 火（热）邪

27. 具有升散而又挟湿特性的邪气是：（　　）

A. 湿邪　　　　B. 燥邪　　　　C. 火（热）邪　　D. 暑邪　　　　E. 寒邪

28. 下列哪项不属火（热）邪的致病特点：（　　）

A. 易生风动血　　　　　　B. 易伤津耗气

C. 易扰乱神明　　　　　　D. 易伤阳气

E. 易致疮痈

29. 患者先有阴虚内热表现，又出现畏寒肢冷、大便溏泄，其病机为：（　　）

A. 阴损及阳　　B. 阳损及阴　　C. 阴盛格阳　　D. 阳盛格阴　　E. 阴阳两虚

30. 导致心气涣散，神不守舍，出现精神不集中的原因是：（　　）

A. 恐则气下　　B. 惊则气乱　　C. 怒则气上　　D. 喜则气缓　　E. 思则气结

31. 《素问·宣明五气》提出："久坐伤＿＿＿。"（　　）

A. 气　　　　　B. 筋　　　　　C. 肉　　　　　D. 血　　　　　E. 骨

32. 疾病发生的重要条件是：（　　）

A. 邪气损害　　B. 正气不足　　C. 地域因素　　D. 饮食习惯　　E. 情志因素

33. 至虚有盛候的病机是：（　　）

A. 由实转虚　　B. 由虚转实　　C. 真实假虚　　D. 真虚假实　　E. 虚中夹实

34. 气的上升太过，或下降不及称为：（　　）

A. 气陷　　　　B. 气逆　　　　C. 气脱　　　　D. 气郁　　　　E. 气闭

35. 阴偏衰的证候性质是指：（　　）

A. 假热证　　　B. 假寒证　　　C. 虚热证　　　D. 虚寒证　　　E. 真寒假热

36. 根据五行相生关系确立的治法是：（　　）

A. 培土生金　　B. 佐金平木　　C. 泻南补北　　D. 抑木扶土　　E. 泻火润金

37. 肾阳虚衰，推动蒸化无力导致的尿少癃闭，宜采用的治法是：（　　）

A. 塞因塞用　　B. 通因通用　　C. 补气摄血　　D. 清热凉血　　E. 利水通淋

38. 恶心呕吐，呃逆嗳气等频作，主要责之于：（　　）

A. 痰浊上涌　B. 肺气上逆　C. 胃气上逆　D. 肝气上逆　E. 食物积滞

（二）A2 型题

39. 某女，39 岁，心悸失眠 2 月余。由于思虑劳神过度而见眩晕、心悸、失眠、多梦、腹胀、食少、体倦乏力、精神萎靡、面色无华。证属：（　　）

A. 肝气乘脾　B. 心脾两虚　C. 肝火犯肺　D. 肝气犯胃　E. 心肾不交

40. 某中学教师，31 岁，长期用嗓过度、熬夜，近期出现干咳少痰，声音嘶哑，五心烦热，盗汗、腰膝酸软等症状，其病机为：（　　）

A. 肺阴亏虚，久虚及肾　　　　B. 外感风寒，肺失宣降

C. 脾气亏虚，土不生金　　　　D. 肺气不固，津液外泄

E. 水火不济，心肾不交

二、多选题（每小题 1 分，共 10 分）（在下列五个备选答案中选 2 ~ 5 个正确答案，将其所选字母写在题干后的括号内）

41. 气一元论认为：（　　）

A. 气是物质　B. 气是构成万物的本原　　　C. 天地之精气化生为人

D. 气的运动是万物变化的根源　　　E. 气是天地万物相互联系的中介

42. 下列哪些归属于土行：（　　）

A. 甘　　　　B. 肉　　　　C. 脾　　　　D. 南　　　　E. 黄

43. 属于气机失调的病理变化有：（　　）

A. 气脱　　　B. 气闭　　　C. 气逆　　　D. 气滞　　　E. 气虚

44. 循行于腹面的经脉有：（　　）

A. 足阳明经　B. 足少阴经　C. 足太阴经　　D. 任脉　　　E. 足厥阴经

45. 与人体之气生成关系密切的主要脏腑有：（　　）

A. 脾胃　　　B. 肝　　　　C. 肾　　　　D. 心　　　　E. 肺

46. 与津液的排泄有密切关系的是：（　　）

A. 肺　　　　B. 脾　　　　C. 肾　　　　D. 膀胱　　　E. 三焦

47. 体质的特点有：（　　）

A. 个体差异性　　　　　B. 群类趋同性　　　　　C. 后天可调性

D. 相对稳定性　　　　　E. 动态可变性

48. 影响大肠传导变化作用的因素有：（　　）

A. 肺的肃降　　　　　B. 胃气的通降　　　　　C. 脾气的运化

D. 肾气的推动和固摄　　E. 小肠的泌别清浊

49. 疾病复发的常见诱因有：（　　）

A. 复感新邪　　　B. 劳复　　　C. 食复　　　D. 情志　　　E. 药复

50. 下列属于治则的是：（　　）

A. 正治　　　B. 扶正祛邪　　　C. 汗法　　　D. 反治　　　E. 三因制宜

三、判断题（每小题 1 分，共 10 分，你认为正确的在题后括号内划"√"，反之划"×"）

51. 小肠泌别清浊的功能失常，影响津液吸收，会出现小便量多而大便溏泄等症。　　　　　　　　　　　　　　　　　　　　　　（　　）

52. 神、魂、魄、意、智合称五神，由五脏所藏。　　　　　　　（　　）

53. 辨体论治，因人制宜是辨证论治的重要环节。　　　　　　　（　　）

54. 既病防变包括早期诊治和防止传变两个方面。　　　　　　　（　　）

55. 痰饮可以导致瘀血的形成，而血瘀不会影响水液代谢。　　　（　　）

56. 带脉起于胞中，主司妇女带下。　　　　　　　　　　　　　（　　）

57. 大怒或郁怒不解均可造成肝气疏泄失调。　　　　　　　　　（　　）

58. 无论是格阴还是格阳，都与阳气的状态密切相关。　　　　　（　　）

59. 痰浊、瘀血和毒邪是导致人体衰老的重要因素。　　　　　　（　　）

60. 新冠肺炎和六气均属于外感病因。　　　　　　　　　　　　（　　）

四、填空题（每空 1 分，共 6 分）

61.《素问·阴阳应象大论》："阴在内，＿＿＿＿＿＿；阳在外，＿＿＿＿＿＿。"

62. 根据五行相生规律确立的基本治则是＿＿＿＿＿＿和＿＿＿＿＿＿。

63.《素问·通评虚实论》说："邪气盛则实，＿＿＿＿＿＿则虚。"

64. 阳盛格阴临床表现为＿＿＿＿＿＿证。

五、名词术语解释（每小题 2 分，共 10 分）

65. 五行相侮　　　66. 疠气　　　67. 水谷悍气

68. 恐则气下　　　69. 州都之官

六、简答题（每题 3 分，共 12 分）

70. 阴阳学说的基本内容包括哪些？（3 分）

71. 奇经八脉的生理功能是什么？（3 分）

72. 简述肺气宣发所体现的三个方面。（3 分）

73. 简述寒性凝滞主痛的机制。（3分）

七、论述题（每题6分，共12分）

74.《素问·阴阳应象大论》指出："清气在下，则生飧泄；浊气在上，则生䐜胀。"请结合脾与胃之间的生理病理联系谈一谈你的理解。（6分）

75. 请结合脏腑功能阐述津液的运行和输布。（6分）

参考答案及评分标准（按试题顺序排列）

一、单选题（每小题1分，共40分）

（一）A1型题

1.B   2.B   3.B   4.A   5.D   6.A   7.B   8.C   9.C   10.D
11.D   12.B   13.C   14.D   15.C   16.B   17.C   18.A   19.D   20.B
21.D   22.B   23.D   24.C   25.B   26.D   27.D   28.D   29.A   30.D
31.C   32.A   33.D   34.B   35.C   36.A   37.A   38.C

（二）A2型题

39.B   40.A

二、多选题（每小题1分，共10分）

41.ABCDE   42.ABCE   43.ABCD   44.ABCDE   45.ACE
46.ACD   47.ABCDE   48.ABCDE   49.ABCDE   50.ABDE

三、判断题（每小题1分，共10分）

51.×   52.×   53.√   54.√   55.×   56.×   57.√   58.√   59.√   60.×

四、填空题（每空1分，共6分）

61. 阳之守也   阴之使也   62. 补母   泻子（虚则补其母、实则泻其子）

63. 精气夺   64. 真热假寒

五、名词术语解释（每小题2分，共10分）

65. 五行相侮：指五行中所胜一行对其所不胜行的反向制约和克制。

66. 疠气：是一类具有强烈传染性和致病性的外感病邪的统称。

67. 水谷悍气：指卫气。卫气由水谷精微中的慓悍部分，即最具活力部分所化生，行于脉外，不受脉道约束。

68. 恐则气下：指过度恐惧伤肾，致使肾气不固、气陷于下的病机变化。临床可见大恐引起的二便失禁，甚则遗精等症。

69. 州都之官：指膀胱。州都之官，义为蓄水之处。因其功能为贮存和排泄尿液，而尿液的贮藏和排泄，有赖于肾气及膀胱之气的固摄与气化作用，故称。

六、简答题（每题 3 分，共 12 分）

70. 包括阴阳交感、阴阳对立、阴阳互根、阴阳消长、阴阳转化和阴阳自和六个方面。（各点 0.5 分，共 3 分）

71. ①密切十二经脉的联系；（1 分）②调节十二经脉气血；（1 分）③与肝、肾、脑、髓、女子胞等有密切联系。（1 分）

72. 主要体现在三个方面：一是呼出体内浊气；（1 分）二是将脾转输至肺的水谷精微和津液上输头面诸窍，外达皮毛肌腠；（1 分）三是宣发卫气于皮毛肌腠，以温分肉，充皮肤，肥腠理，司开阖，并将津液化为汗液排出体外。（1 分）

73. 凝滞，即凝结阻滞。（1 分）人身气血津液之所以畅行不息，全赖一身阳气的温煦推动。一旦阴寒之邪侵犯，阳气受损，失其温煦，易使经脉气血运行不畅，甚或凝结阻滞不通，不通则痛。故疼痛是寒邪致病的重要临床表现。正如《素问·痹论》说："痛者，寒气多也，有寒故痛也。"（2 分）

七、论述题（每题 6 分，共 12 分）

74. 本句是对脾胃关系失调、气机升降反常的总结概括。（1 分）脾胃居于中焦，脾气主升而胃气主降，相反而相成，为脏腑气机上下升降的枢纽，既保证了饮食纳运的正常进行，又维护着内脏位置的相对恒定。（1 分）脾气上升，将运化吸收的水谷精微向上输布，有助于胃气之通降；（1 分）胃气通降，将受纳之水谷、食糜通降下行，也有助于脾气之升运。（1 分）若脾虚气陷，可导致胃失和降而上逆；而胃失和降，亦可影响脾气升运功能；（1 分）可见脘腹坠胀、头晕目眩、泄泻不止、呕吐呃逆，或内脏下垂等症状。即所谓"清气在下，则生飧泄，浊气在上，则生䐜胀"（《素问·阴阳应象大论》）。（1 分）

75. 津液的输布主要依靠脾、肺、肾、肝和三焦等脏腑生理功能的协调配合来完成。（1 分）脾气散精以输布津液。有两条途径：一是将津液上输于肺，通过肺气的宣发肃降，使津液输布于全身而灌溉脏腑、形体和官窍。二是直接将津液向四周布散全身，即脾有"灌溉四傍"的功能。（1 分）肺通调水道而行水。肺为水之上源，肺气宣发，将津液输布至人体上部和体表；肺气肃降，将津液输布至肾和膀胱以及人体下部。（1 分）肾主水。津液通过肺气肃降向下输送到肾，经过肾的气化作用，化为尿液排出体外。肾气及肾阴肾阳对胃的"游溢精气"、脾气散精、肺气行水、三焦决渎以及小肠的分清别浊等作用具有推动和调节作用，维持其稳定发挥输布津液的功能。（1 分）肝主疏泄，调畅气机，气行则津布。（1 分）三焦决渎为水道。三焦水道通利，津液得以正常输布。（1 分）